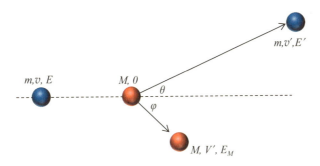

図1.14 弾性散乱の模式図
(18ページ参照)

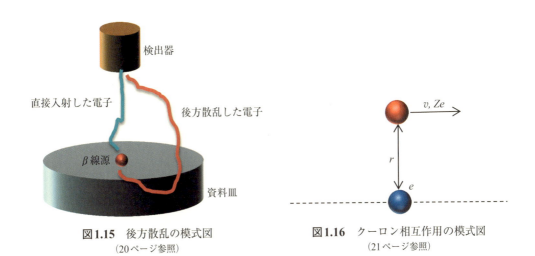

図1.15 後方散乱の模式図
(20ページ参照)

図1.16 クーロン相互作用の模式図
(21ページ参照)

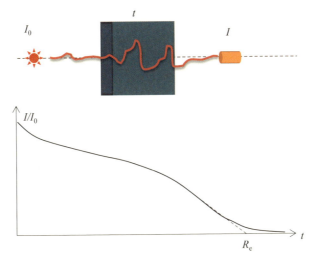

図1.18 電子の飛程分布
(24ページ参照)

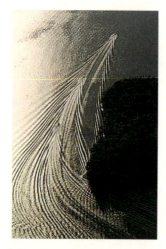

図1.19 モーターボートの水紋
（25ページ参照）

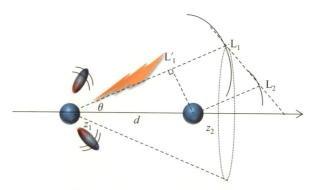

図1.20 チェレンコフ効果の模式図
（25ページ参照）

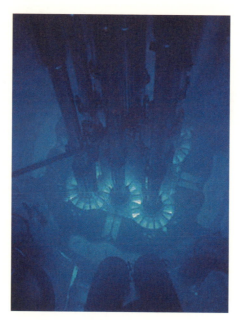

図1.21 原子炉のチェレンコフ光
（25ページ参照）

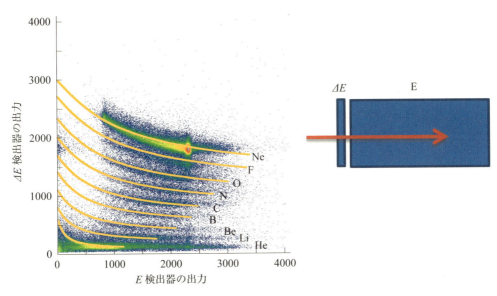

図1.23 阻止能の振る舞いを応用したΔE-Eカウンターテレスコープ法による粒子識別
(28ページ参照)

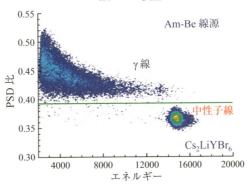

図4.15 CLYB(Ce)の中性子とγ線との波形弁別例[54]
(101ページ参照)

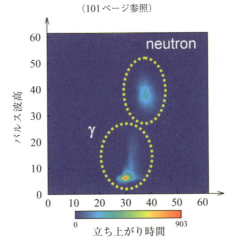

図4.16 LiCAF(Ce)の中性子とγ線の波形弁別例[61]
(102ページ参照)

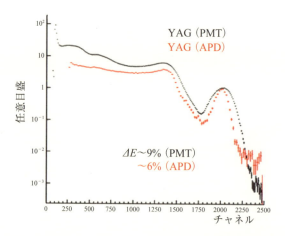

図4.17　γ線励起でのCe : YAGのシンチレーション光（発光波長520 nm）のAPDおよびPMTを用いた波高値スペクトル[66]（106ページ参照）

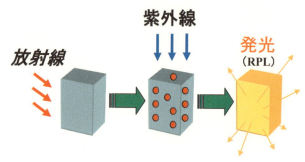

図4.39　ラジオフォトルミネッセンス現象を説明するための模式図
（133ページ参照）

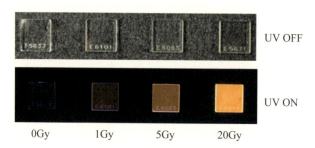

図4.41　異なるγ線量を照射したガラス線量計のラジオフォトルミネッセンス
（134ページ参照）

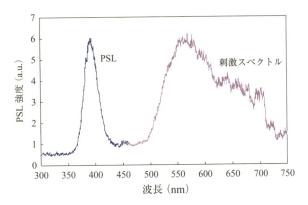

図4.45 発光中心（Eu）をドープしたBaFBr:Eu輝尽性蛍光体のPSL発光スペクトルとその刺激スペクトル（137ページ参照）

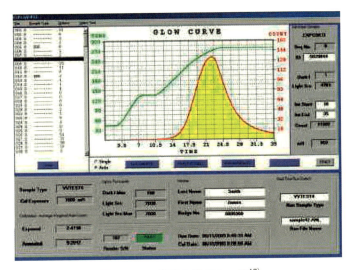

図4.46 TL読出し装置の一例[17]
画面のTLグロー曲線の横軸は加熱温度に，縦軸はTL強度に対応している．（http://tld-chips.blogspot.jp/）
（139ページ参照）

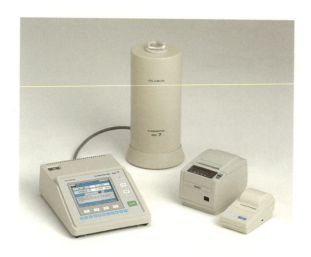

図7.1 電離箱の例
（提供：日立アロカメディカル㈱）
（188ページ参照）

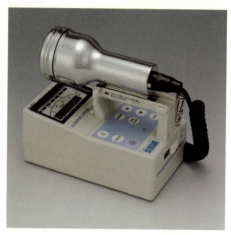

図7.6 サーベイメータの例
本装置はGM管式である（日立アロカメディカル㈱提供）
（194ページ参照）

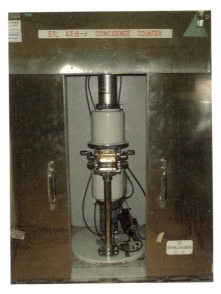

図7.9　4πβ-γ同時計数装置の例
中央の金色の装置が比例計数管（4πβ検出器）であり，この中に線源を装荷して測定を行う．比例計数管の上下にNaI(Tl)シンチレータ（γ検出器）が設置してある．（佐藤, 放射能の測定とトレーサビリティ, 2012, (株)エヌ・ティー・エスの許可を得て転載）(199ページ参照)

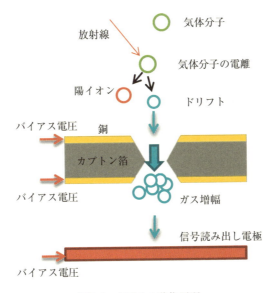

図9.8　GEMの動作原理
(226ページ参照)

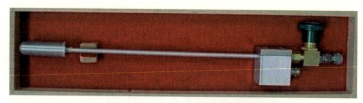
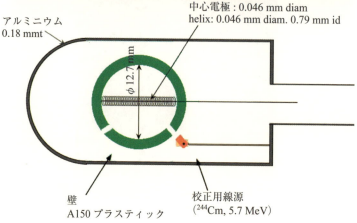

図10.1 組織等価ガス比例計数管（TEPC）の例
（236ページ参照）

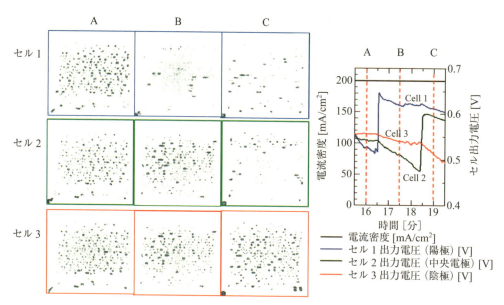

図11.16 3つのセルの出力電圧と水分分布の関係
（266ページ参照）

医学物理学教科書
Medical Physics Textbooks

放射線計測学

Radiation Measurement

納冨昭弘 編著
日本医学物理学会 監修

国際文献社

「医学物理学教科書シリーズ」の刊行にあたって

　医学物理学を体系的に記述した日本語の教科書は，いままで出版されておりませんでした．したがって，医学物理学を学ぶ際には，英語の教科書や20年以上前に当学会から出版された「医学物理データブック」を使用していました．このような方法は，非常に大きな労力を要し，それにもかかわらず，体系的な知識を得ることは困難でした．一方，X線CT，MRI，PETの高度化やIMRTなど高精度放射線治療の発展に伴い，その基盤を形成する医学物理学への関心が高まっており，この分野に参入する人の数も著しく増加しております．

　当学会は，医学物理学への関心の高まりに応えるため，おおよそ4年前の2011年春に医学物理学の体系的な教科書シリーズの刊行を決定しました．予想していたこととはいえ，いままで出版されていない分野の教科書を出版することは，大変な難事でした．しかし，編者，執筆者のたゆまぬ努力により，4年という歳月を要しましたが，ようやく，最初の巻として，本書「放射線計測学」を刊行する運びとなりました．医学物理学教科書シリーズは全部で7巻の構成であり，まず本書および「核医学物理学」が刊行されます．そして，この2巻に引き続き，さらに5巻の刊行が予定されております．

　企画にあたり，この教科書シリーズは，大学院レベルの内容とすることをねらいました．すなわち，確立した内容を医学物理学の観点から体系化して記載するだけではなく，その基礎の上に行われている最近の重要な研究の入口までをカバーすることをめざしました．したがって，本シリーズの第一の対象は，医学物理学を学ぶ大学院生であり，その人たちの行う「研究の導入口」となることを期待しています．

　しかし，それだけではなく，日本で初めての体系的な教科書として多くの方のお役にたつことをめざしています．医学物理学およびその関連分野で働く研究者や医療技術者にとっては，いままでに修得された知識や経験を整理し，体系化するガイドとしてご使用いただけるのではないかと考えています．特に，本書「放射線計測学」については，医学物理の関係者だけではなく，放射線を道具として使い，また管理する立場の方，たとえば診療放射線技師や放射線取扱主任者などの方にもぜひ，お読みいただき，ご意見，ご批判いただきたいと考えています．

　いままで出版されていない分野の教科書の刊行にご尽力いただいた執筆者，編者，編集顧問の皆様に深く感謝いたします．また，本シリーズの執筆者は延べ100名を超え，当学会としてはかつてない大きさの出版プロジェクトでした．このようなプロジェクトは，未経験の私たちには手に余るものでした．出版事務局として，プロジェクトを進めていただいた(株)国際文献社の若月千尋氏の献身的な努力なしには刊行できなかったのではないかと思います．この場を借りて感謝の意を表します．

2015年3月

日本医学物理学会
会長　松本政雄
同　医学物理学教科書編集ad hoc委員会
委員長　遠藤真広

まえがき

　日本における医学物理学は，誤解を恐れずにいうと，これまで互いにある程度の独立を保ちながら，多少のオーバーラップを伴いつつも，本流としてはそれぞれ異なる主目的を掲げて歴史を重ねてきたいくつかの学問体系が，いままさに共通目的のために本格的に合体・融合して新たな学問領域としての成熟を目指す段階にある，そういった意味で「若い」学問なのだろうと思う。巻頭の「医学物理学教科書シリーズの刊行にあたって」の中に，「いままで出版されていない」「日本で初めての」などのフレーズが見られるのは，そのことを象徴していると理解してよいだろう。

　上に述べた意味あいで学問が「若い」というのは，その分野に新たに参入しようとする人にとって，必ずしもよいことばかりではなく，難儀な側面もあることは否定できないのではなかろうか。すでに確立している複数の学問分野がひとつになるという状況がある場合に，それを体系的に学ぼうとすると，基礎として習得すべき事項があまりにも多いのに愕然とすることがしばしばあるからである。そして，そのような多数の事項の中から，新たな教科書に記載すべき内容を適切に取捨選択することは，至難の業であろうことは想像に難くない。

　「放射線計測学」が関連分野と融合して「医学物理学」の一部分に遷移する場合，その教科書はどうあるべきであろうか？　放射線計測学の古典的な教科書には，単独の著者によって執筆された好著が複数存在しており，それぞれ示唆に富んだ記述が読者を魅了する。それらの教科書では，著者が自らの深い洞察に基づいてさまざまな知見を吟味・整理し，統制のとれた型式で提示しており，たとえ記載内容が新しくなくなっても，固有の輝きは失われない。これとは正反対のやり方で，既成の放射線計測学の枠組みの中に，医療関連知識を機械的に追加して冊子にまとめてみたところで，それは「情報の固まり」にすぎず，どんなに最新の知見を網羅していても新しい「教科書」とは呼べないのではないか。

　「医学物理学教科書・放射線計測学」の編集責任者を仰せつかった際に，ざっと以上のような事柄を思い巡らし，まずは自分の才能に比して，役割の荷が重すぎることを悟った。それでも，放射線計測学を生業として過ごしてきた端くれとして，恩返しのためにもできるだけのことはしたいと考えた。そこで，執筆をお願いする際に，最初にこの事情を正直に申し伝えることにした。そして，各テーマに深い思い入れがあると見込んだ方々に執筆担当を依頼し，医療との関連にも配慮しながら作業を進めてもらうことをお願いして，通り一遍の記述とならないことを期待した。

　編集にあたっては各執筆者のスタイルを最大限に尊重しつつ，それでも読者に誤解を与えないように，注意を払ったつもりである。その結果として，ひとことで言えば，「おもしろい」教科書になったのではないかと考えている。また，医学物理学を学ぶ大学院生が研究を行う場合の導入口としての役割も十分に果たすものと確信する。これは，献身的なご協力をいただいた執筆者の皆様をはじめとして，さまざまなご鞭撻をいただいた教科書編集 ad hoc 委員会委員長の遠藤真広先生，編集作業に関してご教示いただいた(株)国際文献社の若月千尋

氏のおかげであり，心より感謝申し上げる次第である。

　しかし，編集責任者の力不足のために，整合性がとれずにわかりにくくなったり，誤解を招くような個所が残っていることを恐れる。気がつかれた読者は，ご指摘，ご批判いただけるとありがたい。なお，非常に価値のある内容にもかかわらず，誌面の都合で割愛せざるを得なかった初稿の内容がかなりあったことが心残りである。また，線量測定（ドシメトリ）については，一般の放射線計測とは一線を画する内容を多く含むために，必ずしも十分な記述ができたとはいえないと考えているが，これは編集責任者のデザインが悪かったためであり，執筆者の責任ではない。「線量測定学」については，何か別のことを考えるべきであると思う。

　2015年3月

編集責任者　納冨昭弘
（九州大学医学部）

医学物理学教科書シリーズ（構成と編著者）

日本医学物理学会編集
    編集代表者：遠藤真広（医用原子力技術研究振興財団）
    編集顧問：稲邑清也（大阪大学医学部）
             鬼塚昌彦（純真学園大学）
             西臺武弘（京都医療科学大学）
             丸橋　晃（京都大学原子炉実験所）

・放射線物理学
    編著者：榮　武二（筑波大学　陽子線医学利用研究センター）
・放射線計測学
    編著者：納冨昭弘（九州大学医学部）
・画像工学・情報処理
    編著者：尾川浩一（法政大学理工学部）
・放射線治療物理学
    編著者：荒木不次男（熊本大学医学部）
・放射線診断物理学
    編著者：松本政雄（大阪大学医学部）
・核医学物理学
    編著者：村山秀雄（茨城県立医療大学　客員教授）
・医療放射線防護学
    編著者：赤羽恵一（放射線医学総合研究所）

放射線計測学　執筆者 (掲載順)

豊福不可依　（第1章第1節，第2節第1項）
　　九州大学　大学院医学研究院保健学部門　医用量子線科学分野

松藤成弘　（第1章第2節第2項・第3項）
　　放射線医学総合研究所　重粒子医科学センター次世代重粒子治療研究プログラム　粒子線照射効果解析チーム

櫻井良憲　（第1章第2節第4項）
　　京都大学原子炉実験所　放射線生命科学研究部門　放射線医学物理学研究分野

前畑京介　（第2章，第8章第3節，第12章第5節第2項）
　　九州大学　大学院工学研究院　エネルギー量子工学部門

瓜谷　章　（第3章第1節〜第4節）
　　名古屋大学　大学院工学研究科　マテリアル理工学専攻

榮　武二　（第3章第5節）
　　筑波大学　陽子線医学利用研究センター

高橋浩之　（第4章第1節，第9章）
　　東京大学　大学院工学系研究科　原子力国際専攻

吉川　彰　（第4章第2節）
　　東北大学金属材料研究所　先端結晶工学研究部

神野郁夫　（第4章第3節第1項〜第3項）
　　京都大学　大学院工学研究科　原子核工学専攻

河野良介　（第4章第3節第4項）
　　国立がん研究センター東病院　臨床開発センター　粒子線医学開発分野

金子純一　（第4章第3節第4項）
　　北海道大学　大学院工学研究院　量子理工学部門

*納冨昭弘　（第4章第3節第4項，第11章第1節〜第4節，第12章第3節・第4節）
　　九州大学　大学院医学研究院保健学部門　医用量子線科学分野

南戸秀仁　（第4章第4節）
　　金沢工業大学　高度材料科学研究開発センター

山本裕右　（第4章第5節）
　　駒澤大学名誉教授，元駒澤大学医療健康科学部診療放射線技術科学科

黒澤忠弘　（第5章）
　　産業技術総合研究所計測標準研究部門　量子放射科　放射線標準研究室

福村明史　（第5章，第8章第1節・第2節）
　　放射線医学総合研究所　重粒子医科学センター・放射線治療品質管理室

渡辺賢一　（第6章）
　　名古屋大学　大学院工学研究科　マテリアル理工学専攻

佐藤　泰　　（第7章）
　　　産業技術総合研究所　分析計測標準研究部門　放射能中性子標準研究グループ
遠藤　暁　　（第10章）
　　　広島大学　大学院工学研究院　エネルギー・環境部門　量子エネルギー工学研究室
持木幸一　　（第11章第5節）
　　　東京都市大学　工学部原子力安全工学科
鶴田隆雄　　（第12章第1節）
　　　元近畿大学原子力研究所
富永孝宏　　（第12章第2節）
　　　広島国際大学　保健医療学部診療放射線学科
笛吹修治　　（第12章第2節）
　　　広島国際大学　保健医療学部診療放射線学科
林　慎一郎　（第12章第2節）
　　　広島国際大学　保健医療学部診療放射線学科
寺沢和洋　　（第12章第5節第1項）
　　　慶應義塾大学　医学部
田伏勝義　　（第12章第6節）
　　　名古屋大学名誉教授，名古屋大学　医学部保健学科
照沼利之　　（第12章第7節）
　　　筑波大学　陽子線医学利用研究センター

＊編著者

目 次

医学物理学教科書
放射線計測学

口絵
「医学物理学教科書シリーズ」の刊行にあたって iii
まえがき iv

第1章 放射線計測に関する量と単位・物質との相互作用
第1節 関連する物理量の定義および単位 ················· 2
第2節 放射線と物質の相互作用 ····················· 7
  2.1 光子と物質との相互作用 ····················· 7
    2.1.1 弾性散乱 ··························· 7
    2.1.2 コンプトン散乱 ······················· 9
    2.1.3 光電効果 ··························· 11
    2.1.4 電子対生成 ························· 13
    2.1.5 光核反応 ··························· 15
    2.1.6 質量減弱係数 ························ 15
    2.1.7 質量エネルギー転移係数 ·················· 16
    2.1.8 質量エネルギー吸収係数 ·················· 17
    2.1.9 半価層とその評価方法 ··················· 17
  2.2 電子と物質との相互作用 ····················· 18
    2.2.1 散乱 ······························ 18
    2.2.2 衝突阻止能 ························· 19
    2.2.3 放射阻止能 ························· 22
    2.2.4 全阻止能 ··························· 22
    2.2.5 飛程 ······························ 23
    2.2.6 チェレンコフ効果 ····················· 24
    2.2.7 電子対消滅 ························· 26
  2.3 重荷電粒子と物質との相互作用 ················· 26
    2.3.1 阻止能 ···························· 27
    2.3.2 飛程 ······························ 28
    2.3.3 ストラグリング ······················ 29
    2.3.4 原子核反応 ························· 30
  2.4 中性子と物質の相互作用 ····················· 31
    2.4.1 中性子の分類 ························ 31

  2.4.2 中性子による原子核反応 ································· 32
  2.4.3 エネルギー付与 ······································· 34

第2章 放射線検出器の一般的性質・計数の統計
第1節 測定データの特性の表し方 ································· 38
第2節 統計モデル ··· 39
 2.1 2項分布 ··· 40
 2.2 ポアソン分布 ·· 42
 2.3 ガウス分布（正規分布） ···································· 45
第3節 誤差の伝播 ··· 49
 3.1 和または差 ·· 49
 3.2 定数との積または定数による割り算 ······················· 50
 3.3 積または割り算 ··· 50
 3.4 計数実験の時間配分の最適化 ······························ 51
第4節 時間間隔の分布 ··· 52

第3章 放射線測定システム
第1節 検出器の動作方式 ·· 56
 1.1 パルスモード ·· 56
 1.2 電流モード ·· 56
第2節 パルス波高スペクトル ······································· 57
第3節 エネルギー分解能と検出効率 ······························· 58
 3.1 エネルギー分解能 ··· 58
 3.2 検出効率 ··· 60
第4節 不感時間と数え落とし ······································· 61
 4.1 不感時間のモデル ··· 61
 4.2 2線源法による不感時間の実験的評価方法 ··············· 62
第5節 パルスの処理と整形・分析 ································· 64
 5.1 パルス整形 ·· 64
 5.2 パルス計数回路 ··· 68
 5.3 パルス波高分析器 ··· 71
 5.4 パルスのタイミングに関連する回路 ······················· 75
 5.5 スペクトル分析 ··· 78

第4章 検出器各論
第1節 気体を用いた放射線検出器 ································· 82
 1.1 気体の電離 ·· 82
 1.2 気体中の電子とイオンの挙動 ······························ 83
  1.2.1 拡散 ··· 83

1.2.2	再結合	84
1.2.3	電子付着	84
1.2.4	電荷交換	84
1.2.5	ドリフト	84

- 1.3 タウンゼントの第一電離係数と電子なだれ … 85
- 1.4 ペニング効果 … 85
- 1.5 電離箱 … 86
  - 1.5.1 平行平板型電離箱 … 86
  - 1.5.2 グリッド付き電離箱 … 86
  - 1.5.3 電離箱による線量計測 … 87
- 1.6 比例計数管 … 88
- 1.7 位置敏感型比例計数管 … 91
- 1.8 MWPC … 92
- 1.9 GM計数管 … 93

第2節 シンチレーション検出器 … 95

- 2.1 シンチレータ … 95
  - 2.1.1 無機シンチレータの発光原理 … 95
  - 2.1.2 X線・γ線用シンチレータ … 97
  - 2.1.3 熱中性子線用シンチレータ … 100
  - 2.1.4 有機シンチレータ … 102
  - 2.1.5 その他のシンチレータ … 104
- 2.2 光電子増倍管・その他の光検出器 … 105
  - 2.2.1 受光素子の選択 … 105
  - 2.2.2 光電子増倍管 … 105
  - 2.2.3 半導体受光素子 … 108
  - 2.2.4 その他の受光素子 … 112
  - 2.2.5 測定回路 … 113

第3節 半導体検出器 … 114

- 3.1 半導体ダイオード検出器（semiconductor diode detector）… 114
  - 3.1.1 半導体 … 114
  - 3.1.2 真性半導体 … 115
  - 3.1.3 n型, p型半導体 … 115
  - 3.1.4 半導体の接合 … 115
  - 3.1.5 エネルギー分解能 … 117
  - 3.1.6 電子−正孔の移動 … 117
- 3.2 シリコン検出器とゲルマニウム検出器 … 118
  - 3.2.1 シリコン検出器 … 118
  - 3.2.2 ゲルマニウム検出器 … 121
- 3.3 化合物半導体検出器 … 125

3.3.1 化合物半導体のバンドギャップエネルギー……125
3.3.2 Hechtの式……125
3.3.3 CdTe, CZT……127
3.3.4 TlBr……127
3.3.5 InSb……127
3.4 その他半導体を利用した検出器……128
3.4.1 MOSFET検出器……128
3.4.2 ダイヤモンド検出器……130
3.4.3 直接イオン蓄積型（DIS）線量計……131
第4節 蓄積型蛍光検出器……132
4.1 蛍光ガラス線量計……133
4.2 光刺激蛍光線量計……135
4.3 熱蛍光線量計……138
第5節 化学線量計……139
5.1 水の放射線分解……140
5.2 G値……140
5.3 フリッケ線量計……140
5.4 セリウム線量計……142

第5章 電離箱による線量測定

第1節 荷電粒子平衡・過渡平衡……148
第2節 空洞理論……151
2.1 Bragg-Grayの空洞理論……152
2.2 Fanoの定理……153
2.3 Spencer and Attixの空洞理論……153
2.4 Burlinの空洞理論……154
第3節 線量測定に関連する基礎事項……155
3.1 電離箱による吸収線量の導出……155
3.2 電離箱に対する補正係数……155
3.3 再結合補正……157
3.4 ステム散乱……160
3.5 微小電流・電荷測定（極性効果）……160
第4節 電離箱の適用……161
4.1 自由空気電離箱……161
4.2 空洞電離箱……162
4.3 外挿電離箱……164
第5節 電離箱の校正，測定プロトコル……164
5.1 標準校正……164
5.2 測定プロトコル……164

 5.3 測定のトレーサビリティ ……………………………………………………… 165
 5.4 国家標準 …………………………………………………………………………… 166

第6章　エネルギーの測定
第1節 エネルギー測定の手法 ……………………………………………………………… 168
第2節 シンチレーション検出器による測定 ……………………………………………… 171
 2.1 検出器の基本構成 ………………………………………………………………… 171
 2.2 典型的な信号波高スペクトル …………………………………………………… 172
 2.3 エネルギー分解能 ………………………………………………………………… 175
第3節 半導体検出器による測定 …………………………………………………………… 177
 3.1 基本的事項 ………………………………………………………………………… 177
 3.2 エネルギー分解能 ………………………………………………………………… 178
 3.3 HPGe検出器による放射性同位元素の測定―検出効率― ………………… 179
 3.4 CdTe検出器―常温化合物半導体検出器― …………………………………… 182
第4節 荷電粒子の測定 ……………………………………………………………………… 183

第7章　放射能の測定
第1節 電離箱 ………………………………………………………………………………… 188
 1.1 電離箱による放射能測定 ………………………………………………………… 188
 1.2 電離箱の応答 ……………………………………………………………………… 189
  1.2.1 発生光子数に対する電離電流より応答を求める方法 ………………… 189
  1.2.2 測定対象核種と同じ核種の標準線源により応答を求める方法 ……… 190
第2節 NaI（Tl）シンチレーションカウンタ …………………………………………… 190
第3節 液体シンチレーションカウンタ …………………………………………………… 191
 3.1 tSIE（transformed spectral index of external standard）法 ……………… 192
 3.2 ESCR（external standard channel ratio）法 ………………………………… 193
第4節 放射性表面汚染用サーベイメータ ………………………………………………… 193
 4.1 放射性表面汚染用サーベイメータの種類 ……………………………………… 193
 4.2 放射性表面汚染の測定方法 ……………………………………………………… 195
 4.3 サーベイメータの機器効率 ……………………………………………………… 195
第5節 多線式比例計数管 …………………………………………………………………… 196
第6節 Ge半導体検出器 ……………………………………………………………………… 197
第7節 TDCR測定装置 ……………………………………………………………………… 198
第8節 $4\pi\beta$-γ同時計数装置 …………………………………………………………… 198

第8章　温度上昇に基づく線量およびエネルギーの測定
第1節 基本原理・温度測定方法 …………………………………………………………… 202
 1.1 吸収線量 …………………………………………………………………………… 202
 1.2 カロリメータの測定原理 ………………………………………………………… 204

1.3　温度測定 ………………………………………………………………… 205
　　1.4　温度制御 ………………………………………………………………… 205
　　1.5　準断熱モードと定温モード …………………………………………… 206
　第2節　水カロリメータ，グラファイトカロリメータ ………………………… 207
　　2.1　水カロリメータ ………………………………………………………… 207
　　2.2　グラファイトカロリメータ …………………………………………… 208
　第3節　極低温マイクロカロリーメータ ………………………………………… 209
　　3.1　マイクロカロリーメータ ……………………………………………… 209
　　3.2　マイクロカロリーメータの測定原理 ………………………………… 210
　　3.3　TES型マイクロカロリーメータ ……………………………………… 211

第9章　2次元分布測定器

　第1節　2次元分布測定に要求される性能 ……………………………………… 216
　　1.1　2次元分布測定の原理 ………………………………………………… 216
　　1.2　放射線イメージングにおける検出器に要求される性能 …………… 217
　第2節　フィルム ……………………………………………………………………… 219
　第3節　イメージングプレート ……………………………………………………… 219
　第4節　固体飛跡検出器 ……………………………………………………………… 220
　第5節　半導体検出器 ………………………………………………………………… 221
　第6節　気体検出器 …………………………………………………………………… 223
　　6.1　resistive plate chamber（RPC）……………………………………… 224
　　6.2　マイクロパターンガス検出器 ………………………………………… 225
　第7節　真空中での電子増倍を利用する検出器 ………………………………… 227
　第8節　イメージングスペクトロスコピー用検出器 …………………………… 229

第10章　マイクロドシメトリ

　第1節　線エネルギー付与 …………………………………………………………… 232
　第2節　マイクロドシメトリ ………………………………………………………… 232
　第3節　マイクロドシメトリの諸量 ………………………………………………… 234
　第4節　組織等価ガス比例計数管 …………………………………………………… 235
　第5節　組織等価物質 ………………………………………………………………… 237
　第6節　測定回路 ……………………………………………………………………… 238
　第7節　エネルギー校正 ……………………………………………………………… 239
　第8節　線量 …………………………………………………………………………… 240
　第9節　器壁効果 ……………………………………………………………………… 240

第11章　中性子の検出と測定

　第1節　中性子検出の原理と方法 …………………………………………………… 244
　　1.1　中性子検出に用いられる核反応 ……………………………………… 245

1.2 低速中性子の検出 ……… 245
1.2.1 ^{10}B (n, α) 反応 ……… 245
1.2.2 ^{3}He (n, p) 反応 ……… 249
1.2.3 ^{6}Li (n, α) 反応 ……… 249
1.2.4 ^{157}Gdの中性子捕獲反応 ……… 250
1.2.5 核分裂反応 ……… 250
1.3 高速中性子の検出とエネルギー測定 ……… 250
1.3.1 原子核との弾性散乱 ……… 251
1.3.2 中性子の減速に基づく検出 ……… 252
1.3.3 反跳陽子シンチレータ・反跳陽子比例計数管 ……… 253
1.3.4 陽子反跳カウンタテレスコープ ……… 253
1.3.5 捕獲ゲート方式中性子スペクトロメータ ……… 254
1.3.6 ^{6}Li (n, α), ^{3}He (n, p) 反応による中性子エネルギー測定 ……… 255
1.3.7 飛行時間法 ……… 255
第2節 中性子の線量測定・評価 ……… 256
2.1 対電離箱法による組織吸収線量の評価 ……… 256
2.2 レムカウンタによる防護量測定 ……… 257
2.3 フルエンス測定による方法 ……… 257
第3節 放射化法による測定 ……… 257
第4節 医療現場における中性子の発生と計測 ……… 260
第5節 中性子ラジオグラフィ ……… 261
5.1 原理 ……… 261
5.2 中性子源と施設 ……… 264
5.3 応用例 ……… 264

第12章 その他の測定方法と検出器
第1節 飛跡検出器 ……… 272
1.1 霧箱 ……… 272
1.2 泡箱 ……… 274
1.3 固体飛跡検出器 ……… 274
第2節 ポリマーゲル線量計 ……… 278
2.1 概要・原理 ……… 278
2.2 組成 ……… 279
2.3 吸収線量の定量化 ……… 279
第3節 バブル検出器・過熱液滴型検出器 ……… 281
第4節 自己消滅ストリーマモードの気体検出器 ……… 282
第5節 低温検出器 ……… 285
5.1 液体希ガス検出器 ……… 285
5.2 超伝導トンネル接合に基づく検出器 ……… 287

5.2.1　超伝導トンネル接合……………………………………………287
　　5.2.2　超伝導トンネル接合の検出動作条件…………………………289
　　5.2.3　超伝導トンネル接合の検出信号…………………………………291
第6節　チェレンコフ検出器………………………………………………………295
　6.1　チェレンコフ放射……………………………………………………………295
　6.2　チェレンコフ光と蛍光の比較……………………………………………296
第7節　音響波による検出…………………………………………………………297
　7.1　音響波の発生メカニズムと特徴…………………………………………297
　7.2　計測方法………………………………………………………………………297
　7.3　線量分布と音響波形の関係………………………………………………298

　　　　　　　　　　　　　　　　　　索引　　302

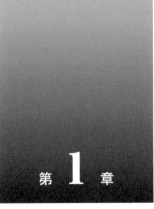

第1章 放射線計測に関する量と単位・物質との相互作用

放射線の量や質，ならびに関連する現象を定量的に記述するために，さまざまな物理量が用いられる．これらの概念と定義を，その単位と併せて説明する．また，放射線が物質に入射した場合に，どのような相互作用を起こすかは，放射線の種類やエネルギーに応じて大きく異なる場合が多い．これらについて理解を深めることは，放射線の応用や計測を考えるうえで非常に重要であるので，光子，電子，重荷電粒子，中性子について詳述する．

第1節 関連する物理量の定義および単位

　放射線の実体は，光子，レプトン，ハドロン（陽子や中性子などのバリオンとメソンの総称），およびバリオンの複合粒子である重イオンなどの粒子である．これらの放射線粒子は，4次元時空間の各点ごとにエネルギー，運動量を変化させ，連続的に運動するが，光子のように時には消滅して別の粒子反粒子対を生成することもある．放射線は，種類が同じものだけの場合もあるが，異なった多くの種類のものが混じって空間を飛び交うこともある．また，同じ種類の放射線でも，エネルギー，運動量，角運動量などが異なっている場合もある．放射線は，一般には粒子が集団となって線束のように運動する．放射線の最も基本となる単位は粒子数Nであり，これをもとに以下で述べるような種々の単位がICRU Report 60 (1998)に詳細に与えられている．

(1) フルエンス ϕ (fluence　単位：m^{-2})
　小さな球に入射するか，またはそれを通過する粒子の数を数える考え方に基づいている．線束に垂直な微小な断面積$da\,(\mathrm{m}^2)$を通過する放射線の粒子数をdNとすると，フルエンス（粒子フルエンス）ϕは次式で定義される．

$$\phi = \frac{dN}{da} \tag{1.1}$$

(2) フラックス $\dot{N}$ (flux　単位：s^{-1})
　粒子数Nが微小時間間隔dtにおいてdNだけ増加した場合の時間変化率で定義される．

$$\dot{N} = \frac{dN}{dt} \tag{1.2}$$

(3) エネルギーフルエンス ψ (energy fluence　単位：$\mathrm{J}\cdot\mathrm{m}^{-2}$)
　1個1個の放射線はそれぞれエネルギーEを持っている．したがってN個の放射線は総エネルギー$R = \sum_{i=1}^{N} E_i$を有しており，これが微小な断面積daを通過するときの放射線エネル

ギーを粒子フルエンスに対してエネルギーフルエンスと呼ぶ.

$$\psi = \frac{dR}{da} \tag{1.3}$$

(4) 断面積 σ (cross section　単位：m^2)

　放射線は，物質との間で弾性散乱，非弾性散乱，核反応など種々の相互作用を起こし，エネルギー，運動量，方向などが変化し，また吸収されることもある．これらの相互作用の起こる確率を断面積と呼び，放射線の種類，エネルギー，物質などに依存する．断面積の単位として，b（バーン）が用いられることがある（1barn = 10^{-28} m^2 = 10^{-24} cm^2）．

(5) 阻止能 S (stopping power　単位：$J \cdot m^{-1}$)

　荷電粒子が物質に入射すると，物質中の原子や原子核との相互作用により次第にエネルギーを失う．エネルギー損失には，物質原子の電離・励起による衝突損失（collision loss）と，原子核の強い電場により制動を受けることによる放射損失（radiation loss）の二つがある．微小距離 dl の間に dE のエネルギー損失を行った場合の阻止能（線阻止能）S はそれらの和として式（1.4）で表される．

$$S = \frac{dE}{dl} = \left(\frac{dE}{dl}\right)_{\text{col}} + \left(\frac{dE}{dl}\right)_{\text{rad}} \tag{1.4}$$

線阻止能 S を密度 ρ で除した質量阻止能 S/ρ は物質にあまり依存しない値となるため，実用上便利でありよく用いられる．

(6) 線エネルギー付与 L_Δ (linear energy transfer: LET　単位：$J \cdot m^{-1}$)

　荷電粒子が物質中を通過する場合，原子を電離・励起することによって起こる衝突損失のうち，二次電子エネルギーがカットオフレベルと呼ばれるある一定のエネルギー Δ 以下のもののみの総和をとったものである．入射粒子の軌道にそったある一定範囲の円筒形領域を考え，その領域内に付与するエネルギーのみを考慮することから限定線衝突阻止能ということもある。単位として通常 keV/μm が用いられる．

$$L_\Delta = \frac{dE_\Delta}{dl} \tag{1.5}$$

Δ の値を無限大にするとLETは線衝突阻止能と同じものとなる．LETはその定義から荷電粒子に対してのみ適用できるが，非荷電粒子に対しても二次的に放出された荷電粒子（電子や陽子など）に対しては適用できるため，放射線の種類による生体効果の違いを表す場合によく用いられる．

(7) 線減弱係数 μ (linear attenuation coefficient　単位：m^{-1})

　光子と物質との相互作用は原子や電子に対する断面積で表されるが，これを物質の厚さあ

たりに変換したマクロな断面積は線減弱係数（線減衰係数ともいう）と呼ばれμで表される．いま，細くコリメートした単色光子ビームを厚さdxの物質に入射したとき，光子が物質中で相互作用を起こし，吸収・散乱などにより強度がdIだけ減少したとする．相互作用の全断面積σ_t，単位体積当たりの原子数Nとすると，

$$-dI = \sigma_t N I dx = \mu I dx \tag{1.6}$$

これより，

$$I = I_0 e^{-\mu x} = I_0 e^{-\frac{\mu}{\rho}(\rho x)} \tag{1.7}$$

ここで，線減弱係数μを物質の密度ρで除した値μ/ρを質量減弱係数（mass attenuation coefficient）と呼ぶ．これに対応する厚さρxを面密度あるいは質量厚さと呼ぶことがある．

(8) W値，G値（単位：eV）

気体の一定体積中に吸収された全エネルギーEを，その体積中で生じた全イオン対数Nで除した値をW値という．すなわち，一個のイオン対（電子と陽イオン）を作るのに必要な平均エネルギーを意味する．単位はJであるが，通常eVが用いられる．

$$W = \frac{E}{N} \tag{1.8}$$

ここで，入射荷電粒子により生じた制動放射線や二次電子などにより生成されたイオン対もNに加えなければならない．

G値は放射線化学収率とも呼ばれ，式(1.9)で定義される．

$$G(x) = \frac{n(x)}{\varepsilon} \tag{1.9}$$

ここで，εはある物質に付与されたエネルギー，$n(x)$はそのエネルギーにより生成，分解，変化した特定物質要素xの平均量である．この値は，放射線による化学反応の感度を表す．単位はmol・J^{-1}である．

(9) カーマ K (kerma　単位：J・kg^{-1})

カーマは光子や中性子のような間接電離放射線に対して，すべての物質に対して式(1.10)で定義される．単位として，通常Gy（グレイ）がJ/kgの代わりに用いられる．

$$K = \frac{dE_{tr}}{dm} \tag{1.10}$$

この式でdmはある領域の物質の質量，dE_{tr}はその"領域内で生成したすべての二次荷電粒子"の初期運動エネルギーの総和である．この定義から，dE_{tr}には，領域外で発生してこの領域内に入ってきた二次荷電粒子のエネルギーは含めない．また領域内で発生した二次荷電

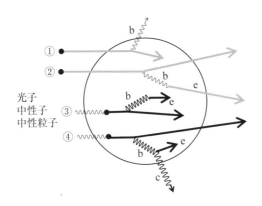

図1.1 カーマの概念図
①②：領域外部で発生した二次電子によるエネルギー損失の寄与は含めない．
③：領域内部で発生し，全エネルギーを領域内部で失った場合の寄与はすべて含める．
④：領域内部で発生し，一部のエネルギーは領域外で失う場合は，領域外および制動放射の寄与もすべて含める．
b：制動放射線　e：電子　c：コンプトン散乱線

粒子が領域外に出て領域外の領域に落とすエネルギーや，制動放射により領域内外に落とすエネルギーはすべて含める．図1.1で，濃い線で示した③④は領域内で発生した二次電子を示し，それらの寄与をカーマに含めるが，①②のような領域外で発生した二次電子は含めない．

領域内で発生した二次荷電粒子の初期エネルギーから制動放射により落とすエネルギーを減じたものを衝突カーマ（K_{col}）と呼ぶことがある．制動放射によって領域外に持ち去られるエネルギーの全体に対する割合をgとすると，

$$K_{col} = K(1-g) \tag{1.11}$$

(10) 照射線量 X（exposure　単位：C・kg^{-1}）

照射線量は以下の式で定義され，X線やγ線のような光子にだけ適用され，対象となる物質は空気に限定される．

$$X = \frac{dQ}{dm} \tag{1.12}$$

この式で，dmは空気中のある領域の質量，dQはこの領域内で光子によって生成された電子・正イオン対が完全に停止するまでに空気中で発生する一方の符号の全電荷の絶対値である．この定義から，領域内で生成された二次荷電粒子が領域外に出て生成したイオン対の電荷もdQに含まれる．また，二次荷電粒子の制動放射により生成される電荷はdQには含めない．図1.2で，濃い線の両側の電子・イオン対の寄与をすべて含める．①②のように領域外で発生した二次電子の寄与は照射線量には含めない．③は領域内で発生した二次電子が領域内で全エネルギーを付与する場合である．④は領域内で発生した二次電子が領域外に飛び出して静止する場合で，静止するまでに付与する全エネルギーを含める．ただし，制動放射

が起こった場合は，それが吸収された場合も含めない．

乾燥空気に対するW値（33.97 eV）と電気素量e（1.602×10^{-19}C）を用いると，物質に与えられたエネルギーから生成される電荷量を求めることができる．照射線量と空気に対するカーマ（空気カーマ：K_{air}）および空気衝突カーマ$(K_{air})_{col}$との間には以下の関係がある．

$$X=\frac{K_{air}(1-g)}{W/e}=\frac{(K_{air})_{col}}{W/e} \tag{1.13}$$

gの値は光子エネルギー1 MeV以下ではほぼ0と考えてよく，5 MeVで0.016，10 MeVで0.036である．W/e[J/C]は1Cの電離を生成するために必要な平均のエネルギーをJ単位で表したものであり，W[eV]とW/e[J/C]の数値部分は同じものとなる．

照射線量の単位として，かつてはR（レントゲン）が使われた．現在のC/kg単位との間に以下の関係がある．

$$1R=2.58\times10^{-4}\,C/kg \tag{1.14}$$

(11) 吸収線量 D（absorbed dose　単位：$J\cdot kg^{-1}$）

吸収線量はすべての電離放射線に対して，またすべての物質に対して，質量dmの物質に付与される平均エネルギー$d\varepsilon$により式（1.15）で定義される．

単位として，通常Gy（グレイ）がJ/kgの代わりに用いられる．

$$D=\frac{d\varepsilon}{dm} \tag{1.15}$$

ここで，$d\varepsilon$はdmの領域内に付与されるエネルギーの総和であり，その領域内を通過するすべての荷電粒子によるエネルギー損失を含めなければならない．すなわち，領域外で発生した二次電子や，制動放射によって領域内で発生した二次電子などによる領域内におけるエネルギー付与はすべて加えなければならない．図1.3で示すように，二次電子が領域外で発生

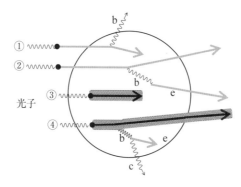

図1.2　照射線量の概念図
①②：領域外部で発生した二次電子による電離の寄与は含めない．
③④：領域内部で発生した二次電子による電離の寄与は，領域外の電子が静止するまですべて含める．
　　　ただし，制動放射が起こった場合は含まない．

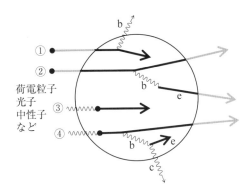

図1.3 吸収線量の概念図
①②③④：領域内部，外部にかかわらず発生したすべての二次電子が領域内で失う衝突損失をすべて含める．制動放射が吸収されて発生した二次電子も領域内の衝突損失はすべて含める．

した場合①②，および領域内で発生した場合③④にかかわらず，領域内で二次電子が起こす衝突損失の寄与をすべて含める．ただし，制動放射は含めないが，それが吸収された場合に発生する二次電子が領域内に落とす寄与については含める．

第2節 放射線と物質の相互作用

2.1 光子と物質との相互作用

光子と物質との相互作用は，量子電磁力学と呼ばれる理論体系によって記述されており，理論と実験とはきわめてよく一致することが知られている．この理論体系は第二次世界大戦直後に朝永，シュウィンガー，ファインマンらによって完成され，相互作用の断面積を求めるには，ファインマンダイアグラムを用いた相対論的摂動論による単純ではあるが非常に面倒な計算が必要であり，ここではその結果のみを示す．

2.1.1 弾性散乱

弾性散乱は，古典力学においてはトムソン散乱と呼ばれており，最初 J. J. Thomson により弾性球間の散乱過程として取り扱われた．光子の電子に対するトムソン散乱の微分断面積は散乱角 θ に対して式 (1.16) で与えられる．

$$\frac{d\sigma_T}{d\Omega} = \frac{r_0^2}{2}(1+\cos^2\theta) \tag{1.16}$$

ここで，r_0 は電子の古典半径 2.8179×10^{-15} m である．これを全立体角について積分すると，全断面積 σ_0 が得られる．

$$\sigma_0 = \oiint \frac{r_0^2}{2}(1+\cos^2\theta)d\Omega = \int_0^{2\pi} d\varphi \int_0^{\pi} \frac{r_0^2}{2}(1+\cos^2\theta)\sin\theta\, d\theta = \frac{8}{3}\pi r_0^2 \qquad (1.17)$$

この値は0.66525 barnとなり，トムソンの古典散乱係数と呼ばれている．

　原子は，古典力学的な球体とは異なり，量子論的に波動性を有する状態として扱わなければならない．図1.4に示すように，入射光子は原子を励起するが，励起された原子は非常に短い時間内に元の基底状態に戻り，そのとき入射光子と同じエネルギーの光子を異なった方向に放射する．このとき，原子はわずかに反跳を受けるが，原子の質量が非常に大きいので反跳による波長の変化は無視できるほど小さい．波長λの入射光子の原子による弾性散乱は，レイリー散乱（Rayleigh scattering）または干渉性散乱（coherent scattering）と呼ばれ，原子形状因子（atomic form factor）$F(x, Z)$を用いて以下のように表される．

$$\frac{d\sigma_R}{d\Omega} = \frac{d\sigma_T}{d\Omega}[F(x,Z)]^2 = \frac{r_0^2}{2}(1+\cos^2\theta)[F(x,Z)]^2 \qquad (1.18)$$

ここで，$F(x, Z)$は原子の形状を表す係数で，$x = \sin(\theta/2)/\lambda$，$Z$は物質の原子番号である．干渉性散乱断面積は，高エネルギー領域では光子エネルギー$h\nu$のほぼ1.5乗に反比例して減少する．

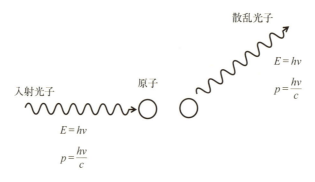

図1.4　弾性散乱

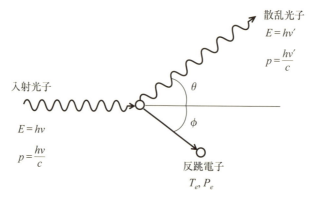

図1.5　コンプトン効果

2.1.2 コンプトン散乱

コンプトン散乱（またはコンプトン効果）は，1923年にA. Comptonによって詳細なX線散乱実験と解析が行われ，光子の粒子説を決定づけたことからこの名が用いられるようになった．この過程は，図1.5に示すように，光子の電子による完全弾性散乱であるが，レイリー散乱と異なり，散乱光子に干渉性がないことから非干渉性散乱（incoherent scattering）とも呼ばれる．相互作用の対象となる電子は，自由電子または入射光子エネルギーに対して結合エネルギーが無視できるくらい小さい最外殻付近の軌道電子であり，軌道電子が強く結合した内殻電子の場合には主に光電効果による吸収過程が起こる．軌道電子による散乱の場合，原子の励起過程となり原子との非弾性散乱となるが，原子の質量は電子に比べてはるかに大きいので反跳運動量はほとんど無視することができる．また，入射光子エネルギーが軌道電子の結合エネルギーよりもはるかに大きい場合には，結合エネルギーも無視することができる．

コンプトン散乱におけるエネルギー・運動量保存則より次の式が成り立つ．

$$h\nu = h\nu' + T_e \tag{1.19}$$

$$\frac{h\nu}{c} = \frac{h\nu'}{c}\cos\theta + P_e\cos\phi \tag{1.20}$$

$$0 = \frac{h\nu'}{c}\sin\theta - P_e\sin\phi \tag{1.21}$$

ここで，入射光子，散乱光子のエネルギーを$h\nu, h\nu'$，散乱光子の散乱角をθ，反跳電子の運動エネルギー，運動量，散乱角をそれぞれT_e, P_e, ϕとした．

これらの連立方程式を解くと，次の関係式が導かれる．

$$h\nu' = \frac{h\nu}{1+\alpha(1-\cos\theta)} \tag{1.22}$$

$$T_e = h\nu - h\nu' = \frac{h\nu\alpha(1-\cos\theta)}{1+\alpha(1-\cos\theta)} \tag{1.23}$$

$$\alpha = \frac{h\nu}{m_0 c^2} \tag{1.24}$$

散乱角θと反跳角ϕの間には式（1.25）の関係がある．

$$\cot\phi = (1+\alpha)\tan\frac{\theta}{2} \tag{1.25}$$

エネルギー・運動量の関係は前述したように簡単に求めることができるが，現象の起きる確率関係を記述する散乱断面積の計算は非常に複雑である．この散乱断面積の計算はDiracによる相対論的電子方程式の発見（1928）直後の1929年に，当時ドイツに留学していた仁科芳雄が共同研究者のKleinとともに行ったのでクライン・仁科の式と呼ばれている．その後，計算方法は次第に改良され，現在ではファインマンによって始められた相対論的摂動論が用

いられる．

　光子の自由電子による散乱断面積は，次のようになる．

$$\frac{d\sigma_{KN}}{d\Omega} = \frac{r_0^2}{2}(1+\cos^2\theta)\left[\frac{1}{1+\alpha(1-\cos\theta)}\right]^2\left[1+\frac{\alpha^2(1-\cos\theta)^2}{\{1+\alpha(1-\cos\theta)\}(1+\cos^2\theta)}\right] \quad (1.26)$$

最初の項はトムソン散乱の断面積と同じであり，低エネルギー極限（$\alpha\to 0$）ではトムソン散乱に一致する．散乱対象が最外殻付近の軌道電子の場合には，原子と緩く結合した軌道電子との相互作用を考慮しなければならない．入射光子エネルギー$h\nu$が電子の束縛エネルギーに近いときは，微分断面積は非干渉性散乱関数（incoherent scattering function）$S(x, Z)$による補正が必要となり，式（1.27）で表される．

$$\frac{d\sigma_{incoh}}{d\Omega} = \frac{d\sigma_{KN}}{d\Omega} \times S(x, Z) \quad (1.27)$$

　図1.6に20 keV光子の水に対する干渉性散乱とコンプトン散乱を合わせた全散乱断面積とクライン・仁科の式によるコンプトン散乱断面積を示す．干渉性散乱は，前方に多く散乱されるのに対し，コンプトン散乱は横方向成分が多いことがわかる．

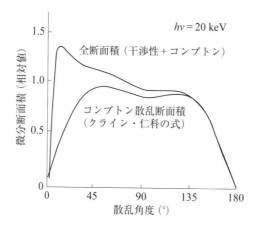

図1.6　干渉性散乱とコンプトン散乱の角度分布

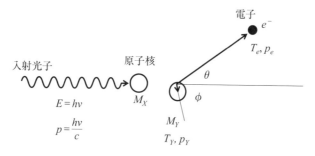

図1.7　光電効果

2.1.3 光電効果

光電効果は，入射光子のエネルギーをすべて原子に与えて光電子を放出させ，みずからは吸収消滅する過程である．

図1.7に示すように，入射光子のエネルギーを$h\nu$，標的原子の質量をM_X，反跳イオンの質量，運動量，エネルギーをM_Y, p_Y, T_Y，放出される光電子の運動量とエネルギーをp_e, T_eとすると，運動量・エネルギー保存則より，

$$\frac{h\nu}{c} = p_e + p_Y \tag{1.28}$$

$$h\nu + M_X c^2 = M_Y c^2 + m_0 c^2 + T_e + T_Y \tag{1.29}$$

標的粒子が自由電子（$M_X = m_0, M_Y = p_Y = 0$）の場合にはこれらの2式を同時に満たすことはできない．なぜなら，

$$\frac{h\nu}{c} = p_e \tag{1.30}$$

$$h\nu + m_0 c^2 = \sqrt{(p_e c)^2 + (m_0 c^2)^2} \tag{1.31}$$

式（1.31）の両辺を二乗して式（1.30）を代入すると，

$$\begin{aligned}(h\nu + m_0 c^2)^2 &= (h\nu)^2 + 2(h\nu)(m_0 c^2) + (m_0 c^2)^2 \\ &= (p_e c)^2 + (m_0 c^2)^2 = (h\nu)^2 + (m_0 c^2)^2\end{aligned} \tag{1.32}$$

これより，$h\nu = 0$のときしかこれらの関係は同時には満たされない．すなわち，光子の運動量を反跳によって吸収する原子が存在しないと光電効果は起きない．

最初の原子M_Xの静止エネルギーは，生成されたイオンと光電子の静止エネルギーの総和から軌道電子の結合エネルギー（binding energy）Iを減じた値になっているので

$$M_X c^2 = M_Y c^2 + m_0 c^2 - I \tag{1.33}$$

これを式（1.29）に代入すると，

$$\begin{aligned}h\nu &= (M_Y + m_0 - M_X)c^2 + T_e + T_Y \\ &= I + T_e + T_Y\end{aligned} \tag{1.34}$$

一般に，反跳原子の運動エネルギーT_Yと光電子の運動エネルギーT_eの間には，

$$T_Y = \frac{(p_Y)^2}{2M_Y} \cong \frac{m_0}{M_Y} T_e \tag{1.35}$$

これを式（1.34）に代入して，

$$hv = I + \left(1 + \frac{m_0}{M_Y}\right)T_e \qquad (1.36)$$

反跳原子の運動エネルギーを無視すると，光電子の運動エネルギーT_eは式 (1.37) で与えられる．

$$T_e = hv - I \qquad (1.37)$$

光電効果は内殻電子ほど起こりやすく，最も内側のK電子の関与する割合は全光電効果のおよそ80％に達する．また，この式から明らかなように，光電効果は入射光子のエネルギーが軌道電子の結合エネルギーよりも高い場合にのみ起こる．すなわち，光電効果の断面積は軌道電子の結合エネルギーのところで不連続的に変化し，このエネルギーのことを吸収端と呼ぶ．光電効果の結果生じた軌道電子の空席に高いエネルギー準位の軌道電子が遷移したとき，準位間のエネルギー差により特性X線 (characteristic x-ray) またはオージェ電子 (Auger electron) と呼ばれるさらに外殻軌道の電子の形で放出される．電離を起こす軌道電子およびその空席に遷移する上の軌道の軌道電子のエネルギー準位をそれぞれ$-E_i$, $-E_j$ ($E_i > E_j > 0$) とすると，特性X線エネルギーhvは，次式で表される．

$$hv = (-E_j - (-E_i)) = E_i - E_j \qquad (1.38)$$

特性X線の代わりにオージェ電子が放出される場合，オージェ電子のエネルギー準位をE_aとすると，その運動エネルギーT_aは，

$$T_a = E_i - E_j - E_a = hv - E_a \qquad (1.39)$$

となる．すなわち，オージェ電子の運動エネルギーは特性X線のエネルギーよりも結合エネルギーだけ低い．

　光電効果の断面積の計算は，多くの吸収端が存在することからもわかるように，全エネルギー範囲にわたる解析的な式は知られていない．K軌道電子に対する原子当たりの光電効果断面積σ_Kは，放出電子が非相対論的に扱える程度の低いエネルギーの場合，半古典論的計算による以下の近似式が知られている．

$$\frac{d\sigma_K}{d\Omega} = 2\sqrt{2}\alpha^4 Z^5 r_e^2 \left(\frac{m_0 c^2}{hv}\right)^{\frac{7}{2}} \sin^2\theta \qquad (1.40)$$

ここで，α ($\alpha = 1/137$) は微細構造定数と呼ばれる電磁相互作用の強さを表す定数である．代表的な元素として，ヨウ素 ($Z = 53$) と鉛 ($Z = 82$) の光電効果微分断面積のエネルギー依存性を図1.8に示す．ヨウ素は血管造影に用いられるが，33.2 keVにあるK吸収端の存在は，K吸収端差分と呼ばれるエネルギー差分法で重要な役割を演ずる．鉛はX線，γ線の遮蔽によく用いられるが，88 keVのK吸収端の存在には注意が必要である．また，断面積のエネルギー依存性は，低エネルギー領域ではエネルギーのおよそ3乗に逆比例するが，高エネルギーになるほどその傾きはゆるやかになり2乗に逆比例するようになる．光電効果の断面積は原子番号に強く依存し，近似式 (1.40) ではZの5乗に比例する．

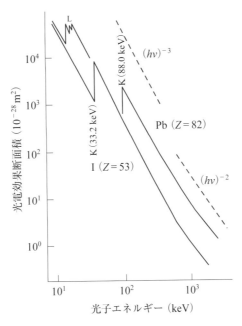

図1.8 光電効果のエネルギー依存性

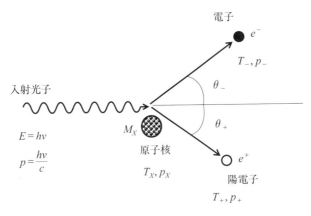

図1.9 電子対生成

2.1.4 電子対生成

電子対生成は高エネルギー領域で主要な光子の吸収過程であり，図1.9のように原子核（または電子）近傍で光子が消滅し，電子・陽電子対を生成する．

この過程が真空中で起こったとすると，生成した陽電子，電子の全エネルギー，運動量をおのおの E_+, E_-, p_+, p_-, p_+ と p_- のなす角度を θ とした場合に，次のエネルギー・運動量保存則を同時に満たさなければならない．

$$\begin{aligned} h\nu &= E_+ + E_- \\ &= \sqrt{(m_0 c^2)^2 + (p_+ c)^2} + \sqrt{(m_0 c^2)^2 + (p_- c)^2} \end{aligned} \tag{1.41}$$

$$\left(\frac{h\nu}{c}\right)^2 = (p_+ + p_-)^2 = p_+^2 + p_-^2 + 2p_+ p_- \cos\theta \tag{1.42}$$

これらの式より,

$$(m_0 c^2)^2 + (p_+ c)^2 + 2\sqrt{(m_0 c^2)^2 + (p_+ c)^2}\sqrt{(m_0 c^2)^2 + (p_- c)^2} + (m_0 c^2)^2 + (p_- c)^2$$
$$= c^2 p_+^2 + c^2 p_-^2 + 2c^2 p_+ p_- \cos\theta \tag{1.43}$$

これは明らかに矛盾するので,真空中では電子対生成は起きない.光電効果と同様に,運動量を反跳によって吸収する物質(原子核または軌道電子)が存在してはじめてエネルギー・運動量の保存則が満たされる.

原子核近傍の強い電場との相互作用で電子対生成が起きる場合のエネルギー・運動量保存則は下のようになる.ここで,生成した陽電子,電子の運動量の大きさと運動エネルギーをそれぞれ p_+, p_-, T_+, T_-,散乱角を θ_+, θ_-,原子核(または電子)の質量,運動量,運動エネルギー,散乱角をそれぞれ M_X, P_X, T_X, θ_X とする.

$$h\nu + M_X c^2 = \sqrt{(p_+ c)^2 + (m_0 c^2)^2} + \sqrt{(p_- c)^2 + (m_0 c^2)^2} + M_X c^2 + T_X \tag{1.44}$$

$$\frac{h\nu}{c} = p_+ \cos\theta_+ + p_- \cos\theta_- + p_X \cos\theta_X \tag{1.45}$$

この反応が起こる最小エネルギーは,以下のようになることが知られている.

$$h\nu_{\min} = 2m_0 c^2 \left(1 + \frac{2m_0 c^2}{2M_X c^2}\right) = 2m_0 c^2 \left(1 + \frac{m_0}{M_X}\right) \tag{1.46}$$

原子核の質量は電子に比べてはるかに大きいので,反跳項 m_0/M_X を無視すると,$h\nu \geq 1.022$ MeV で電子対生成が起こることがわかる.

電子の近傍で電子対生成が起こると,軌道電子は電離電子となって原子を飛び出し,対生成した電子・陽電子と合わせて3個が放出される.このためこの現象を3対子生成というが,実際に生成されるのはレプトン数保存則からも明らかなように電子・陽電子の2個である.3対子生成の起こる最小エネルギーは,式 (1.46) で $M_X = m_0$ とおいて,$h\nu = 2.044$ MeV である.

電子対生成の微分断面積は Bethe-Hetler によって求められた全断面積 τ_{pair} は近似的に以下のように表される.

$$\tau_{\text{pair}} = 4Z^2 \alpha r_e^2 \left[\frac{7}{9}\left(\ln\frac{1}{m_0 c^2} - f(Z)\right) - \frac{109}{54}\right] \quad \left(m_0 c^2 \ll h\nu \ll \frac{137 m_0 c^2}{Z^{1/3}}\right) \tag{1.47}$$

$$\tau_{\text{pair}} = 4Z^2 \alpha r_e^2 \left\{\frac{7}{9}\left[\ln(183 Z^{-1/3}) - f(Z)\right] - 1/54\right\} \quad \left(h\nu \gg \frac{137 m_0 c^2}{Z^{1/3}}\right) \tag{1.48}$$

図 1.10 に光電効果,コンプトン効果,電子対生成の起こる確率の光子エネルギーおよび

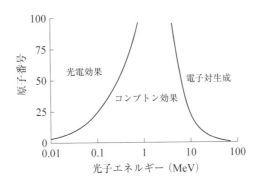

図1.10 光子と物質の相互作用のエネルギー・原子番号依存性

(The Atomic Nucleus, R. D. Evansより引用)

原子番号依存性を示す．図で，実線は2つの相互作用が同じ確率で起こる境界を表す．

2.1.5 光核反応

光核反応は，光子と原子核との核反応である．原子核内の核子の平均結合エネルギーは核子当たり7～8 MeVであるので，光子のエネルギーがこれを超えると光核反応が起こる可能性がある．光核反応には (γ, p)，(γ, n)，(γ, d)，(γ, α)，$(\gamma, \mathrm{fission})$ など，種々の反応があり，それぞれの核反応で反応の起こるしきい値エネルギーは異なる．放射線治療においては，10～15 MeVのX線を使用する場合にこの光核反応が起こる．このとき発生する中性子を光中性子と呼び，照射中の被ばく，およびこの中性子により加速器周辺の物質が放射化された場合の残留放射能が問題となっている．

2.1.6 質量減弱係数

光子の物質との相互作用は，素過程を記述する場合には原子あるいは電子に対するミクロな断面積（単位はバーン：$1\mathrm{b} = 10^{-28}\,\mathrm{m}^2$）が用いられる．一方，実際の利用においては，単位長さ当たりのマクロな断面積を用いるほうが便利である．これを減弱係数と呼び，単位長さ当たりの線減弱係数 μ（単位は m^{-1}），および単位面密度当たりの質量減弱係数 μ/ρ（単位は m^2/kg）がある．光子の原子当たりの相互作用断面積を干渉性散乱 σ_{coh}，光電効果 σ_{photo}，コンプトン効果 σ_{inc}，電子対生成 σ_{pair} とすると，全断面積 σ_{tot} はそれらの総和であるから，

$$\sigma_{\mathrm{tot}} = \sigma_{\mathrm{coh}} + \sigma_{\mathrm{photo}} + \sigma_{\mathrm{inc}} + \sigma_{\mathrm{pair}} \tag{1.49}$$

物質の原子量 A，密度 ρ，アボガドロ数 N_A とすると，単位体積当たりの原子数 N は，

$$N\left[\frac{\mathrm{atoms}}{\mathrm{m}^3}\right] = N_\mathrm{A}\left[\frac{\mathrm{atoms}}{\mathrm{mole}}\right] \times \frac{\rho\left[\frac{\mathrm{kg}}{\mathrm{m}^3}\right]}{A\left[\frac{\mathrm{kg}}{\mathrm{mole}}\right]} = \frac{N_\mathrm{A}}{A} \times \rho \tag{1.50}$$

これより，全線減弱係数 μ，および質量減弱係数 μ/ρ は，

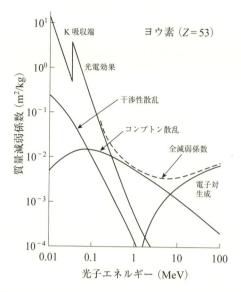

図1.11 光子と物質の相互作用のエネルギー依存性

$$\mu\left[\frac{1}{m}\right]=\sigma_{tot}N=\sigma_{tot}\frac{N_A}{A}\rho \tag{1.51}$$

$$\frac{\mu}{\rho}\left[\frac{m^2}{kg}\right]=\sigma_{tot}\frac{N_A}{A} \tag{1.52}$$

例として，ヨウ素（$Z=53$）に対する質量減弱係数のエネルギー依存性を図1.11に示す．低エネルギーから高エネルギー側に向かって，干渉性散乱，光電効果，コンプトン散乱，電子対生成と主要な相互作用がエネルギーとともに変化する．

2.1.7　質量エネルギー転移係数

　光子は物質中で，相互作用によってそのエネルギーの一部またはすべてを電子または光子に渡す．各相互作用が起こった場合，光子エネルギーのすべてが電子に移るわけではなく，光電効果が起こった場合の特性X線，コンプトン効果における散乱光子，電子対生成における消滅線などの二次生成光子にも移る．これらの光子は再び相互作用を起こして電子にエネルギーを移すこともあれば，そのまま物質外に出ることもある．物質へのエネルギー付与を考える場合，光子エネルギーのうち，荷電粒子に転移されたもののみを考えた場合の減弱係数を質量エネルギー転移係数（mass energy transfer coefficient）という．

　質量エネルギー転移係数 μ_{tr}/ρ は，入射エネルギー $h\nu$ の光子が相互作用によって荷電粒子に渡す平均値のエネルギー $\overline{E_{tr}}$ を用いて，

$$\frac{\mu_{tr}}{\rho}=\frac{\overline{E_{tr}}}{h\nu}\frac{\mu}{\rho} \tag{1.53}$$

となる．

2.1.8 質量エネルギー吸収係数

　質量エネルギー吸収係数は，二次電子に移った光子エネルギーはすべて含まれていたが，生成した電子が物質中で制動放射により二次光子を発生することがある．この制動放射を除いたものを質量エネルギー吸収係数（mass energy absorption coefficient）μ_{en}/ρと呼ぶ．

　電子のエネルギーのうち，制動放射に移るエネルギーの割合の平均値をgとすると，μ_{en}は以下のように表すことができる．

$$\frac{\mu_{en}}{\rho} = \frac{\mu_{tr}}{\rho}(1-g) \tag{1.54}$$

　gの値は，光子エネルギー1 MeV以下では1に比べてほとんど無視することができる．したがって，このエネルギー領域で質量エネルギー転移係数と質量エネルギー吸収係数は同じ値となる．荷電粒子平衡が成り立っている場合，質量エネルギー吸収係数にエネルギーフルエンスを乗じることによって吸収線量を求めることができる．

2.1.9 半価層とその評価方法

　半価層（half value layer）とは，細くX線束を絞って吸収体透過後の照射線量を電離箱線量計で測定したとき，吸収体透過前の線量の1/2になるときの吸収体の厚さである．X線の線質の指標として用いられる．吸収体としては一般にはAlが用いられるが，高エネルギーX線の場合には銅が用いられる．図1.12に，半価層を求めるための測定の様子を示す．散乱線が混入すると，真の値よりも半価層の値は大きくなるので，コリメータによってビームをできるだけ細く絞って測定する．吸収体を置く位置は，線源と検出器の中間くらいがよいとされている．

　図1.13に，減弱曲線と半価層の求め方を示す．

　相対線量率は吸収体透過前に対する透過後の線量の比であり，これが1/2になる吸収体の厚さを半価層（第1半価層）という．半価層にさらに吸収体を加えて，透過率を1/4にする場合に加える厚さを第2半価層という．連続X線では，線質硬化のため，第2半価層の値は第1半価層よりも大きくなる．第1半価層と第2半価層の比を均等度と呼び，線質硬化の程度を表す指標として使われている．また，半価層の値が同じ単色X線エネルギーを実効エネ

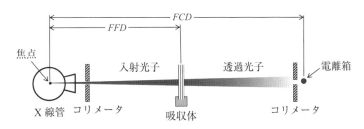

図1.12 X線の物質による減弱の測定
FFD：焦点-吸収体間距離
FCD：焦点-電離箱間距離

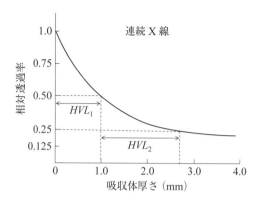

図1.13 連続X線に対する減弱曲線と半価層

ルギーと呼んでいる.

（豊福不可依）

2.2 電子と物質との相互作用

2.2.1 散乱

電子，重荷電粒子ともに物質に入射した際の主たる相互作用は，物質を構成する電子との間のクーロン力による．原子核の大きさと電子軌道の大きさとの違いから発生頻度は小さいが，原子核との相互作用も起こりうる．その場合，原子核の形成する強い電場で入射荷電粒子は大きく進行方向が曲げられる．この原子核とのクーロン力を介した散乱はラザフォード散乱（Rutherford scattering）と呼ばれる．

簡単のため，ビリヤードのような剛体球の散乱を通じて散乱における質量の影響を考えることとする．質量 m の入射粒子が速度 v で静止している質量 M の標的粒子と衝突し，入射粒子は角度 θ に速度 v' で，標的粒子は角度 φ に速度 V' で弾性散乱した場合を考える．

〈エネルギー保存則〉
$$\frac{1}{2}mv^2+0=\frac{1}{2}mv'^2+\frac{1}{2}MV'^2 \tag{1.55}$$

〈運動量保存則〉
$$mv+0=mv'\cos\theta+MV'\cos\varphi \tag{1.56}$$

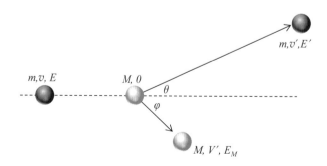

図1.14 弾性散乱の模式図（口絵参照）

$$0+0 = mv'\sin\theta - MV'\sin\varphi \tag{1.57}$$

式（1.55〜1.57）より，入射粒子の衝突前後のエネルギー比E'/E：弾性散乱（elastic scattering）因子は

$$K = E'/E = \left(\frac{m\cos\theta \pm \sqrt{M^2 - m^2\sin^2\theta}}{m+M}\right)^2 \tag{1.58}$$

となる．また，衝突後の標的粒子と衝突前の入射粒子のエネルギー比E_M/E：弾性反跳（elastic recoil）因子は

$$K_r = E_M/E = \frac{4mM}{(m+M)^2}\cos^2\varphi \tag{1.59}$$

となる．

なお，θ方向に散乱される確率$\sigma(\theta)$を与える次式はRutherfordの散乱公式として知られる．

$$\sigma(\theta) = \left(\frac{Zze^2}{4E}\right)^2 \frac{1}{\sin^4\theta/2} \tag{1.60}$$

Mを電子とみると，$m=M$，すなわち入射粒子も電子の場合，$4mM/(m+M)^2=1$より電子にとっては1回の弾性散乱が大部分のエネルギーを失う可能性のある劇的なものである．しかし，$M \gg m$，すなわち重荷電粒子との散乱では$4mM/(m+M)^2 \approx 4(m/M) \ll 1$と，1回の弾性散乱で重荷電粒子の受ける影響は限定的であることがわかる．一方，散乱の結果，標的の原子（核）を電離や励起した場合には非弾性散乱（inelastic scattering）と称される．電離において，入射荷電粒子による直接の電離を一次電離という．電離された電子のうち，入射粒子から十分なエネルギーを与えられた電子は，引き続き，物質中の原子を励起，電離させる．この電離を二次電離（secondary ionization）と呼び，また，二次電離を引き起こす電子をδ線（δ-ray）と呼ぶ．

物質に入射した電子は劇的な散乱を積み重ねた結果，停止に至るまでの飛跡は大きく変化し，時として入射してきた方向へ戻ることがある．この，90°以上の散乱を後方散乱（back scattering）と呼び，放射線計測上問題になることがある．

図1.15のように試料皿に薄いβ線源を設置し，その直上に設置したGM管などで線源強度を測定する場合，試料皿に載せることにより，試料皿で後方散乱した電子が計測されることがある．試料皿がある場合とない場合との計数率の比，後方散乱係数（back scattering factor）は試料皿の原子番号が大きいほど，あるいは試料皿が厚いほど，また電子のエネルギーが高いほど増加することから，補正を行う必要がある．

2.2.2 衝突阻止能

荷電粒子が物質中に付与するエネルギーの大きさdEを単位長さdxで割った値Sを阻止能（stopping power）と呼ぶ．先に述べたように，エネルギー授受の主要なプロセスはクーロ

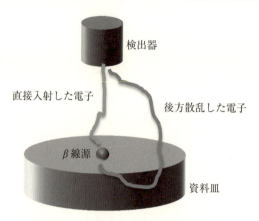

図1.15 後方散乱の模式図（口絵参照）

ン力である．いま，図1.16のように質量m_0の電子の近傍を速度vで電荷zの荷電粒子が通過する場合のクーロン力を考える．

この二者の間に働くクーロン力Fは$e \times ze$に比例する．また，その継続時間は速度vに反比例する．したがってクーロン力による電子の運動量の変化，力積ΔPは

$$\Delta P \sim ze^2 \times \frac{1}{v} = \frac{ze^2}{v} \tag{1.61}$$

ここから，エネルギーの変化量ΔEは

$$\Delta E = \frac{\Delta P^2}{2m_0} \sim \frac{1}{2m_0}\left(\frac{ze^2}{v}\right)^2 = \frac{z^2 e^4}{2m_0 v^2} \tag{1.62}$$

となる．したがってクーロン力に伴う単位長さ当たりのエネルギー損失（線衝突阻止能：linear collision stopping power）S_cは物質中の電子密度をNとして

$$S_c = -\left(\frac{dE}{dx}\right)_c \sim \frac{z^2 e^4}{2m_0 v^2}N \tag{1.63}$$

と表され，$\frac{z^2 e^4}{2m_0 v^2}N$に比例すると見積もることができる（添字cは衝突：collisionを示す）．

BetheとBlochは阻止能について相対論効果や種々の補正項を取り入れた式を提唱した．この式はしばしばBethe-Blochの式（Bethe-Bloch formula）と呼ばれる．入射粒子が電子の場合は以下の式となる．

$$S_c = -\left(\frac{dE}{dx}\right)_c = \frac{2\pi e^4 NZ}{m_0 v^2}\left[\log_e \frac{m_0 v^2 E}{2I^2(1-\beta^2)} - \log_e 2(2\sqrt{1-\beta^2} - 1 + \beta^2) + (1-\beta^2) \right. \\ \left. + \frac{1}{8}(1-\sqrt{1-\beta^2})^2\right] \tag{1.64}$$

v, zeは入射荷電粒子の速度と電荷，N, Zは標的中の原子数密度と標的物質の原子番号，m_0

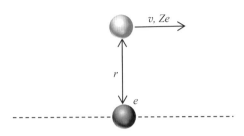

図1.16　クーロン相互作用の模式図（口絵参照）

は電子の静止質量である．Iは平均励起・電離ポテンシャルと呼ばれ，正確には媒質ごとに定められる値であるが，簡便には$I \sim 16Z^{0.9}$ [eV] として見積もることができる．式（1.63）または（1.64）から，衝突阻止能について以下の特徴を指摘することができる．

- 入射粒子の $(z/v)^2$ に比例する
- 非相対論的速度（$v \ll c$）では，v^2 に反比例する．
- 相対論的速度においては，$\gamma = 1/\sqrt{1-\beta^2}$ の増加に伴いゆっくり上昇する
- 物質の電子密度に依存している

Bethe-Blochの式は$\beta > 0.05$の領域で実験とよい一致を示すことが知られている．その概要を図1.17に示す．BCDの範囲が式（1.64）で与えられる範囲で，BCは$1/v^2$に比例して減少する範囲，CDの範囲は$\log_e$の項が効いてきて緩やかに上昇する範囲である．入射粒子の速度が遅くなると，K殻の電子との相互作用の寄与が減少しはじめ，さらに速度が下がるとL殻以上の寄与も減少するため，殻補正（shell correction）と呼ばれる補正項が必要となる．Bより低い速度についてはBetheの式の適用範囲外であり，衝突損失はおおむね入射粒子の速度に比例する．なお，Betheの式についてはほかにも複数の補正項が存在する．たとえば，入射粒子の運動エネルギーが入射粒子の静止エネルギーと同じオーダーか大きいときには，入射粒子が物質中で分極することで，結果的にエネルギー損失の低下が起きる．この効果を補正するものとして密度効果補正（density-effect correction）がある．これら補正項を含めた詳細な阻止能の取り扱いについて，ICRUより以下のレポートが発刊されている．

- ICRU 37　Stopping Poweres for Electrons and Positrons（1984）
- ICRU 49　Stopping Powers and Ranges for Protons and Alpha Particles（1993）

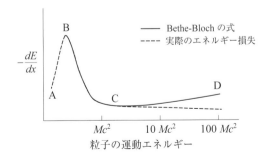

図1.17　粒子のエネルギーとエネルギー損失の関係
（放射線物理と加速器安全の工学，地人書館より転載）

2.2.3 放射阻止能

 荷電粒子がエネルギーを失うもう1つの過程として放射損失がある.荷電粒子が原子核や電子の作る電場の中を運動する場合,軌道や速度の変化を生じて電磁波(制動X線)が放出されることがある.この過程を制動放射(bremsstrahlung)と呼び,制動放射に伴うエネルギー損失を放射損失と呼ぶ.放射損失の確率は荷電粒子の受ける加速度~$(z/m)^2$に比例する(z:電荷,m:質量).

 したがって,放射阻止能は事実上電子以外では問題とならない.逆にいえば電子では無視できない割合で起こる過程であり,これを積極的に応用したものとして,円形の加速器(シンクロトロン)内を走る電子の接線方向に放出される制動放射X線を利用するSpring-8などの放射光利用施設がある.

 単位長さ当たりの放射損失の大きさ(線放射阻止能)は,100 MeV以下の電子についてBethe-Heitlerの式が実験とよい一致を示すことが知られている.添字rを放射(radiative)を示すものとして

$$S_\mathrm{r} = -\left(\frac{dE}{dx}\right)_\mathrm{r} = 4\frac{Nr_0^2 Z(Z+1)(E+m_0c^2)}{137}\left[\log_e \frac{2(E+m_0c^2)}{m_0c^2} - \frac{1}{3}\right] \tag{1.65}$$

で与えられる.ここで,r_0は古典電子半径,Zは物質の原子番号である.

2.2.4 全阻止能

 電子の場合,上述の衝突阻止能,放射阻止能の2つの過程でエネルギーを失う.これらの総和としての全阻止能Sは

$$S = S_\mathrm{c} + S_\mathrm{r} \tag{1.66}$$

となる.

 電子について,S_cとS_rとの比はおおよそ以下のように近似できる.

$$S_\mathrm{c}/S_\mathrm{r} \sim \frac{(T+0.511)Z}{820} \tag{1.67}$$

ここでTは電子の運動エネルギー[MeV],Zは標的の実効原子番号である.このことから,高エネルギーでは放射阻止能が支配的となるが数MeVのエネルギー領域では衝突阻止能のほうが支配的であることがわかる.

 放射阻止能の大きさと衝突阻止能の大きさとがつり合う電子のエネルギーを臨界エネルギー(critical energy)という.標的が高Z材からなる場合には臨界エネルギーは低下する.たとえば水中では臨界エネルギーは約100 MeVであるが,鉛では10 MeVになる.このことから,高エネルギーβ線源を容器に封入して保管した場合,容器が低Z材であれば衝突阻止能が主となるので電子は容器壁で減速され安全に保管することができるが,高Z材の場合には制動放射の割合が増加した結果,制動X線が容器外に漏洩する可能性が高まることになる.特にβ線源が低エネルギーγ線放出も伴っている場合には,容器の選択には注意する必要がある.

また，阻止能Sを物質の密度ρで除したS/ρを質量阻止能（mass stopping power）S_mという．全阻止能同様に質量阻止能もそれぞれの過程に分解して，

$$S/\rho = S_m = S_c/\rho + S_r/\rho \tag{1.68}$$

で与えられる．$S_c/\rho, S_r/\rho$はそれぞれ質量衝突阻止能，質量放射阻止能と呼ばれる．このうち質量衝突阻止能は前述のとおり，物質中の電子との相互作用に強く依存する．密度ρを用いると，電子数密度N_eと密度ρの比は物質の原子番号をZ，質量数をA，アボガドロ数をN_Aとして

$$S_c/\rho \sim N_e/\rho = \frac{Z}{A} N_A \tag{1.69}$$

となる．Z/Aは元素の種類にはあまりよらないことから，質量衝突阻止能は入射粒子種固有の特性を反映した値となる．

2.2.5　飛程

荷電粒子が単位長さ進むときに失うエネルギーが阻止能で与えられるのならば，阻止能を初期エネルギーE_0からエネルギー0まで積分することで，粒子の飛程（range）Rを得ることができる．

$$R = \int_{E_0}^{0} -\frac{dx}{(dE/dx)} \tag{1.70}$$

電子の場合，質量が小さいためにエネルギー損失が小さく，飛程が非常に長くなる．また，2.2.1で述べたように，電子は1回の相互作用でその進路やエネルギーが大きく変化する．換言すれば，100個の同一エネルギーの電子が物質に入射しても，相互作用の状況の違いから，停止する点は広く分布することになる．そのため，電子の飛程を明確に得ることは難しい．

図1.18に示すような電子の透過実験を行うと，強度I_0で放出された電子は厚さtの物質に入射すると散乱の影響を受け，散乱せずに検出器に到達する電子の個数Iは厚さが増すにつれて減少する．また，阻止能を積分して得られるRと比べて電子が到達できる最大の深さtは電子の飛跡が屈曲していることから短くなる．

このことから，放射線計測で評価可能な電子の飛程に関する指標として，電子数の深部変化曲線で直線的に電子数が変化する領域を外挿して得られる点R_eを電子の外挿飛程（extrapolated range）として用いることが多い．

水中では，次式が電子の外挿飛程のよい近似となることが知られている．

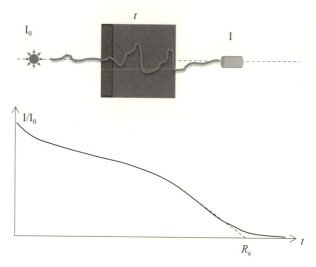

図1.18 電子の飛程分布（口絵参照）

$$R_e = 0.407E^{1.38} \text{[mm]} \quad (0.15 \text{ MeV} < E < 0.8 \text{ MeV}) \tag{1.71}$$

$$R_e = 5.2E - 3.0 \text{[mm]} \quad (5 \sim 50 \text{ MeV}) \tag{1.72}$$

ただし，線源に通常のβ線源を用いた場合には放出されるβ線は連続エネルギー分布であるため，図1.18に示すような深部強度曲線は得られない．一般に低エネルギーの電子ほど散乱・吸収される確率が大きいため，物質入射後は急激な減少を示すが，その後はほぼ一定の割合で減少する．そこで，便宜上nを電子のフルエンスに関する吸収係数として光子の減弱に類似した指数関数によって取り扱うことが可能である．

$$\frac{I}{I_0} = \exp(-nt) \tag{1.73}$$

2.2.6 チェレンコフ効果

　水上をモーターボートが高速で走るとき，水上の波の伝播速度よりもモーターボートの速度が上回るとモーターボートの後方にはホイヘンスの原理に従う波面が形成される．また，高速で飛行するジェット戦闘機や大気圏に突入した隕石はしばしば地上に衝撃波をもたらすことが知られる．これは，物体の移動速度が音速を超えた際に媒質（空気）が急激に圧縮された不連続面が生じ，これが伝播したものである．

　透明な誘電体中に入射した荷電粒子の場合にもこれらに類似した現象が観測されることがある．真空における光速c_0は不変であるが，屈折率nの媒質中では光速cはc_0/nとなる．この媒質中を荷電粒子が速度vで進むとき，$\beta > 1/n$，すなわち

$$v > \frac{c_0}{n} \tag{1.74}$$

のとき、チェレンコフ光 (Cherenkov light) と呼ばれる電磁波が放出される。この現象をチェレンコフ効果 (Cherenkov effect) という。誘電体中の原子は入射荷電粒子の形成した電場によって分極される。荷電粒子が通過した後は元の状態に振動しながら緩和される。この振動の位相が重なって強められた場合、光として観測することができる。

いま、荷電粒子が速度vで誘電体中のdだけ離れた位置$z_1 \sim z_2$を移動したとする。点z_1から角度θに放出された光がL_1に到達するまでの所要時間とこの間を荷電粒子が移動するのに要した時間とが等しいとき、以下の式が成り立つ。

$$\frac{d\cos\theta}{c_0/n} = \frac{d}{v} \tag{1.75}$$

$$\cos\theta = \frac{1}{n\beta} \tag{1.76}$$

$\cos\theta \leq 1$より、$n\beta \geq 1$のときに光が強め合う。この条件を満たす荷電粒子のエネルギーをチェレンコフ効果の臨界エネルギーと呼ぶ。

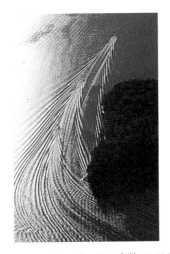

図1.19 モーターボートの水紋（口絵参照）

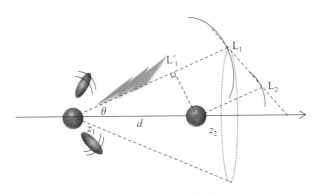

図1.20 チェレンコフ効果の模式図（口絵参照）

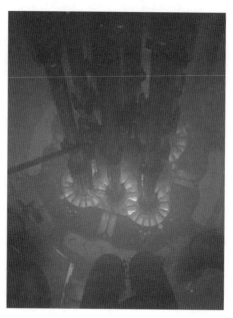

図1.21 原子炉のチェレンコフ光（口絵参照）

媒質の屈折率は放出される光の波長に依存する．水の青色光に対する屈折率nは1.34となり，臨界エネルギーに対応するβは1/1.34〜0.75となる．電子の場合，対応するエネルギーは約250 keVと小さい．このことから，原子炉の燃料棒を入れたプールは核燃料から放出された電子のチェレンコフ光により青く様子が観察されることがある．一方，重荷電粒子の場合には約500 MeV/nのエネルギーが必要となることから観測されるケースは限られる．

荷電粒子の進行方向に垂直に位置検出可能な面状の光検出器を配置すると，媒質が薄い場合には検出器でリング上のチェレンコフ光を観測することができる．媒質の屈折率，および媒質と検出器との距離が既知であれば，リングの半径から$\cos\theta$を知ることで入射荷電粒子のβ，すなわちエネルギーを推定することができる．

2.2.7 電子対消滅

電子の反粒子である陽電子も，物質に入射すると電子とほぼ同様に電離・励起や制動放射をしながら運動エネルギーを物質中で失う．ほとんどの運動エネルギーを失った陽電子は最後に電子と結合して消滅する．この現象を電子対消滅と呼ぶ．この際，解放されるエネルギーは光子（消滅放射線：annihilation radiation）として放出される．電子，陽電子の静止エネルギーに相当する0.511 MeVのエネルギーを持った2つの光子が，運動量保存則を満足するように互いに180°の方向に放出される．まれには電子対消滅の結果3光子が放出されることもある．

2.3 重荷電粒子と物質の相互作用

電子以外のすべての荷電粒子を重荷電粒子と称する．重荷電粒子においても主要な相互作

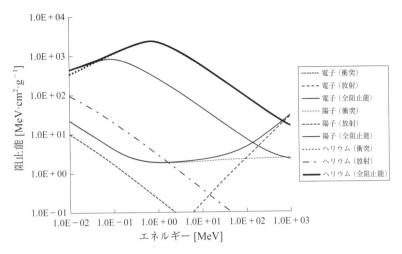

図1.22 種々の粒子の水中阻止能
(http://www.nist.gov/pml/data/star/index.cfm で提供している PSTAR というプログラムを利用して計算した結果より)

用は電子と同様に物質中の電子との間のクーロン力を介した相互作用である．しかし，標的中の電子との相互作用は，たとえば電子と陽子では質量が約2000倍異なることから，積み重ねとしての挙動は少なからず異なる．

2.3.1 阻止能

2.2.3で述べたように，電子以外の荷電粒子では放射阻止能は事実上問題とならない．したがって全阻止能≒衝突阻止能とみなされる．重荷電粒子についての衝突阻止能は次式で与えられる．

$$S_c = -\left(\frac{dE}{dx}\right)_c = \frac{4\pi e^4 z^2}{m_0 v^2} NZ \left[\log_e \frac{2m_0 v^2}{I} - \log_e (1-\beta^2) - \beta^2\right] \tag{1.77}$$

電荷zの入射粒子の速度vが遅くなってくると，入射粒子は媒質内の電子を捕獲して最後には中性に至る．この過程で，入射粒子の有効電荷 (effective charge) z^*は$\hbar$をプランク定義として次の式に従って減少する．

$$z^* = z\left[1 - 1.032 \exp\left(-\frac{\hbar}{e^2 Z^{0.688}} v\right)\right] \tag{1.78}$$

さまざまな重荷電粒子が混在したビームの粒子種を識別する際に用いられるΔE-Eテレスコープ法はこの阻止能の関係を応用したものである．図1.23右のように質量m，速度vの入射重荷電粒子に対して，その中でのエネルギー変化が無視できるほど薄いΔE検出器と，飛程より長い厚さを持ったE検出器とを並べて測定すると，ΔE検出器の出力をdE/dx，E検出器の出力を$E \sim mv^2$と考えることができる．この2つを知ると，阻止能の表式と照らし合わ

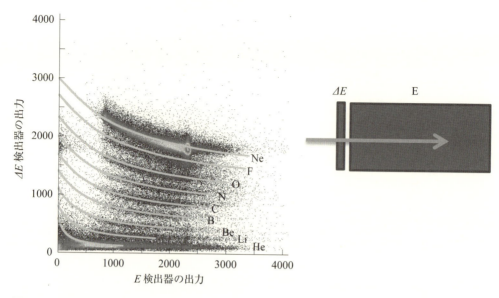

図1.23 阻止能の振る舞いを応用したΔE-Eカウンターテレスコープ法による粒子識別（口絵参照）

せて，

$$\Delta E \sim \frac{mz^2}{E} \tag{1.79}$$

となり，mz^2を入射粒子種の指標として得ることができる．図1.23左は一例としてNe-400 MeV/nのビームを水に入射して生じたフラグメント粒子をΔE-E法で測定し，2次元散布図としてプロットしたもので，粒子の種類が主にはz^2を反映した帯として識別できていることがわかる．

2.3.2 飛程

　電子と異なり，重荷電粒子の場合には1回の散乱での軌道の変化は非常に小さく，多重散乱を積み重ねても飛跡はほぼ直線的である．したがって，式(1.70)で評価される，阻止能の積分として与えられる飛程（これをクーロン相互作用により粒子が連続的に減速されるという意味で，連続減速近似（continuous slowing-down approximation: CSDA），CSDA飛程と呼ぶ）と実際に観測される飛程はよい一致を示す．図1.24は，水中での陽子とα線の実際の飛程とCSDA飛程との比（detour factor）である．1 MeV以下では散乱の影響が無視できないが，それ以上のエネルギー領域ではCSDA飛程はよい精度で実際の飛程を与えることがわかる．

　速度または核子当たりのエネルギーE/mが等しい異種の重荷電粒子の阻止能の間には，相対論を考慮しなくてもよい場合には

$$-\left(\frac{dE}{dx}\right)_{E_1/m_1} = -\left(\frac{dE}{dx}\right)_{E_2/m_2} \cdot \left(\frac{z_1^2}{z_2^2}\right) \tag{1.80}$$

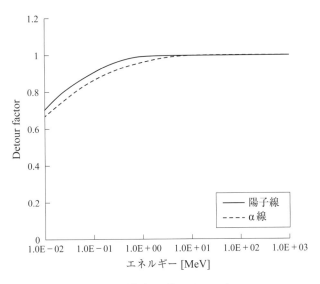

図 1.24 陽子,α線の detour factor
(http://www.nist.gov/pml/data/star/index.cfm で提供している PSTAR というプログラムを利用して計算した結果より)

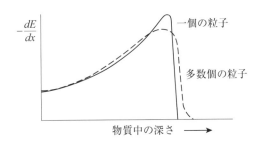

図 1.25 1個の粒子と多数個の粒子の阻止能分布
(Knoll, Radiation Detection and Measurement Third Edition より改変して転載)

のスケーリング関係が近似的に成立する.また同様に,飛程についてもエネルギーEが共通の場合には

$$R_2\left(\frac{m_2}{m_1}E\right)=\left(\frac{z_1}{z_2}\right)^2\left(\frac{m_2}{m_1}\right)R_1(E) \tag{1.81}$$

と近似的にスケーリングされる.すなわち,ある物質中の一つの重荷電粒子の飛程を知ると,同一エネルギー・異種重荷電粒子の飛程を求めることができる.

2.3.3 ストラグリング

電子に比べれば重荷電粒子の1回の相互作用での変化は小さいとはいえ,多数回繰り返した場合の総和はすべての粒子で同一ではなく,図1.25のように揺動を生じる.

この現象をストラグリング(straggling)という.ストラグリングは多重回の相互作用の積み重ねとして現れることから,その統計的性質はガウス分布によく従う.X方向に進む,R [cm] の飛程を持つ質量数Aの重荷電粒子の水中深さxの点における飛程ストラグリング

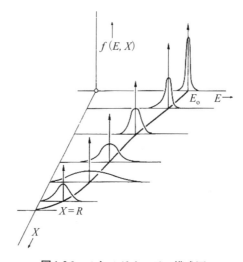

図1.26 ストラグリングの模式図
(Knoll, Radiation Detection and Measurement Third Edition より改変して転載)

(range straggling) $S(x)$ は

$$S(x) = \frac{1}{\sqrt{2\pi}\,\sigma_x} \exp\left[-\frac{(x-R)^2}{2\sigma_x^2}\right] \tag{1.82}$$

$$\sigma_x = 0.012 \frac{R^{0.951}}{\sqrt{A}} \,[\mathrm{cm}] \tag{1.83}$$

でよく再現することができる．このことから，ストラグリングの程度は粒子が重いほど小さいことがわかる．

飛程と同様に，入射粒子は側方へも多重散乱によって分布し，その広がり $S(y)$ は同様に水中において

$$S(y) = \frac{1}{\sqrt{2\pi}\,\sigma_y} \exp\left[-\frac{y^2}{2\sigma_y^2}\right] \tag{1.84}$$

$$\sigma_y = 0.012 \frac{0.0294 R^{0.896}}{z^{0.207} A^{0.396}} \,[\mathrm{cm}] \tag{1.85}$$

で近似することができる．

2.3.4　原子核反応

原子核内に入射した粒子が核内に核内核子の結合エネルギーよりも大きなエネルギーをもたらした場合，電荷，質量数の組合せの異なる原子核が生じる原子核反応 (nuclear reaction) が起こる．核子当たりの結合エネルギーは約8 MeVであり，重荷電粒子についてはこのエネルギーを超えるものを取り扱うことは特殊ではない．入射核のエネルギーが結合エネルギーに比べて十分大きい場合には，入射核，標的核は破砕され，入射核，標的核由来

のフラグメント粒子が生成される．

核反応によって入射重荷電粒子数は次のとおり指数関数的に減少する．

$$\frac{N(x)}{N_0} = \exp\left(-\sum n_i \sigma_i x\right) \quad (1.86)$$

ここでn_iは標的中の原子核iの個数密度，σ_iは入射核と原子核iとの全断面積である．断面積（cross section）とは相互作用の起こる確率を表したもので，原子核同士の場合，A_iを入射原子核の質量数，A_tを標的原子核の質量数，$r_0 = 1.36$ [fm] として

$$\sigma(A_i, A_t) = \pi r_0^2 (A_i^{1/3} + A_t^{1/3} - b_0)^2 \quad (1.87)$$

$$b_0 = 1.581 - 0.876(A_i^{-1/3} + A_t^{-1/3}) \quad (1.88)$$

と近似することができる．このことから，原子核同士の核反応の確率はほぼ原子核同士のみかけの大きさで決まることがわかる．

電子の場合もエネルギーが十分高ければ原子核反応を生じることがあるが，その多くは電子が原子核近傍で起こした制動放射で発生した光子が原子核に吸収されることによる，光核反応（photonuclear reacrion）を介した形態をとる．

（松藤成弘）

2.4 中性子と物質の相互作用

中性子は電荷を持たないため，軌道電子および原子核のクーロン力の影響を受けない．直接，原子核と弾性散乱，非弾性散乱を起こしながら，エネルギーを消費する．エネルギーが小さくなり速度が遅くなると核に捕獲・吸収され，引き続きさまざまな核反応を起こす．中性子と物質との相互作用は複雑であり，相互作用を起こす核種だけでなく，中性子のエネルギーにも大きく依存する．

2.4.1 中性子の分類

中性子にはいくつかの分類の仕方がある．単純な運動エネルギーによる分類では，エネルギー0.5 eVまでを低速中性子，0.5 eVから100 keVまでを中速中性子，100 keVから10 MeVまでを高速中性子（fast neutron）あるいは速中性子，10 MeV以上を超高速中性子と分類されることが一般的である．

目的や用途によっては，速度5 m/s以下の中性子を超冷中性子，0.01 eV以下あるいは-250℃以下のマクスウェル分布（Maxwell distribution）に従うものを冷中性子，常温（室温20℃）近傍のマクスウェル分布に従うものを熱中性子（thermal neutron），熱中性子よりも上のエネルギーという意味の熱外中性子（epi-thermal neutron, 通常0.5 eV～100 keV）と，特別な名称を用いることもある．図1.27に中性子のエネルギーと分類を示す．

熱中性子の速度分布は熱平衡状態になったときの分布，マクスウェル分布に従う．速さvと$v+dv$の間に存在する中性子の数を$N(v)$とすると，絶対温度Tのマクスウェル分布では

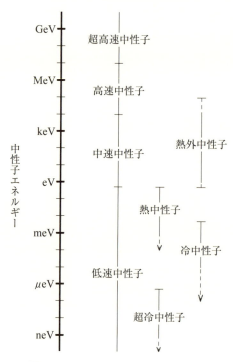

図1.27 中性子のエネルギーと分類

下式に従う.

$$N(v) = 4\pi n (m/2\pi kT)^{3/2} v^2 \exp(-mv^2/2kT) \tag{1.89}$$

ここで, n は粒子密度, m は中性子の質量, k はボルツマン定数である.
最確速さ v_T は, 下式で表される.

$$v_T = (2kT/m)^{1/2} \tag{1.90}$$

そして, 最確速さを持つ熱中性子の運動エネルギー E_T は, 下式で表される.

$$E_T = \frac{1}{2} m v_T^2 = kT \tag{1.91}$$

常温（室温20℃）においては、最確速さは 2,200 m/s となり, そのときの運動エネルギーは 0.025 eV となる.

2.4.2 中性子による原子核反応

熱外中性子や高速中性子は, 主に, 弾性散乱 (elastic scattering) によりエネルギーを失い, 減速 (moderation) される. 弾性散乱は, 一般に, (n, n) と表記される. ここで, n は中性子を表す. 失われた中性子のエネルギーは原子核に与えられ, 原子核は反跳 (recoil) される. すなわち, 入射中性子の運動エネルギーは, 原子核の反跳エネルギーと中性子の散乱エネルギーに分配される.

図1.28は中性子と原子核の弾性散乱を模式的に示したものである. 運動量保存則とエネ

第1章 放射線計測に関する量と単位・物質との相互作用

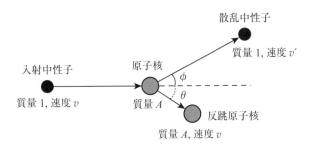

図1.28 中性子と原子核の弾性散乱の模式図

ルギー保存則より，運動エネルギー E_0 の中性子の衝突による質量数 A の原子核の反跳エネルギー E_R は，下式で表される．

$$E_R = E_0[4A/(A+1)^2]\cos^2\theta \tag{1.92}$$

原子核が小さいと反跳エネルギーが大きい．すなわち，質量数が小さい原子核ほど減速効果が大きい．中性子と質量が等しい水素原子核すなわち陽子の場合，中性子の運動エネルギーのほとんどが陽子に与えられ，中性子がその場で停止する可能性もある．反跳された陽子は周囲にエネルギーを付与しながら，最終的には停止する．

速中性子線治療（fast neutron therapy: FNT）[1]では，数MeVから数十MeVの高速中性子の弾性散乱によるエネルギー付与を利用している．ホウ素中性子捕捉療法（boron neutron capture therapy: BNCT）[2]でも弾性散乱を利用するが，反跳陽子によるエネルギー付与に期待するわけではなく，熱外中性子の熱中性子への減速のために用いている．

500 keV程度よりも高エネルギーの高速中性子では，非弾性散乱（inelastic scattering）が起こる可能性がある．非弾性散乱は（n, n'）と表記されることが多い．ここで，n'は非弾性散乱後に放出された中性子を表す．非弾性散乱では，衝突した中性子の運動エネルギーの一部が，原子核に吸収され，その原子核が励起状態になる．したがって，非弾性散乱後に放出された中性子の運動エネルギーは，励起に使われた分だけ小さくなっている．なお，励起された原子核はγ線などを放出して安定状態に遷移する．

500 keVを超える高速中性子では，核種によっては，非弾性散乱以外に，入射中性子が吸収（absorption）された後，陽子，α粒子等の粒子やγ線が放出される反応も起こりうる．一般に，陽子を放出するものは（n, p）反応，α粒子を放出するものは（n, α）反応，γ線を放出するものは（n, γ）反応と呼ばれている．なお，（n, γ）反応は放射捕獲（radiative capture）とも呼ばれる．

さらに，10 MeV以上の超高速中性子になると，（n, p）反応や（n, α）反応のほかに，（n, 2n）反応，（n, np）反応，（n, 2p）反応など，2個以上の粒子を放出する反応が可能となる．

エネルギー1 eV～1 MeVの中性子，すなわち，熱外中性子や低エネルギーの高速中性子では，核種によっては，ある特定のエネルギーで著しく大きな反応断面積のピークを示す．多数のピークが存在し，それらが大きな凹凸を繰り返す場合が多い．このピークは，共鳴（resonance）ピークと呼ばれている．これは，中性子のエネルギーが複合核の励起準位と一致したとき，すなわち共鳴したときに核反応が起こりやすくなることを示している．

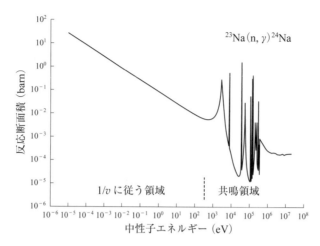

図1.29 ^{23}Na(n, γ) ^{24}Naの反応断面積のエネルギー依存性

一例として，図1.29に，^{23}Na(n, γ) ^{24}Naの反応断面積のエネルギー依存性を示す[3]．エネルギー1 keV～1 MeVで多数の共鳴ピークが存在する共鳴領域がみられる．

低速となり止まりかけた中性子は，原子核に捕獲・吸収されやすくなる．捕獲により原子核を励起させるが，その励起状態のエネルギーは中性子や陽子などの核子を放出するほど高くはなく，γ線を放出して基底状態に戻ることが多い．このように，低エネルギーの中性子でも，(n, γ) 反応が起こりうる．

特に，熱中性子は (n, γ) 反応が起こりやすい．熱中性子から熱外中性子のエネルギー領域では，(n, γ) 反応断面積は，エネルギーの1/2乗，すなわち速度に逆比例する．これは$1/v$則（inverse v law）と呼ばれている．図1.29に示した^{23}Na(n, γ) ^{24}Naの反応断面積は，500 eVより低いエネルギーで$1/v$則に従っていることがわかる．

例外ではあるが，低エネルギーの中性子でも，(n, p) 反応や (n, α) 反応を起こす核種がある．(n, p) 反応の例としては，^{14}N(n, p) ^{14}Cが挙げられる．生体への中性子によるエネルギー付与を考える場合，この反応は重要である．(n, α) 反応の例としては，^{6}Li(n, α) ^{3}Hや^{10}B(n, α) ^{7}Liが挙げられる．BNCTでは，熱中性子と^{10}Bとの (n, α) 反応によるエネルギー付与を利用している．これらの (n, p) 反応や (n, α) 反応も，$1/v$則に従っている．

ほかに，中性子と物質との相互作用としては，核分裂（fission）がある．核分裂では，重い原子核が中性子を吸収した後，分裂して二つ以上のより軽い原子核と，複数の中性子が生成される．核分裂は (n, f) とも表記される．ここで，fは核分裂で生成される軽い原子核，核分裂生成物（fission products）を意味する．^{235}Uや^{239}Pu等は熱中性子を吸収して核分裂を起こす．一方，^{238}U等は高速中性子を吸収して核分裂を起こす．

2.4.3 エネルギー付与

中性子による物質へのエネルギー付与は，カーマ（kinetic energy released in materials: kerma）を用いて表される．カーマKは，物質中で中性子の相互作用により生じたすべての荷電粒子の初期運動エネルギーの和dE_{tr}を，物質の質量dmで割った商として定義されている．

$$K = dE_{tr}/dm \tag{1.93}$$

カーマの単位は，SI単位でJ/kg，特別単位でGy，と吸収線量と同じ単位が用いられる．電離および励起に起因する衝突カーマ（collision kerma）K_c と，制動放射に起因する放射カーマ（radiative kerma）K_r に分けられる．

カーマ K は中性子エネルギーフルエンス Ψ と質量エネルギー転移係数（μ_{tr}/ρ）の積として算出される．

$$K = \Psi(\mu_{tr}/\rho) \tag{1.94}$$

衝突カーマ K_c は中性子エネルギーフルエンス Ψ と質量エネルギー吸収係数（μ_{en}/ρ）の積として算出される．

$$K_c = \Psi(\mu_{en}/\rho) \tag{1.95}$$

制動放射が無視でき，かつ，二次電子平衡が成立している条件では，カーマ，衝突カーマ，そして，吸収線量は等しくなる．

中性子フルエンスを ϕ，中性子エネルギーを E とすると，$\Psi = \phi \times E$ となり，衝突カーマ K_c は以下のように表すこともできる．

$$K_c = \phi \times E(\mu_{en}/\rho) = k\phi \tag{1.96}$$

ここで，$k = E(\mu_{en}/\rho)$ はカーマ係数（kerma factor）と呼ばれる因子である．さまざまな核種に対する中性子カーマ係数は，引用文献4）などに示されている．

生体組織は，主に，水素，炭素，窒素，酸素により構成されている．これらの元素と中性子との核反応により生成された陽子やα粒子などの荷電粒子および反跳原子核（recoil nucleus）が，直接電離作用を起こし，生体組織にエネルギーを付与する．なお，（n, γ）反応により生成されるγ線もエネルギー付与の一役を担うが，これはカーマに含めずに別に評価する．

表1.1に，生体中での中性子線量付与に関する主な反応を示す．熱中性子等の低エネルギー中性子では，^{1}H(n, γ)^{2}H により二次γ線が生じる．また，^{14}N(n, p)^{14}C により陽子が生じる．高速中性子では，^{1}H(n, n)^{1}H による反跳陽子（recoil proton），炭素，窒素，酸素の（n, p）および（n, α）反応による陽子およびα粒子，などが生じる．

表1.1　生体中での中性子線量付与に関連する主な反応

反応	反応を起こす中性子	生成粒子・放射線
^{1}H(n, γ) ^{2}H	熱中性子	γ線
^{14}N(n, p) ^{14}C	熱中性子	陽子
^{1}H(n, n) ^{1}H	高速中性子	陽子
^{12}C(n, α) ^{9}Be	高速中性子	α粒子
^{16}O(n, α) ^{13}C	高速中性子	α粒子

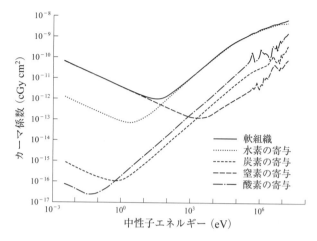

図1.30 軟組織に対する中性子カーマ係数のエネルギー依存性

図1.30に，軟組織に対する中性子カーマ係数のエネルギー依存性を示す[4]．ここで，軟組織の組成は，質量比で水素：炭素：窒素：酸素＝11％：13％：3％：73％と仮定した．図中には，水素，炭素，窒素，酸素，それぞれによる寄与も示す．

熱中性子領域では，窒素による寄与がほとんどであることがわかる．これは $^{14}N(n, p)^{14}C$ 反応により生じる陽子によるものである．一方，高速中性子領域では，水素による寄与がほとんどである．これは水素の弾性散乱により反跳された陽子の寄与がほとんどである．

（櫻井良憲）

第1章の文献

第1節～第2節第1項
参考文献
- Heitler W.: Quantum Theory of Radiation, 1954, Oxford, 輻射の量子論（吉岡書店） 光子と物質の相互作用に関する古典で，物理的説明が詳しい．記述はやや古く，クライン-仁科の式の計算は，途中一部省略してある．Doverの復刻版あり．
- Evans R D: The Atomic Nucleus, 1955, R. E. Krieger 900ページを超える原子核物理学の古典で，詳細で丁寧な説明がある．いくつかの有名な図が含まれており，現在でも多くの教科書に引用されている．
- Anderson D W.: Absorption of Ionizing Radiation, 1984, University Park Press 放射線と物質との相互作用に関する非常に明快な解説で，推奨に値する．
- Dyson N A.: X-rays in Atomic and Nuclear Physics, 1990, Cambridge University Press, 2nd ed. 低エネルギーの診断X線領域に関して詳細な解説がある．

第2節第4項
参考文献
- 武田充司，仁科浩二郎共訳：ラマーシュ，原子炉の初頭理論，上巻．1974, 吉岡書店，京都
- 森内和之，高田信久共訳：グリーニング，放射線量計測の基礎．1988, 地人書館，東京

引用文献
1) Griffin TW: Crit. Rev. Oncol. Hemat. **13**: 17, 1992
2) Locher GL: Am. J. Roentgenol. **36**: 1, 1936
3) Shibata K, et al.: J. Nucl. Sci. Technol. **39**: 1125, 2002
4) Caswell RS, et al.: Radiat. Res. **83**: 217, 1980

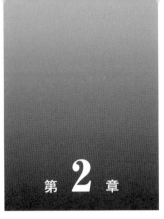

第2章
放射線検出器の一般的性質・計数の統計

放射線によるさまざまな現象は偶然的に発生し，その事象は統計的ゆらぎを含む場合が多い．放射性同位元素の崩壊や，放射線と物質の相互作用は量子力学に支配される確率現象を示す．これらの現象を取り扱うためには確率・統計の知識が必要になる．

第1節 測定データの特性の表し方

ある放射性同位元素試料から放射される放射線の計数測定を，線源と検出器の位置と計数を記録する時間を固定してN回実施する．N回の測定で，$x_1, x_2, x_3, \ldots, x_i, \ldots, x_N$の$N$個の実験値が得られる．このとき，ある実験値$x_i$は整数であり，実験平均値$\bar{x}_e$は

$$\bar{x}_e = \frac{\sum_{i=1}^{N} x_i}{N} \tag{2.1}$$

で与えられる．ある実験値xと同じ値をとる回数$f(x)$を頻度（frequency）と呼び，

$$\sum_{x=0}^{\infty} f(x) = N, \quad \sum_{x=0}^{\infty} x f(x) = \sum_{i=1}^{N} x_i \tag{2.2}$$

の関係がある．実験値xの頻度を測定回数Nで規格化した$F(x) = f(x)/N$を頻度分布関数（frequency distribution function）と呼ぶ．$F(x)$は

$$\sum_{x=0}^{\infty} F(x) = 1 \tag{2.3}$$

となる．頻度分布関数を用いると実験平均値は

$$\bar{x}_e = \sum_{x=0}^{\infty} x F(x) \tag{2.4}$$

となる．ある測定値x_iと実験平均値$\bar{x}_e$との差を残差（residual）と呼び，

$$d_i = x_i - \bar{x}_e \tag{2.5}$$

とすると，

$$\sum_{i=1}^{N} d_i = 0 \tag{2.6}$$

となる．

いま，ある測定値x_iの真の平均値$\bar{x}$からの差を偏差（deviation）と呼び，

$$\varepsilon_i = x_i - \overline{x} \tag{2.7}$$

とする．式 (2.5) が「実験値の実験平均値からのずれ」を表すのに対し，式 (2.7) の偏差は「実験値の真の平均値からのずれ」を表す．このとき，偏差の二乗平均を標本分散（sample variance）と呼び，次のように定義する．

$$s^2 = \overline{\varepsilon^2} = \frac{1}{N}\sum_{i=1}^{N}(x_i - \overline{x})^2 \tag{2.8}$$

標本分散は，測定データのばらつきの度合いを表す指数である．しかしながら，測定回数を無限回としない限り，真の平均値 $\overline{x}$ を得ることができない．そこで，実験により得られた実験平均値 $\overline{x}_e$ で定義される残差 d_i を用いて標本分散を評価する必要がある．このときの分散は，

$$s^2 = \frac{1}{N-1}\sum_{i=1}^{N}(x_i - \overline{x}_e)^2 \tag{2.9}$$

で与えられる．式 (2.8) では偏差の二乗の和を N で除しているのに対し，式 (2.9) では残差の二乗の和を $N-1$ で除している。これは，実験平均値 $\overline{x}_e$ と真の平均値 $\overline{x}$ が厳密には異なることによる。測定回数 N の値が十分に大きくなれば，式 (2.8) と式 (2.9) の違いは無視できる．つまり，測定回数 N の値が十分に大きくなれば，実験平均値 $\overline{x}_e$ を真の平均値 $\overline{x}$ と考えてよい．

標本分散 s^2 は $(x_i - \overline{x}_e)^2$ の平均値なので，頻度分布関数 $F(x)$ を使うと次のようになる．

$$s^2 = \sum_{x=0}^{\infty}(x_i - \overline{x}_e)^2 F(x) \tag{2.10}$$

式 (2.10) を展開すると，

$$s^2 = \overline{x^2} - (\overline{x})^2 \tag{2.11}$$

の関係を得る．

第 2 節　統計モデル

ある条件の下において，測定を多数回繰り返すときに得られる結果を表示する分布関数を求めることができる．いま，与えられた回数の試行を行ったときに，成功した回数を数えるような測定を実施する．この測定の1回ごとの試行は，成功か不成功のどちらかの結果しか得られない，つまり，二者択一型試行であり，個々の試行における成功の確率はすべて等しく一定とする．たとえば，サイコロ振りの試行で，サイコロの目が6のときを成功とすると，

成功の確率は1/6である．また，時間間隔tごとに，壊変定数λの放射性同位元素から放射される放射線を計数する試行の場合，tの後にその放射性同位元素が存在する確率は$e^{-\lambda t}$であるので，放射線を放射する確率は$1-e^{-\lambda t}$となる．以後，試行が成功する確率をpとする．

ここでは，「2項分布（binomial distribution）」「ポアソン分布（Poisson distribution）」「ガウス分布（Gauss dictribution）」の3種類の統計モデルについて説明する．

2.1　2項分布

1個のコインを投げて地面に落ちたとき，表が上になる確率は50％であり，裏が上になる確率も50％である．このことは，N回のコイン投げを行ったとき，回数Nの増加とともに表あるいは裏が上になる回数が，それぞれ，$N/2$に漸近することを意味する．ここで，50％の確率は，1回のコイン投げにおいて表が上になるかどうかを決定するのではなく，コイン投げを多数回行ったときに表が上になる回数の期待値を与えるということに注意すべきである．

2個のコインを同時に投げたときに上になるのは，2個のコインとも表の場合，2個のコインとも裏の場合，表裏の場合，裏表の場合の4通りである．したがって，4通りの中のどれか1つの場合になる確率は1/4，または25％である．たとえば，2個のコインとも表が上になる確率は1/4，どちらか1個のコインは表が上になり，もう1個のコインは裏が上になる確率は1/2である．この例は，1個のコインを2回続けて投げて，表が2回続けて上になる場合，表と裏が1回ずつ上になる場合の確率と同じである．

n個のコインを同時に投げたときにx個のコインが上になる場合，または，1個のコインをn回続けて投げたときに，コインが上になるのがx回の場合について考えよう．当然ながらnとxは0または正の整数である．n個のコインを同時に投げて地面に落ちたときに，n個のそれぞれのコインが表あるいは裏が上になる場合は2^n通りある．それぞれの場合は等しく起こりうるので，ある特定の場合になる確率は$1/2^n$である．x個のコインが上になる確率は$(1/2)^x$で，残りの$n-x$個のコインが裏になる確率は$(1/2)^{n-x}$であるので，x個のコインが上になり$n-x$個のコインが裏になる1つの場合を特定すると，その確率は$(1/2)^x(1/2)^{n-x}=1/2^n$となる．一方，個々のコインは同等で区別できないときには，n個のコインからx個のコインを選ぶ組合せは

$$C(n,x)=\frac{n!}{(n-x)!x!} \tag{2.12}$$

となる．したがって，x個のコインが上になり$n-x$個のコインが裏になる場合の数は式(2.12)で与えられることになるので，n個のコインを同時に投げたときにx個のコインが上になる確率は，

$$P(x)=\frac{n!}{(n-x)!x!}\frac{1}{2^n} \tag{2.13}$$

となる．

一般的には，成功する確率がpの試行をn回実施するとき，x回成功する確率は次の式で与えられる．

$$P_B(x;n,p) = \frac{n!}{(n-x)!x!} p^x (1-p)^{n-x} \tag{2.14}$$

ここで，$P_B(x;n,p)$は2項分布における確率分布関数である．ただし，$n-x$回は試行を失敗し，失敗する確率は$q=1-p$であることに注意する必要がある．

式(2.4)の頻度分布関数を確率分布関数と考えると，2項分布の平均値μは，

$$\mu = \sum_{x=0}^{n} \left[x \frac{n!}{(n-x)!x!} p^x (1-p)^{n-x} \right] = np \tag{2.15}$$

となる．ここで，成功する確率がpの試行をn回実施する実験を多数回繰り返してとき，成功する回数xの平均値$\bar{x}_e$が実験回数とともにμに漸近する．

同様に，2項分布の分散σ^2は式(2.10)の頻度分布関数を確率分布関数と考えると，

$$\sigma^2 = \sum_{x=0}^{n} \left[(x-\mu)^2 \frac{n!}{(n-x)!x!} p^x (1-p)^{n-x} \right] = np(1-p) \tag{2.16}$$

となる．

例として，10個のコインを一度に投げる実験を考えよう．1回の実験で表が上になる個数をxとする．コインの数$n=10$，1個のコインの表が上になる確率は$p=1/2$なので，式(2.14)より確率分布関数は

$$P_B\left(x;10,\frac{1}{2}\right) = \frac{10!}{(10-x)!x!} \left(\frac{1}{2}\right)^{10} \tag{2.17}$$

となる．式(2.15)より平均値は$\mu=5$で，式(2.16)より分散と標準偏差は，それぞれ，$\sigma^2=2.5$，$\sigma=\sqrt{2.5}=1.58$となる．このときの確率分布関数，平均値および標準偏差の関係を図2.1に示す．図に示されるように，成功と失敗の確率が等しい場合は，平均値に対して対称な確

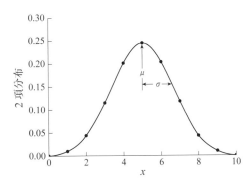

図2.1 確率$p=1/2$，平均値$\mu=5$のときの2項分布

(Bevington PR, et al., Data reduction and error analysis for the physical sciences, third edition, 2003, McGraw-Hill, New Yorkより転載)

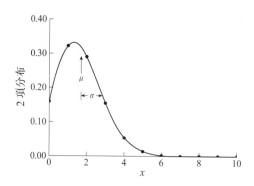

図2.2 確率 $p=1/6$, 平均値 $\mu=1.67$ のときの2項分布
(Bevington PR, et al., Data reduction and error analysis for the physical sciences, third edition, 2003, McGraw-Hill, New York より転載)

率分布となる．

次の例として，10個のサイコロを一度に振る実験を考えよう．1回の実験で3の目が上になる個数をxとする．1個のサイコロの3の目が上になる確率は$p=1/6$である．サイコロの個数は$n=10$であるので，このときの確率分布関数は式 (2.14) より

$$P_B\left(x; 10, \frac{1}{6}\right) = \frac{10!}{(10-x)! x!} \left(\frac{1}{6}\right)^x \left(\frac{5}{6}\right)^{10-x} \tag{2.18}$$

となる．式 (2.15) より平均値は $\mu=10/6=1.67$ で，式 (2.16) より標準偏差は $\sigma=\sqrt{10(1/6)(5/6)}=1.18$ となる．このときの確率分布関数，平均値および標準偏差の関係を図2.2に示す．図に示されるように，成功と失敗の確率が等しくない場合は，平均値に対して非対称な確率分布となる．この図より，1個のサイコロの3の目が上になる場合が最も起こりやすいことがわかる．

2.2 ポアソン分布

2項分布 $P_B(x; n, p)$ において，成功する確率が $p \ll 1$ であり，試行回数nを無限に大きくしたときに成功する回数の平均値 $\mu=np$ が一定値をとる場合を考えよう．このとき，式 (2.14) から

$$P_B(x; n, p) = \frac{1}{x!} \frac{n!}{(n-x)!} p^x (1-p)^{-x} (1-p)^n \tag{2.19}$$

となる．式 (2.19) 右辺第2項を展開すると

$$\frac{n!}{(n-x)!} = n(n-1)(n-2)\cdots(n-x-2)(n-x-1) \tag{2.20}$$

であり右辺はx個の項の積である．$p \ll 1$ であるので，確率分布が有効な値を持つのは，成功する回数xが成功する回数の平均値μ付近となるときである．したがって，$x \ll n$ となるので，

式 (2.20) の右辺は n^x となるので，式 (2.19) は

$$P_B(x;n,p) = \frac{1}{x!} n^x p^x (1-p)^{-x} (1-p)^n = \frac{1}{x!} \mu^x (1+px)(1-p)^{\frac{\mu}{n}} \tag{2.21}$$

となる．成功する確率 p を 0 に近づけると，

$$\lim_{p \to 0} \left\{ (1-p)^{\frac{1}{p}} \right\}^\mu = \left(\frac{1}{e}\right)^\mu = e^{-\mu} \tag{2.22}$$

であるので，

$$\lim_{p \to 0} P_B(x;n,p) = P_P(x;\mu) = \frac{\mu^x}{x!} e^{-\mu} \tag{2.23}$$

を得る．式 (2.23) の確率分布はポアソン分布 $P_P(x;\mu)$ と呼ばれる．ポアソン分布は，$p \ll 1$ の場合について 2 項分布を近似した分布であるので，分布曲線は図 2.2 に示すように平均値 μ に対して非対称となる．$P_P(x;\mu)$ は，$x=0$ で 0 の値をとらず，$x<0$ に対しては適用できない．

　ポアソン分布は，観測される事象の数が起こりうる事象数と比較して小さい場合に適用される．ある与えられた時間間隔 t において，一つひとつの事象がランダムに発生する場合を考えよう．ランダムに発生する一つひとつの事象が発生する時間間隔について，一定の時間間隔ごとに平均をとると平均値 τ になるとする．つまり，時間間隔 t における事象発生回数の平均値は $\mu = t/\tau$ となる．このとき，時間間隔 t において，発生する事象数が x である確率は，

$$P_P(x;\mu) = P_P\left(x;\frac{t}{\tau}\right) = \left(\frac{t}{\tau}\right)^x \frac{e^{-t/\tau}}{x!} \tag{2.24}$$

となる．
　また，ポアソン分布で事象を観測する回数が 0 から無限大までの確率の和をとると

$$\sum_{x=0}^{\infty} P_P(x;\mu) = \sum_{x=0}^{\infty} \frac{\mu^x}{x!} e^{-\mu} = e^{-\mu} \sum_{x=0}^{\infty} \frac{\mu^x}{x!} = e^{-\mu} e^{\mu} = 1 \tag{2.25}$$

となり，全確率が 1 になることがわかる．
　ポアソン分布に従う事象を観測する回数 x の平均値 $\bar{x}$ が μ となることを次のように確認することができる．

$$\bar{x} = \sum_{x=0}^{\infty} \left(x \frac{\mu^x}{x!} e^{-\mu} \right) = \mu e^{-\mu} \sum_{x=1}^{\infty} \frac{\mu^{x-1}}{(x-1)!} = \mu e^{-\mu} \sum_{y=0}^{\infty} \frac{\mu^y}{y!} = \mu e^{-\mu} e^{\mu} = \mu \tag{2.26}$$

ポアソン分布の分散 σ^2 を計算すると

$$\sigma^2 = \sum_{x=0}^{\infty}\left((x-\mu)^2 \frac{\mu^x}{x!} e^{-\mu}\right) = \sum_{x=0}^{\infty}\left((x^2 - 2x\mu + \mu^2)\frac{\mu^x}{x!}e^{-\mu}\right)$$

$$= \sum_{x=0}^{\infty}\left(x^2 \frac{\mu^x}{x!} e^{-\mu}\right) - 2\mu \sum_{x=0}^{\infty}\left(x \frac{\mu^x}{x!} e^{-\mu}\right) + \mu^2 \sum_{x=0}^{\infty}\left(\frac{\mu^x}{x!} e^{-\mu}\right)$$

$$= \sum_{x=0}^{\infty}\left(x^2 \frac{\mu^x}{x!} e^{-\mu}\right) - 2\mu \cdot \mu + \mu^2 \cdot 1 = \sum_{x=0}^{\infty}\left(x^2 \frac{\mu^x}{x!} e^{-\mu}\right) - \mu^2 = \sum_{x=0}^{\infty}\left(x \frac{\mu^x}{(x-1)!} e^{-\mu}\right) - \mu^2 \quad (2.27)$$

$$= \mu e^{-\mu} \sum_{x=0}^{\infty}\left(\frac{x-1+1}{(x-1)!}\mu^{x-1}\right) - \mu^2 = \mu e^{-\mu} \sum_{x=0}^{\infty}\left(\frac{1}{(x-2)!}\mu^{x-1} + \frac{1}{(x-1)!}\mu^{x-1}\right) - \mu^2$$

$$= \mu e^{-\mu}\left(\mu \sum_{x=2}^{\infty}\frac{\mu^{x-2}}{(x-2)!} + \sum_{x=1}^{\infty}\frac{\mu^{x-1}}{(x-1)!}\right) - \mu^2 = \mu e^{-\mu}\mu e^{\mu} + \mu e^{-\mu}e^{\mu} - \mu^2 = \mu$$

となり，平均値μに等しくなる．また，ポアソン分布の標準偏差は$\sigma = \sqrt{\mu}$となる．

　例として，2秒間のバックグラウド計数を100回測定した結果を図2.3のヒストグラムに示す．図2.3の横軸は2秒間の計数値で縦軸はその計数値が得られた回数である．測定結果より2秒間の計数の平均値と標準偏差は，それぞれ$\mu=1.69$および$\sigma=\sqrt{1.69}=1.30$となり，式（2.23）で計算したポアソン分布を図中の曲線で示す．一方，15秒間のバックグラウド計数を60回測定した結果を図2.4のヒストグラムに示す．図2.4の横軸は15秒間の計数値で縦軸はその計数値が得られた回数である．測定結果より15秒間の計数の平均値と標準偏差は，それぞれ$\mu=11.48$および$\sigma=\sqrt{11.48}=3.17$となり，式（2.23）で計算したポアソン分布を図中の曲線で示す．

　図2.4の平均値μのポアソン分布において，15秒間の計数値がx_1とx_2の間になる確率を$S_P(x_1, x_2; \mu)$とすると，式（2.23）を使って

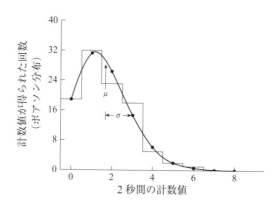

図2.3　2秒間のバックグラウド計数を100回測定した結果のヒストグラム
実線は平均値$\mu=1.69$のポアソン分布．（Bevington PR, et al., Data reduction and error analysis for the physical sciences, third edition, 2003, McGraw-Hill, New York より転載）

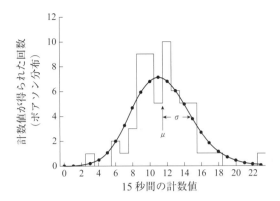

図2.4 15秒間のバックグラウド計数を60回測定した結果のヒストグラム
実線は平均値$\mu = 11.48$のポアソン分布.（Bevington PR, et al., Data reduction and error analysis for the physical sciences, third edition, 2003, McGraw-Hill, New Yorkより転載）

$$S_P(x_1, x_2; \mu) = \sum_{x=x_1}^{x_2} P_P(x; \mu) = e^{-\mu} \sum_{x=x_1}^{x_2} \frac{\mu^x}{x!} \tag{2.28}$$

となる．さらに，15秒間の計数値がnまたはそれ以上である確率は

$$S_P(n, \infty; \mu) = \sum_{x=n}^{\infty} P_P(x; \mu) = 1 - \sum_{x=0}^{n-1} P_P(x; \mu) = 1 - e^{-\mu} \sum_{x=0}^{n-1} \frac{\mu^x}{x!} \tag{2.29}$$

となる．図2.4では，15秒間の計数の平均値は$\mu = 11.48$であるが，1回の測定において計数値23であった．1回の測定で計数が23あるいはそれ以上である確率は式（2.29）より約0.0018となる．60回の測定で，少なくとも1回の測定の計数が23あるいはそれ以上である確率は，$(1-0.0018)^{60} = 0.10$つまり，10％となる．

2.3 ガウス分布（正規分布）

図2.3と図2.4を比較するとわかるように，平均値μの増加とともに，ポアソン分布曲線は平均値について対称に近づく．平均値μがほぼ20を超えると平均値について対称なガウス分布（正規分布）で近似することができる．ガウス分布は，成功する確率がpの試行を，pを一定にしたまま実施する回数nを無限にしたときの2項分布の極限として導出することができる．

いま，表に非常に小さい数ε，裏に0と書かれたコインをn回投げ上げ，上を向いたコインに書かれた数字を足し合わせxとする．k回表が出たときは$x = k\varepsilon$となる．k回表が出る確率を2項分布で求めると

$$P_B\left(k; n, \frac{1}{2}\right) = \frac{n!}{(n-k)!k!}\left(\frac{1}{2}\right)^n \tag{2.30}$$

となる．ここで，コイン投げの回数nを非常に大きな数とすると，kもn程度の大きさの数

（平均すると $n/2$）になる．ε は非常に小さい数であるが，$1/n$ 程度の大きさとする．$x=k\varepsilon$ の確率分布は当然ながら式（2.30）の2項分布に比例する．ただし，k は非常に大きな整数で離散的な分布となるが，x は連続分布と考えてよい．したがって，n 回のコイン投げで x を得る確率分布関数を $f(x)$ とすると，

$$f(x)dx \propto P_B\left(k;n,\frac{1}{2}\right) = \frac{n!}{(n-k)!k!}\left(\frac{1}{2}\right)^n \tag{2.31}$$

となる．表が $k+1$ 回上になったときは，$x+\varepsilon$ となる確率分布であるので

$$f(x+\varepsilon)dx \propto P_B\left(k+1;n,\frac{1}{2}\right) = \frac{n!}{(n-k-1)!(k+1)!}\left(\frac{1}{2}\right)^n \tag{2.32}$$

となる．式（2.31）と式（2.32）より

$$\frac{f(x+\varepsilon)}{f(x)} = \frac{n-k}{k+1} \tag{2.33}$$

であるので，

$$\frac{f(x+\varepsilon)-f(x)}{f(x+\varepsilon)+f(x)} = \frac{n-2k-1}{n+1} \tag{2.34}$$

を得る．ここで，$n \gg 1$，$k \gg 1$ であるので，式（2.34）は

$$\frac{f(x+\varepsilon)-f(x)}{f(x+\varepsilon)+f(x)} = \frac{n-2k}{n} \tag{2.35}$$

となる．$\varepsilon \ll 1$ なので，$f(x+\varepsilon)-f(x) = f(x)+\varepsilon\, df/dx - f(x) = \varepsilon\, df/dx$，$f(x+\varepsilon)+f(x) = 2f(x)$ とできるので，式（2.35）は

$$\frac{\varepsilon}{2f(x)}\frac{df(x)}{dx} = \frac{n-2k}{n} \tag{2.36}$$

となる．2項分布式（2.30）では，平均は $\mu=np=n/2$ であり，分散は $\sigma^2=np(1-p)=n/4$ である．平均 μ について $\mu\varepsilon$ という量を作り，これを $\mu_x=\mu\varepsilon=n\varepsilon/2$ とする．また，分散 σ^2 についても $\sigma^2\varepsilon^2$ という量を作り，これを $\sigma_x^2=\sigma^2\varepsilon^2=n\varepsilon^2/4$ とする．このとき，式（2.36）を変形すると

$$\frac{1}{f(x)}\frac{df(x)}{dx} = \frac{2}{\varepsilon}\left(\frac{n-2k}{n}\right) = \frac{2}{\varepsilon^2}\left(\frac{n\varepsilon-2k\varepsilon}{n}\right) = -\frac{x-\mu_x}{\sigma_x^2} \tag{2.37}$$

という微分方程式が得られる．微分方程式（2.37）を解くと

$$f(x) = C\exp\left\{-\frac{(x-\mu_x)^2}{2\sigma_x^2}\right\} \tag{2.38}$$

となる．ここで，Cは積分定数であるが，

$$\int_{-\infty}^{\infty} f(x)dx = 1 \tag{2.39}$$

という条件から積分定数として

$$C = \frac{1}{\sigma_x \sqrt{2\pi}} \tag{2.40}$$

を得る．ここで，式(2.38)において式(2.40)の積分定数を使い，改めて$\mu_x \Rightarrow \mu$，$\sigma_x \Rightarrow \sigma$とするとガウス分布

$$P_G(x;\mu,\sigma) = \frac{1}{\sigma\sqrt{2\pi}} \exp\left\{-\frac{1}{2}\left(\frac{x-\mu}{\sigma}\right)^2\right\} \tag{2.41}$$

が得られる．

ガウス分布は確率1/2の事象を観測する回数xに関する連続関数であり，平均値$\bar{x}$は

$$\bar{x} = \int_{-\infty}^{\infty} x P_G(x;\mu,\sigma) dx = \frac{1}{\sigma\sqrt{2\pi}} \int_{-\infty}^{\infty} x \exp\left\{-\frac{1}{2}\left(\frac{x-\mu}{\sigma}\right)^2\right\} dx = \mu \tag{2.42}$$

となり，分散σ^2は

$$\sigma^2 = \int_{-\infty}^{\infty} (x-\mu)^2 P_G(x;\mu,\sigma) dx = \frac{1}{\sigma\sqrt{2\pi}} \int_{-\infty}^{\infty} (x-\mu)^2 \exp\left\{-\frac{1}{2}\left(\frac{x-\mu}{\sigma}\right)^2\right\} dx = \sigma^2 \tag{2.43}$$

となる．

図2.5にガウス分布の曲線の例を示す．曲線はμに関して対称な鐘型であり，幅は標準偏差（standard deviation）σの値で決まる．xが$\mu \pm \sigma$の位置のガウス分布曲線上の値は，頂点の値の$1/e$に減少する．つまり，

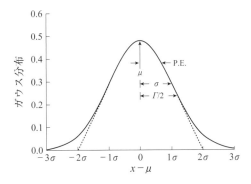

図2.5 ガウス分布の平均値μ，標準偏差σ，半値幅$\Gamma/2$の関係
（Bevington PR, et al., Data reduction and error analysis for the physical sciences, third edition, 2003, McGraw-Hill, New York より転載）

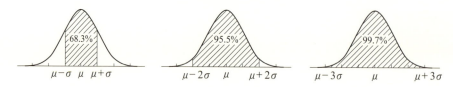

図2.6 ガウス分布で $x=\mu\pm\sigma$, $x=\mu\pm2\sigma$ および $x=\mu\pm3\sigma$ の領域にある確率

$$P_G(\mu\pm\sigma;\mu,\sigma)=\frac{1}{e}P_G(\mu;\mu,\sigma) \quad (2.44)$$

である．図2.5に示される $x=\mu-\Gamma/2$ から $x=\mu+\Gamma/2$ までの幅は，ガウス分布曲線上の値が頂点の値の1/2になるときの曲線の幅を示し，半値幅（full width at half maximum: FWHM）と呼ばれ

$$P_G\left(\mu\pm\frac{\Gamma}{2};\mu,\sigma\right)=\frac{1}{2}P_G(\mu;\mu,\sigma) \quad (2.45)$$

の関係がある．式 (2.41) から

$$\Gamma=2.355\sigma \quad (2.46)$$

となる．図2.5において，頂点の値の1/eとなる $x=\mu+\sigma$ から接線を引くと，$x=\mu+2\sigma$ でx軸と交差する．図2.6に示すように，$x=\mu-\sigma$ から $x=\mu+\sigma$ までのガウス曲線の面積は，$x=\mu\pm\sigma$ の範囲にある確率であり，68.3%である．同様に $x=\mu\pm2\sigma$ および $x=\mu\pm3\sigma$ は，それぞれ，95.5%および99.7%となる．一般にガウス分布の任意の区間の積分値を求める場合は数値積分法や正規分布表を利用する．

いま，放射線の計数実験において，1回の測定で n カウントであったときを考えよう．この計数値についての不確かさを求める場合，計数値がポアソン分布あるいはガウス分布により予想される確率分布関数に従う集団から抽出されたと仮定する．さらに，1回の計数値 n が確率分布について判明している唯一の情報であるので，計数値 n を確率分布の平均値と仮定する．つまり，$\mu=n$ と仮定する．前節で述べたようにポアソン分布の標準偏差は $\sigma=\sqrt{\mu}=\sqrt{n}$ である．ガウス分布はポアソン分布の平均値が大きくなった場合の近似として取り扱うと，ポアソン分布と同様に標準偏差は $\sigma=\sqrt{\mu}$ とすることができる．平均値が20より大きい場合はガウス分布を仮定することができる．したがって，一般的な計数実験では，n をガウス分布の平均値としたときの標準偏差 $\sigma=\sqrt{n}$ を用いて，その結果を $n\pm\sqrt{n}$ カウントと表示する．これは，n の平均値が $n-\sqrt{n}$ から $n+\sqrt{n}$ にある確率が68%程度であることを意味する．

第 3 節　誤差の伝播

　放射線計測で得られた計数値などの生データを解析する場合，生データに含まれる誤差の伝播による解析結果の誤差や，解析結果の不確かさを評価する必要がある．いま，実験である測定を行い，測定データ $x_1, x_2, x_3, \ldots, x_m$ が得られ，それぞれの測定データに対して平均値 $\bar{x}_1, \bar{x}_2, \bar{x}_3, \ldots, \bar{x}_m$ と誤差 $\sigma_1, \sigma_2, \sigma_3, \ldots, \sigma_m$ が求められているとする．ただし，測定データは互いに相関関係がなく独立している必要がある．計数実験の場合は，カウント数 n が平均値，$\sqrt{n}$ が誤差（標準偏差）となる．複数の実験値 $x_1, x_2, x_3, \ldots, x_m$ を任意の関数 $f(x_1, x_2, x_3, \ldots, x_m)$ を用いて計算する場合，計算結果の平均値は

$$\bar{f} = f(\bar{x}_1, \bar{x}_2, \bar{x}_3, \ldots, \bar{x}_m) \tag{2.47}$$

となり，計算結果の誤差は

$$\sigma_f = \sqrt{\left(\frac{\partial f}{\partial x_1}\right)^2 \sigma_1^2 + \left(\frac{\partial f}{\partial x_2}\right)^2 \sigma_2^2 + \cdots + \left(\frac{\partial f}{\partial x_m}\right)^2 \sigma_m^2} = \sqrt{\sum_{i=1}^{m} \left(\frac{\partial f}{\partial x_i}\right)^2 \sigma_i^2} \tag{2.48}$$

となる．式（2.48）を誤差の伝播式と呼ぶ．以下に測定でデータ x と y が得られ，それぞれの誤差は σ_x および σ_y であったときの，誤差の伝播式を使った代表的ないくつかの例を示す．

3.1　和または差

　測定データの和 $u = x + y$ を計算したときの誤差 σ_u は，式（2.48）より

$$\sigma_u = \sqrt{\left(\frac{\partial u}{\partial x}\right)^2 \sigma_x^2 + \left(\frac{\partial u}{\partial y}\right)^2 \sigma_y^2} = \sqrt{\sigma_x^2 + \sigma_y^2} \tag{2.49}$$

となる．一方，測定データの差 $v = x - y$ を計算したときの誤差 σ_v は，式（2.48）より

$$\sigma_v = \sqrt{\left(\frac{\partial v}{\partial x}\right)^2 \sigma_x^2 + \left(\frac{\partial v}{\partial y}\right)^2 \sigma_y^2} = \sqrt{\sigma_x^2 + \sigma_y^2} \tag{2.50}$$

となる．つまり，和と差を計算したときの誤差は同じ値になる．

　実例を示す．放射性物質を含む試料を検出器で1分間計数したとき，368カウントであった．試料がない状態で1分間バックグラウンドを計数したとき，63カウントであった．このとき，試料がある場合の計数を x，バックグラウンドの計数を y としたとき，両者の計数時間は同じであるので，$v = x - y$ が試料のみの正味の計数となる．また，計数 x と y の誤差は，それぞれ，$\sigma_x = \sqrt{x} = \sqrt{368} = 19.18$，$\sigma_y = \sqrt{y} = \sqrt{63} = 7.94$ であるので，正味の計数 v の誤差は式（2.50）より

$$\sigma_v = \sqrt{\sigma_x^2 + \sigma_y^2} = \sqrt{19.18^2 + 7.94^2} = 20.76 \tag{2.51}$$

となる．

3.2 定数との積または定数による割り算

Aを定数として$u=Ax$を計算した場合の誤差σ_uは，式 (2.48) より

$$\sigma_u = \sqrt{\left(\frac{\partial u}{\partial x}\right)^2 \sigma_x^2} = A\sigma_x \tag{2.52}$$

となる．同様にBを定数として$v=x/B$を計算した場合の誤差σ_vは，式 (2.48) より

$$\sigma_v = \sqrt{\left(\frac{\partial v}{\partial x}\right)^2 \sigma_x^2} = \frac{\sigma_x}{B} \tag{2.53}$$

となる．いま，t秒間測定したときの計数値がnカウントであった．このとき，$r=n/t$を計数率と呼びカウント毎秒 (cps) の単位を用いる．このとき，時間の誤差は計数の統計誤差$\sigma_n = \sqrt{n}$ よりも十分に小さいとみなせるので，計数率rの誤差は

$$\sigma_r = \frac{\sqrt{n}}{t} \tag{2.54}$$

となる．

3.3 積または割り算

$u=xy$を計算した場合，$\partial u/\partial x = y$, $\partial u/\partial y = x$であるので誤差$\sigma_u$は，式 (2.48) より

$$\sigma_u = \sqrt{y^2 \sigma_x^2 + x^2 \sigma_y^2} \tag{2.55}$$

となる．式 (2.55) を変形すると

$$\left(\frac{\sigma_u}{u}\right)^2 = \left(\frac{\sigma_x}{x}\right)^2 + \left(\frac{\sigma_y}{y}\right)^2 \tag{2.56}$$

となる．一方，$v=x/y$を計算する場合は，$\partial v/\partial x = 1/y$, $\partial v/\partial y = 1/y^2$であるので誤差$\sigma_v$は，式 (2.48) より

$$\sigma_v = \sqrt{\frac{1}{y^2}\sigma_x^2 + \frac{x^2}{y^4}\sigma_y^2} \tag{2.57}$$

となる．式 (2.57) を変形すると

$$\left(\frac{\sigma_u}{u}\right)^2 = \left(\frac{\sigma_x}{x}\right)^2 + \left(\frac{\sigma_y}{y}\right)^2 \tag{2.58}$$

となる．したがって，$u=xy$ や $v=x/y$ を計算する場合は，相対誤差の二乗が x と y の相対誤差の二乗の和となる．

3.4 計数実験の時間配分の最適化

一般的には，試料を計数する時間 t_G とバックグラウンドを計数する時間 t_B の和 T が一定の場合が多い．このような場合に，正味計数率の統計誤差を最小にする最適計数時間を求めよう．

測定時の計数率を評価するために，予備測定を行いだいたいの計数率を求める．予備測定では，試料を置いて t_G の時間測定し，［試料そのもの］＋［バックグラウンド］の全計数 G を計測し，次に試料を取り除き，t_B の時間測定し，バックグラウンド計数 B を計測する．予備測定で得られた計数率は，$g=G/t_G$ および $b=B/t_B$ であり，全計数とバックグラウンド計数の統計誤差は，それぞれ $\sigma_G=\sqrt{G}=\sqrt{gt_G}$ および $\sigma_B=\sqrt{B}=\sqrt{bt_B}$ である．これらから，計数率 g と b の統計誤差 σ_g と σ_b を求めると，

$$\sigma_g^2 = \left(\frac{\partial g}{\partial G}\right)^2 \sigma_G^2 = \frac{G}{t_G^2} = \frac{g}{t_G} \quad \text{および} \quad \sigma_b^2 = \left(\frac{\partial b}{\partial B}\right)^2 \sigma_B^2 = \frac{B}{t_B^2} = \frac{b}{t_B}$$

となる．正味の計数率 n は $n=g-b$ であるので，正味の計数率の統計誤差 σ_n は

$$\sigma_n^2 = \left(\frac{\partial n}{\partial g}\right)^2 \sigma_g^2 + \left(\frac{\partial n}{\partial b}\right)^2 \sigma_b^2 = \frac{G}{t_G^2} + \frac{B}{t_B^2} = \frac{g}{t_G} + \frac{b}{t_B}$$

となる．そこで，$t_G+t_B=T$ が一定の条件の下に σ_n あるいは σ_n^2 を最小にする t_G と t_B の関係を求める．σ_n^2 が極小値をとるとき，$d(\sigma_n^2)=0$ であるので，

$$d(\sigma_n^2) = -\frac{g}{t_G^2}dt_G - \frac{b}{t_B^2}dt_B = 0$$

である．また，$t_G+t_B=T$ が一定の条件より $dT=dt_G+dt_B=0$，つまり，$dt_G=-dt_B$ である．

したがって，

$$d(\sigma_n^2) = \frac{g}{t_G^2}dt_B - \frac{b}{t_B^2}dt_B = 0 \quad \text{となるので，} \quad \frac{t_B}{t_G} = \sqrt{b/g}$$

を得るので，$t_G+t_B=T$ が一定の条件より

$$t_G = \frac{T}{1+\sqrt{b/g}} \quad \text{および} \quad t_B = \frac{\sqrt{b/g}}{1+\sqrt{b/g}}T$$

となる．

第 4 節 時間間隔の分布

　放射線計測において，放射性物質の壊変のような個々のランダム事象が発生する時間間隔が重要になる場合がある．放射性物質の壊変のように，相関がない事象が単位時間当たりに一定の確率でランダムに発生する過程をポアソン過程と呼ぶ．長寿命の放射性同位元素の線源から適当な距離においた放射線検出器から出力される検出信号の時間分布はポアソン過程で説明される．

　単位時間の発生率の平均値が r のランダムな事象を考えよう．この事象が微小時間 dt 内に発生する微分確率は $dP=rdt$ であり，有限の時間間隔 T に発生する回数の期待値は rT である．このようなランダム事象が発生する時間間隔の分布関数を導出するために，まず，最初の事象が発生した時刻を $t=0$ として，時間 t が経過した後の微小時間 dt に次の事象が発生する微分確率 $I_1(t)$ を求めよう．この場合，時刻が0から t の間には事象が発生せずに，次の dt の間に事象が発生することになる．時刻が0から t の間には事象が発生しない確率を $P(0)$ とすると，次の dt の間に事象が発生する確率は rdt なので，

$$I_1(t)dt = P(0)rdt \tag{2.59}$$

となる．式 (2.59) の $P(0)$ は平均値 $\mu = rt$ のポアソン分布で $x=0$ の場合であるので，

$$P(0) = \frac{(rt)^0 e^{-rt}}{0!} = e^{-rt} \tag{2.60}$$

となる．したがって，式 (2.59) は

$$I_1(t)dt = re^{-rt}dt \tag{2.61}$$

となるので，ランダム事象が発生する時間間隔 t の分布関数は

$$I_1(t) = re^{-rt} \tag{2.62}$$

となる．式 (2.62) から時間間隔が0のときにランダム事象が発生する確率が最も高いことになる．また，発生する時間間隔の平均値 $\bar{t}$ は

$$\bar{t} = \frac{\int_0^\infty t I_1(t)dt}{\int_0^\infty I_1(t)dt} = \frac{\int_0^\infty t e^{-rt}dt}{\int_0^\infty e^{-rt}dt} = \frac{1}{r} \tag{2.63}$$

となる．

　放射線計測実験において，線源と検出器の位置を調整して計数率を十分に低くすると，オシロスコープなどで検出器から出力される個々のパルス信号の発生間隔を観測することで，指数関数的な時間間隔を確認することができる．

$I_1(t)$ は事象が発生して次の事象が発生するまでの時間間隔 t の分布関数である．つまり，事象が発生した時刻を $t=0$（開始時刻）としている．一方，事象が発生して次の事象が発生するまでの時間の間の任意の時刻を $t=0$ として，次の事象が発生するまでの時間間隔 t の分布関数 $I_S(t)$ は，時間間隔 t に比例する重みを w として，

$$I_S(t) = w I_1(t) \tag{2.64}$$

となる．ここで，重み w は事象が発生した時刻を $t=0$ としたときに対する，時間間隔 t の比として $w = t/\bar{t} = rt$ となる．したがって，

$$I_S(t) = r^2 t e^{-rt} \tag{2.65}$$

となる．式 (2.65) より，事象が発生して次の事象が発生するまでの時間の間の任意の時刻を $t=0$ として，次の事象が発生するまでの平均時間間隔 $\bar{t}$ は

$$\bar{t} = \frac{\int_0^\infty t I_s(t) dt}{\int_0^\infty I_s(t) dt} = \frac{\int_0^\infty r^2 t^2 e^{-rt} dt}{\int_0^\infty r^2 t e^{-rt} dt} = \frac{2}{r} \tag{2.66}$$

となる．

放射線計測実験を行うときに，検出器から出力される検出信号をコンピュータに記録する回数を減らすためにディジタルスケーラを使用する場合がある．このときの計数率の平均値を r とする．検出器から出力される信号パルスは，N 個になるまで，スケーラに一時的に記憶される．スケーラに記憶される時間間隔 t の分布関数 $I_N(t)$ を求めよう．このとき，時間間隔 t の間に $N-1$ 個の検出信号がスケーラに記憶され，次の微小時間 dt に 1 個検出信号がスケーラに記憶されねばならない．したがって，式 (2.59) の導出と同様に

$$I_N(t) dt = P(N-1) r dt \tag{2.67}$$

となる．式 (2.67) の $P(N-1)$ は平均値 $\mu = rt$ のポアソン分布で $x = N-1$ の場合であるので，

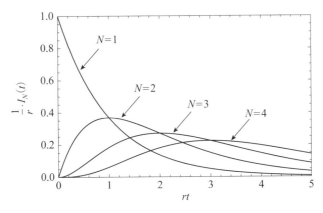

図 2.7 さまざまな値の N を設定したときのスケーラに記憶される時間間隔 t の分布関数 $I_N(t)$ 縦軸は計数率の平均値 r で規格化し，横軸は r と時間間隔 t の積である．

$$I_N(t)dt = \frac{(rt)^{N-1}e^{-rt}}{(N-1)!}rdt \tag{2.68}$$

となる．さまざまな値のNを設定したときのスケーラに記憶される時間間隔tの分布関数$I_N(t)$を図2.7に示す．縦軸は計数率の平均値rで規格化し，横軸はrと時間間隔tの積である．また，スケーラに記憶される時間間隔tの平均値は

$$\bar{t} = \frac{\int_0^\infty tI_N(t)dt}{\int_0^\infty I_N(t)dt} = \frac{N}{r} \tag{2.69}$$

となる．一方，最も確率が高い時間間隔t_{mp}は$dI_N(t)/dt=0$の条件より

$$t_{mp} = \frac{N-1}{r} \tag{2.70}$$

となり，Nを十分に大きく設定すると$\bar{t}$と等しくなることがわかる．

（前畑京介）

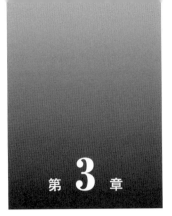

第3章
放射線測定システム

放射線の本性は，光子や荷電粒子などのきわめて微小な粒子であるが，それぞれが高いエネルギーを有しているので，個々に計測することができる．また，複数の放射線をある程度まとめて時間的な平均量として検出することもできる．本章では，両者の違いについて概観したあとに，特に，個々の放射線の情報をパルスとして取り出して評価する手法について説明する．これらは，放射線・放射能の性質を詳細に記述したり，放射線の位置分布から各種の情報を画像化したりする際に必須となる技術である．

第1節　検出器の動作方式

放射線の計測方式には大きく分けて2つの方法がある．1つはパルスモード測定であり，いま1つは電流モード測定である．以下にそれぞれの測定モードの特徴を記す．

1.1　パルスモード

パルスモード (pulse mode) では，検出器に放射線が入射して生成される信号パルスを，個別に計測，処理するものである．検出器の種類にもよるが，パルスモードでは入射した放射線の数だけでなく，放射線のエネルギー，時間情報，線種情報，検出位置情報などを得ることができ，種々の解析が可能となる．図3.1に典型的なパルスモードの計測システムを示す．放射線検出器からの信号は一般的にはきわめて微弱であるので，出力インピーダンスの低い前置増幅器を検出器にほぼ直結し，その出力が線形増幅器に送られる．線形増幅器では，信号の増幅とともに，波形整形により信号を時間的に短いパルスにするとともにノイズ成分を低減することなどが行われ，その出力はさらに後段のパルス波高分析器や，計数装置などに送られる．波形解析を行う場合には，一般的には信号は波形整形を受けずに，後段の波形取得装置に送られる．個々の装置の働きや波形整形については，第5節で詳しく説明する．

1.2　電流モード

パルスモードが信号1個1個を処理するのに対して，電流モード (current mode) では個々

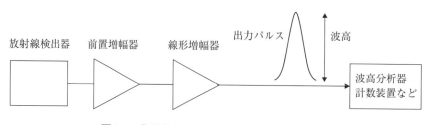

図3.1　典型的なパルスモードの計測システム

の放射線の信号ではなく,信号を集団的な電流信号として観測する.医学物理分野における代表的な例としては,線量測定に用いる電離箱や,X線CT装置の蛍光体検出器などが挙げられる.電離箱では,比例計数管のような内部増幅機能を有しないので,低線量測定時には電流は微弱である.pAあるいはそれ以下のような著しく小さい電流には,微小電流計を用いて測定を行う.以前は振動容量型電流計が用いられていたが,現在は半導体技術の進歩に伴い,電子式の電流計で数十fA程度の電流も測定可能となっている.

微小電流計でさえ測定できないようなきわめて小さい電流に対しては,電流を時間的に積分して,蓄積された電荷量を測定する方法もある.ただし,この測定の場合にはわずかな漏れ電流でさえ,測定結果に大きな影響を与えるので,漏れ電流が生じないよう電離箱中心の集電極を磁気浮上させ,外側の電極と完全に絶縁をとるような工夫が必要である[1].

第2節 パルス波高スペクトル

放射線検出器をパルスモードで動作させ,その波高分布(pulse height distribution)を第5節で後述する多重波高分析器(multi channel pulse height analyzer)で得ることができる.シンチレーション検出器(scintillation detector),半導体検出器(semiconductor detector)などの放射線により検出器に付与されたエネルギーと出力波高に比例関係がある検出器では,その波高分布が入射放射線のエネルギー情報を示す.一例として,図3.2に^{137}Csのγ線に対する,LaBr$_3$シンチレーション検出器の微分パルス波高分布を示す.図の横軸はディジタル化された波高を示し,縦軸は1チャネル当たりの計数(dN/dH)を示しており,これが微分波高スペクトル(differential pulse height spectrum)と称されるゆえんである.検出器がエネルギーならびに検出効率に対して適切に校正されていれば,光電ピークのピーク位置から入射γ線のエネルギーを,光電ピークの面積からγ線の入射数,あるいは線源の放射能を得ることができる.

一般的にはそれほど用いられることはないが,積分波高スペクトル(integral pulse height spectrum)を微分波高スペクトルから作成することができる.微分波高スペクトルを次式に従い,適当な上限値まで積分することにより,積分波高スペクトルを得る.

$$N = \int_{H}^{上限} \frac{dN}{dH} dH \tag{3.1}$$

図3.2(b)に,(a)の微分スペクトルから作成した,^{137}Csのγ線に対する,LaBr$_3$シンチレーション検出器の積分パルス波高スペクトルを示す.光電ピークに相当する波高の位置で急峻に変化し,光電ピークとコンプトン端の間の計数の少ない領域ではプラトーが観察される.

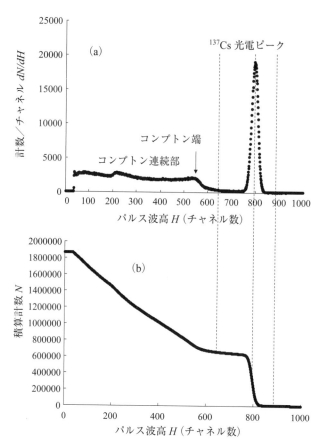

図 3.2 ^{137}Cs の γ 線に対する，LaBr$_3$ シンチレーション検出器の（a）微分パルス波高分布，（b）積分パルス波高分布

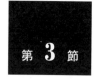 **エネルギー分解能と検出効率**

3.1 エネルギー分解能

　図 3.3 に，単一エネルギーの放射線に対する放射線検出器の典型的なパルス波高分布を示す．多くの場合，この波高分布は次式のガウス分布（Gauss distribution）で表される．

$$G(H) = \frac{A}{\sigma\sqrt{2\pi}} \exp\left\{ \frac{-(H-H_0)^2}{2\sigma^2} \right\} \tag{3.2}$$

ここで A は波高分布全体の面積（総計数），H_0 は分布の中心波高（エネルギー）を表す．放射線により常に一定のエネルギーが検出器に付与された場合においても，そのパルス波高分布はこのようにある有限の幅を持つ．一般的にはこの分布の半値幅（full width at half

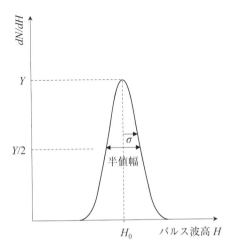

図3.3 単一エネルギーの放射線に対する放射線検出器の典型的な波高分布

maximum: FWHM）をエネルギー分解能（energy resolution）とする．ガウス分布のσ（標準偏差：standard deviation）と半値幅の間には，$FWHM = 2.35\sigma$の関係がある．また$FWHM/H_0$を相対エネルギー分解能といい，通常は％で表す．

単一のエネルギーが付与された場合においても，放射線検出器の出力が有限の分布を持つ理由は，放射線により生成される初期の電子イオン対数に統計的なゆらぎが存在することと，信号処理回路の電気的雑音などによる．それらに加えてシンチレーション検出器の場合には光電子増倍管における光電子生成と二次電子増倍のゆらぎ，比例計数管（proportional counter）では電子なだれにおけるガス増倍度のゆらぎなどもこの広がりに寄与する．ここではガス検出器を例にとり，初期の電子イオン対数の統計的なゆらぎについて説明する．

放射線が検出器内で相互作用した結果生成される電子イオン対数Nは，次式で表される．

$$N = E/W \tag{3.3}$$

ここでEは放射線による付与エネルギー，Wはガス中で1組の電子イオン対を生成するのに要する平均エネルギー（W値：W value）である．この電子イオン対の生成過程は確率過程であるので，NはE/Wの周りに標準偏差（standard deviation）σを持って分布することとなる．この確率過程がポアソン過程（Poisson process）に従うと仮定すると，その標準偏差σは

$$\sigma = \sqrt{N} = \sqrt{\frac{E}{W}} \tag{3.4}$$

で表される．また相対標準偏差σ/H_0は次式で表される．

$$\frac{\sigma}{H_0} = \frac{\sqrt{N}}{N} = \frac{\sqrt{\frac{E}{W}}}{\frac{E}{W}} = \sqrt{\frac{W}{E}} \tag{3.5}$$

さらに，相対エネルギー分解能は次式で表される．

$$\frac{FWHM}{H_0} = \frac{2.35}{H_0}\frac{\sqrt{N}}{N} = 2.35\sqrt{\frac{W}{E}} \tag{3.6}$$

この式より，Eが高く，Wが小さいときに相対エネルギー分解能が小さくなることがわかる．

ところで，電気的雑音がきわめて小さい状況において実験的にこの相対エネルギー分解能を求めると，式(3.6)で予想される値より小さい値になる．この差はFanoにより考察されており，この差を表すために以下のFano因子（Fano factor）Fが導入された．

$$F \equiv \frac{実験的に得られるNの分散}{ポアソン過程から予想される分散} \tag{3.7}$$

Fano因子を用いると，$\sigma^2 = FN$であるから，相対エネルギー分解能として

$$\frac{FWHM}{H_0} = \frac{2.35\sigma}{H_0} = \frac{\sqrt{FN}}{N} = 2.35\sqrt{\frac{FW}{E}} \tag{3.8}$$

が得られる．Fは1よりも小さく，ガス検出器の場合0.05〜0.2，半導体検出器の場合0.06〜0.16程度の値が報告されている[2]．

3.2　検出効率

放射線計測において扱う検出効率（detection efficiency）には2種類あり，1つは絶対検出効率ε_{abs}（absolute detection efficiency）であり，もう1つは固有検出効率ε_{int}（intrinsic detection efficiency）である．絶対検出効率ε_{abs}は次式で定義される．

$$\varepsilon_{abs} = \frac{検出された数}{線源から放出された放射線数} \tag{3.9}$$

一方固有検出効率ε_{int}は次式で定義される．

$$\varepsilon_{int} = \frac{検出された数}{放射線検出器に入射した放射線の数} \tag{3.10}$$

絶対検出効率は，固有検出効率に立体角や線源検出器間での放射線の減衰などの因子が加わる．また固有検出効率も，当然のことながら放射線の種類，エネルギー，さらには透過力の高い放射線（γ線，中性子）などに対しては，入射方向にも依存する．

一例として，図3.4に示すような，点線源と固有検出効率が1である円形の検出器からなる最も簡単な場合を例にとり，固有検出効率ε_{int}と，絶対検出効率の関係を考察する．線源と検出器間での放射線の減衰を無視できるとすれば，両者は線源から見込む検出器の立体角Ωのみで関係づけられ，$\varepsilon_{abs} = \left(\frac{\Omega}{4\pi}\right)\varepsilon_{int}$，すなわち

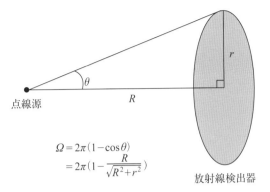

r: 検出器半径　　*R*: 線源–検出器間距離

図3.4　点線源と円盤状検出器からなる系

$$\varepsilon_{\text{abs}} = \frac{2\pi(1-\cos\theta)}{4\pi}\varepsilon_{\text{int}} = \frac{1}{2}\left(1 - \frac{R}{\sqrt{R^2+r^2}}\right)\varepsilon_{\text{int}} \quad (3.11)$$

と表される．実際は，線源と検出器間での放射線の減衰や，線源の大きさ，ε_{int} の放射線入射角度依存性などを考慮する必要がある．解析的には表現できない場合も多く，その場合は実験的に決定するか，あるいは計算機シミュレーションを行う必要がある．

第4節　不感時間と数え落とし

　パルス計数型の放射線検出器において，ある放射線検出パルスを検出，処理する間に，次の放射線が入射した場合，これが記録されないことがある．この記録されない時間幅を不感時間（dead time）と呼ぶ．不感時間には，放射線検出器自体が文字どおり不感となり次のパルスを検出できない場合と，検出器後段の信号処理の段階で次のパルスを受け付けられない場合とがある．GM計数管（GM counter）は前者の代表例である．一方シンチレータのように応答時間の早い検出器では，後者の寄与が支配的となる．GM計数管の場合には不感時間が数百μ秒に及ぶこともあり，高計数率で測定する場合には数え落としが無視できなくなり，その補正が必要となる．

4.1　不感時間のモデル

　不感時間のモデルには，まひ型モデル（paralyzable model）と非まひ型モデル（non paralyzable model）がある．まひ型，非まひ型ともに，最初の放射線が検出された後，不感時間τ秒の間に2番目の放射線が検出器で検出されたとしても，信号としては記録されない．両者の違いは，2番目の放射線検出事象の後に現れる．まひ型の場合には，2番目の放射線

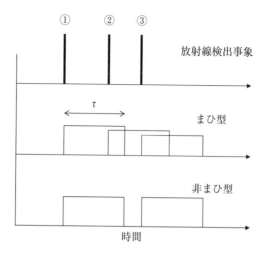

図3.5 不感時間のモデル．まひ型と非まひ型

の検出時刻から，さらにτ秒の間は計測システムは不感となる．一方，非まひ型の場合には，2番目の放射線の検出にかかわらず，計測システムは最初の放射線検出からτ秒後には，放射線を検出し，信号として記録できるようになる．この様子を図3.5に示す．まひ型の場合には，①のみが信号として記録されるが，非まひ型では①と③の事象が信号として記録される．

真の計数率nと，不感時間による数え落としをした計数率mとの間には，以下の関係が成り立つ[3]．

$$m = ne^{-n\tau} \qquad まひ型$$

$$n = \frac{m}{1-m\tau} \qquad 非まひ型$$

現実には，事象ごとに不感時間が変化したり，まひ型と非まひ型の両方の特性を有する場合など複雑であり，不感時間の補正を行う際にはシステムの特性をよく知る必要がある．

4.2　2線源法による不感時間の実験的評価方法

波高分析を伴わず，計数のみを行う放射線計測システムの不感時間を実験的に測定する代表的な手法の1つとして，2線源法（two source method）がある．2線源法は2個の線源を用意し，1個の線源に対して測定した計数率と，2個同時に測定した場合の計数率とから不感時間τを算出するものである．測定手順は以下のとおりである．まず線源がない状態でバックグラウンド計数率m_bを得る．次に線源1を測定台に置き，計数率m_1を得る．線源1を動かさないように注意して，線源2を線源1に並べて置き，計数率m_{12}を得る．最後に線源1のみを取り去り，計数率m_2を得る．不感時間がない場合に，それぞれの場合に対応して得られる真の計数率を，n_b, n_{12}, n_1, n_2とすると，これらの間には，

$$n_{12} - n_b = (n_1 - n_b) + (n_2 - n_b) \tag{3.12}$$

すなわち

$$n_{12} + n_b = n_1 + n_2 \tag{3.13}$$

の関係がある．一方，この測定系が非まひ型であるとして，その不感時間をτとすると，測定された計数率と真の計数率の間には次式の関係が成り立つ．

$$\frac{m_{12}}{1-m_{12}\tau} + \frac{m_b}{1-m_b\tau} = \frac{m_1}{1-m_1\tau} + \frac{m_2}{1-m_2\tau} \tag{3.14}$$

これを整理するとτに関する二次方程式が得られ，これを解き，有意な解を選択すると，

$$\tau = \frac{\xi(1-\sqrt{1-\zeta})}{\eta} \tag{3.15}$$

が得られる[3]．ただし，

$$\begin{aligned}
\xi &\equiv m_1 m_2 - m_{12} m_b \\
\eta &\equiv m_1 m_2 (m_{12} + m_b) - m_{12} m_b (m_1 + m_2) \\
\zeta &\equiv \frac{\eta(m_1 + m_2 - m_{12} - m_b)}{\xi^2}
\end{aligned} \tag{3.16}$$

である．
　また，多くの教科書[4]では，以下の算出式も示されている．計数率mと不感時間τの積が1に比べて十分に小さいときに

$$\frac{m}{1-m\tau} \approx m + m^2 \tau \tag{3.17}$$

と近似でき，またバックグラウンド計数率は一般に小さいので

$$\frac{m_b}{1-m_b\tau} \approx m_b \tag{3.18}$$

として差し支えないので，不感時間τは次式で表される．

$$\tau = \frac{m_1 + m_2 - m_{12} - m_b}{m_{12}^2 - m_1^2 - m_2^2} \tag{3.19}$$

しかしながら，$m\tau$が10^{-2}程度では，式(3.15)で得られる値との間で数％の差が生じるので，算出に際しては注意が必要である．

(瓜谷章)

第 5 節　パルスの処理と整形・分析

放射線検出器で生成されるパルス状の信号から抽出できる情報として，基本的なものに一定時間内の計数値，計数率，電荷量（入射放射線のエネルギーに関係している場合はそのエネルギー情報），時間などが挙げられる．ここでは，これらの情報を取り出すための回路について説明する．これらの基本的回路を使う方法以外に，近年では，高速のディジタル波形処理により，信号をディジタル波形としてそのまま実時間で取り込み，計算によりさまざまな情報を抽出する手法も行われるようになっている[1),2)]．

5.1　パルス整形

パルスの電流や電圧が，検出された放射線のエネルギーや，入射位置の情報などいわゆるアナログ情報を持つ場合，このようなパルスをアナログパルス（analogue pulse）と呼ぶ．これに対して，パルスの発生時刻や，発生した事実（計数値が1個増加すること）のみの情報を持ち，後の処理回路に必要とされる一定の波高と幅を持つパルスをロジックパルス（logic pulse）と呼ぶ．図3.6に2種類のパルスの概念を示す．ロジックパルスは V_H を超える場合に1，V_L 以下を0と認識される．$V_H > V_L$ となるよう決められており第5節第2項で述べるヒステリシス効果（hysteresis effect）を持つ．高速処理のために電流にアナログ情報を持たせる方式もあるが，基本的な考え方は同様であり，ここで説明する回路は電圧を使用する方式とする．

信号処理を行う場合，信号ケーブルのインピーダンスや，電流，電圧の範囲，極性などの仕様が決められている．アナログパルスでは，NIM電圧規格（0～1 V, 0～10 V）などが使われており，ロジックパルスでは，NIM高速ロジックレベル，TTL，ECL，CMOSなどの規

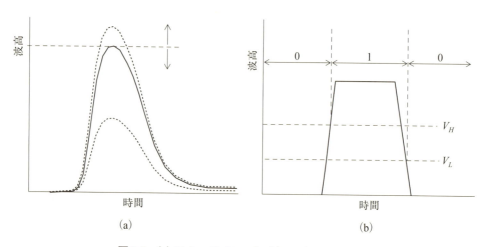

図3.6　(a) アナログパルスと (b) ロジックパルス

格が使われる．表3.1に，ロジックレベルの規格の概要を示す．

アナログパルスの波形整形に使われる基本的な回路について説明する．図3.7は，オペアンプ（演算増幅器：operational amplifier）を使った電荷有感型前置増幅器（charge sensitive preamplifier）の構成を示す．簡単のため，ここでは時間幅T_0の一定電流入力を仮定する．ラプラス変換後の電流，電圧の表記を図に示すように定義すると，

$$\begin{aligned}
I_I &= I_{iR} + I_{iC} + I_{fR} + I_{fC}, \\
E_I &= I_{iR} R_L = \frac{I_{iC}}{pC_i}, \\
E_I - E_O &= I_{fR} R_f = \frac{I_{fC}}{pC_f}, \\
E_O &= -AE_I
\end{aligned} \quad (3.20)$$

の式が得られる．$i_I = Q/T_0$, $\tau_f = R_f C_f$として，$t > T_0$, Aが十分大きいとするとラプラス逆変換により次式を得る．

表3.1　ロジックレベルの規格

規格	出力	入力
TTL（normal type, example）	1: $+2.4 \sim 3.4$ V 0: $\sim +0.4$ V	1: $+2.0$ V$\sim$ 0: $\sim +0.8$ V
ECL（example）	1: $-0.98 \sim -0.81$ V 0: $-1.95 \sim -1.63$ V	1: $-1.13 \sim -0.81$ V 0: $-1.95 \sim -1.48$ V
CMOS（example）	1: VCC-0.05 V 0: ~ 0.05 V	1: VCC$\times 0.7 \sim$ 0: $\sim$VCC$\times 0.3$
Standard NIM	1: $+4 \sim +12$ V 0: $-2 \sim +1$ V	1: $+3 \sim +12$ V 0: $-2 \sim +1.5$ V
Fast NIM（Current, Negative）	1: $-14 \sim -18$ mA 0: $-1 \sim +1$ mA	1: $-12 \sim -36$ mA 0: $-4 \sim +20$ mA

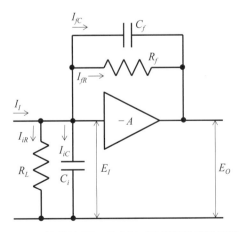

図3.7　前置増幅器の構成例（負帰還演算増幅器）

$$e_O(t) \approx -\frac{Q\tau_f}{T_0 C_f}(e^{T_0/\tau_f}-1)e^{-t/\tau_f} \tag{3.21}$$

出力電圧は，入力電荷量Qと帰還静電容量C_fで決まることがわかる．T_0が十分短い場合式(3.21)は，

$$e_O(t) \approx -\frac{Q}{C_f}e^{-t/\tau_f} \tag{3.22}$$

となり，デルタ関数電流入力の場合の式となる．電流が時間とともに指数関数的に減衰する場合，出力は次式で表される．

$$e_O(t) \approx -\frac{Q}{C_f}\frac{\tau_f}{\tau_f-\tau_D}(e^{-t/\tau_f}-e^{-t/\tau_D}) \tag{3.23}$$

ここで，τ_Dは入力電流の減衰時定数で，電流を積分して得られる全電荷量をQとする．

図3.8に電荷有感型前置増幅器の回路例を示す．(a)はトランジスタで組まれた回路例で，(b)はオペアンプとFETを組み合わせた回路例である．(b)の場合，同じ特性を持つFETをn個並列に使うことにより，入力部に発生する雑音の寄与を$1/\sqrt{n}$にできる．より急峻な立ち上がりの電圧パルスを得るには，トランジスタ方式が有利である．図で示したのは前段部のみであり，多くの場合この後ろに10倍程度の増幅度を持ち，50Ωの負荷にパルス電流を供給できる回路が使われる．

電荷有感型前置増幅器の出力波形は，急峻な立ち上がりと，帰還定数で決まる時定数の減衰が特徴となる．計数率が大きい場合は，波形のパイルアップによるベース電圧の飽和に注

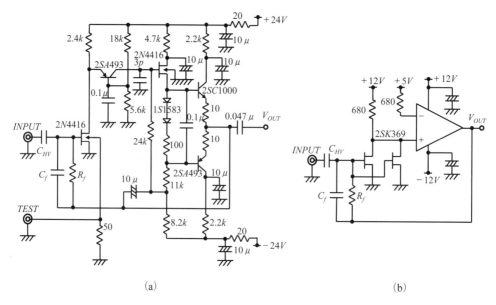

図3.8 電荷有感型前置増幅器の回路例（前段部のみ）
(a) トランジスタ回路，(b) 演算増幅器

意が必要であるが多くの場合，この波形のまま電流増幅を行い，同軸ケーブルで後段の測定系に接続され波形処理が行われる．

　最も基本的な波形処理回路の例として，微分回路（differentiator）と積分回路（integrator）を示す．図3.9（a）は微分回路の例であり，後段のインピーダンスが波形に影響しないように出力部にバッファ回路を付加した．微分回路の使用によりパイルアップによるベースラインの変動は抑えられる．厳密には電荷有感型前置増幅器の帰還定数と組み合わさると，時定数の異なる2つの減衰成分が波形にアンダーシュートを作る．この効果を相殺し，後段の微分のみが効くようにするフィルタをポールゼロキャンセルと呼ぶ．アンダーシュートを積極的に作り出す場合，微分回路を2段使用する方法が使用される（バイポーラパルス）．図3.9（b）は積分回路の例であり，微分回路と同様バッファ回路が付加されている．波高が1で，ステップ状の入力パルスに対する1回CR微分回路，1回RC積分回路を接続した場合の出力波形は次式となる．

$$e_O(t) = \frac{t}{RC} e^{-t/RC} \tag{3.24}$$

　微分，積分回路を波形処理に使用する理由は，それぞれ，パイルアップ防止のためのテイル成分の除去，雑音としての高周波成分の除去である．雑音源の主なものは，検出器の熱雑音，前置増幅器初段の半導体のショット雑音である[3]．雑音成分をモデル化して，この処理系のSN比（信号雑音比）を最適化する問題を解くと最適フィルタの解が得られる．SN比を重視して，簡単な仮定の基に得られる解は，カスプ型波形である[3]．図3.10に示すように，

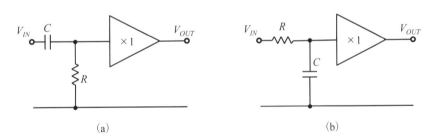

図3.9　（a）微分回路と（b）積分回路

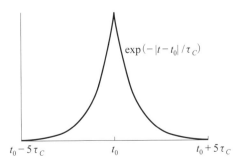

図3.10　カスプ型波形

表3.2 実用的な波形整形回路の伝達関数

波形整形回路	伝達関数
CR-(RC)^n	$\dfrac{p(1/\tau)^n}{(p+1/\tau)^{n+1}}, \quad \tau = RC$
Complex-pole 1	$\dfrac{p}{(p+1/\tau)(p+1/\tau+j/\tau)(p+1/\tau-j/\tau)}$
Complex-pole 2	$\dfrac{p}{(p+1/\tau)(p+1/\tau+jk_1/\tau)(p+1/\tau-jk_1/\tau)(p+1/\tau+jk_2/\tau)(p+1/\tau-jk_2/\tau)}$, $k_1 = 1.0, \quad k_2 = 2.03$

この波形はとがった最大波高を持ち、ピークホールドが困難であり、さらに低電圧のテイルを持ち、パイルアップによる計数率特性の劣化が予測される。このため実際に実用化されてきた波形はガウス型である。この波形に近づける1つの解がRC積分回路の段数を多段化した1回CR微分n回RC積分回路であり、nを無限大にした場合にガウス型となる。同様の波形を得るもう1つの解がオペアンプを利用する帰還積分回路であり、少ない部品数でガウス型に近い特性が得られる。表3.2にそれぞれの伝達関数をまとめる[4]。伝達関数に虚数の極を持つ、2つのフィルタは、市販されているスペクトル分析用増幅器に使用されているものであり、良好な計数率特性、SN比を持つ。

5.2 パルス計数回路

一定時間のパルス計数を行う場合を考える。放射線検出器から発せられたリニアパルスは、検出器内のエネルギー損失に比例した波高を持つとする。信号の波高は、アナログ情報を保持したまま、処理が容易になるよう十分な大きさに増幅される。また、計数率特性をよくするため、波形整形が行われパイルアップの影響を小さくする。あるエネルギー損失以上のパルスのみを計数する場合、設定された波高以上のパルスのみ出力を得られる回路（ディスクリミネータ（波高弁別回路：discriminator））を使う。この回路の出力は、ロジックパルスであり、これが計数回路に送られる。ロジックパルスに変換後は、信号のアナログ情報は失われる。

ディスクリミネータは、設定されたしきい値を入力信号の波高が超えるかどうかを判断する。この目的で、シュミットトリガ回路（Schmitt trigger circuit）が使われてきた。この回路は、ヒステリシス効果を持ち、パルス処理における雑音除去が可能となる。図3.11にヒステリシス効果を示す。ヒステリシス効果は、入力電圧がV_{t1}を超えることをロジック1の条件とし、これよりも低いV_{t2}以下になることがロジック0の条件になっている。図3.12にヒステリシス効果による雑音除去を示す。(a)が雑音を含むアナログパルスを、(b)が単一のしきい値でロジックパルスに変換した場合である。(c)がヒステリシス効果がある場合を示し、2つのしきい値により雑音の影響が除去されている。ディスクリミネータの例として、図3.13にオペアンプを使った場合の回路例を示す。オペアンプを使用するとシュミットト

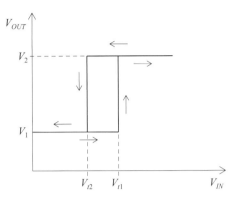

図3.11 ヒステリシス効果

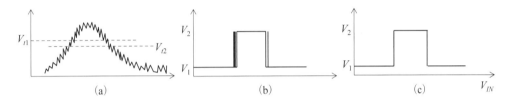

図3.12 ヒステリシス効果による雑音除去

リガ回路の特性を簡単に作ることができる．オペアンプは差動利得が非常に大きいため，正入力と負入力の電位の大小関係が変わると，出力が急速に電源電位に向かって変化することになる．このときの応答時間は，入力電圧の大きさとオペアンプ固有の立ち上がり時間，立ち下がり時間によって決まる．このための専用IC（コンパレータ）が製造されており，出力はTTLロジック回路などに直結できるように設計されている．この回路では，抵抗R_2, R_3により正帰還がかけられ，これにより出力電位の状態に応じて基準電位（＋入力）が変化しヒステリシス効果が得られる．コンパレータの出力がHigh（3 V）の場合とLow（0 V）の場合の基準電位を計算すると，

$$出力 3 \text{ V のとき}: V_{t1} = V_{REF} \frac{R_3}{R_2 + R_3} + 3 \frac{R_2}{R_2 + R_3}$$

$$出力 0 \text{ V のとき}: V_{t2} = V_{REF} \frac{R_3}{R_2 + R_3} \tag{3.25}$$

となる．R_1は入力バイアス電流の影響を少なくするための抵抗であり，$R_1 = R_2 \parallel R_3$（並列接続）となるように選ぶ．

ディスクリミネータの出力は，スケーラ回路（scaler circuit）またはレートメータ（rate meter）によって計数値，計数率に変換される．図3.14はスケーラ回路の例を示す．ゲート信号により計数が開始され，計数値はパラレルインタフェースあるいはシリアルインタフェースでコンピュータに送信される．この回路では，2進化10進6桁のカウンタが入った集積回路を使用している．図3.15にレートメータ（計数率計）の構成例を示す．この回路では入力パルスの立ち上がり部分でコンデンサC_rに電荷が注入される（ダイオードポンピ

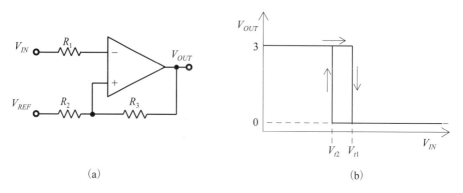

図3.13 (a) オペアンプを使ったシュミットトリガ回路，(b) ヒステリシス特性

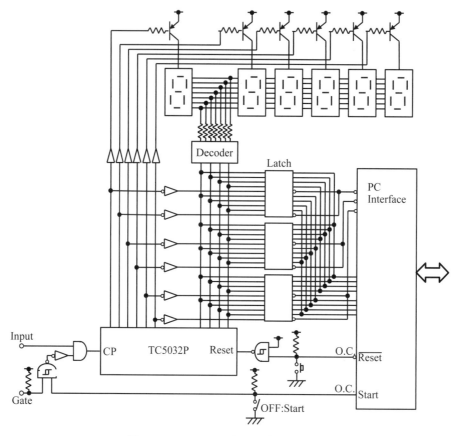

図3.14 スケーラ回路の例（一部省略）

ング)．電荷は時定数 $R_r C_r$ で放電され，出力電圧の平均値 $\bar{v}$ は，

$$\bar{v} = C_{in} V_{in} R_r r \tag{3.26}$$

で与えられる．ここで V_{in} は，入力パルスの波高，r(cps) は平均の計数率を示す．この回路では，入力側が電流を供給できることが前提であり，飽和が起こらないために C_{in} に対して

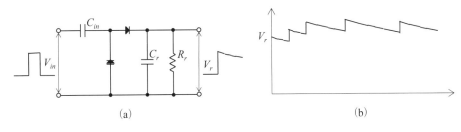

図3.15　レートメータ

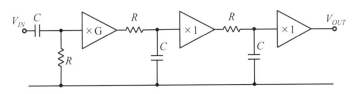

図3.16　比例増幅器とフィルタ

C_rが十分大きい必要がある．回路の変動は$R_r C_r$が大きいほど，計数率が大きいほど小さくなる．このほか，ディジタル方式のレートメータでは，ディジタル方式のタイマー回路により，パルススケーラの周期的なラッチとリセットを繰り返し行い，計数率を得る．

最近のパルス処理の回路は，多機能のLSIやモジュールが入手でき，必要に応じて機能をプログラムできる．タイマーの機能はコンピュータの持つ時刻情報によりソフトウェアにより実現可能である．これらにより最近の計測システムでは多くのパルス処理の部分を汎用のプログラムで代替可能となっている．

5.3　パルス波高分析器

パルス波高分析（pulse height analysis）を行うシステムでは，前置増幅器から送られるパルスは，波形整形（フィルタ）回路を内蔵する比例増幅器で増幅され，その波高値をディジタル化する回路が後段に接続される．波形整形は，ガウス型のフィルタが使われる場合が多く，図3.16にRC積分を2段使用する場合を示す．十分な雑音特性と計数率特性を得るためにはこの積分の段数を増やす必要がある．実用的なフィルタの例は前述の表3.2に示した．

パルス波高分析において分解能の劣化を起こす要因の1つに弾道欠損（ballistic deficit）がある．半導体検出器やガス計数管などで有感体積が大きく，初期電荷のドリフト時間が無視できない検出器においてこの現象が問題となる．簡単のため平行平板型の検出器内の1点に初期電荷が付与された場合の，電子とイオンのドリフトによる出力パルス波形の変化を図3.17に示す．①から③で初期電化が作られた位置の変化を示す．(b)は高インピーダンスで電荷を保持した場合を示す．(c)は時定数RCで微分されている場合である．パルスの立ち上がり時間が変動することになり，同じ初期電荷量でも，微分がある場合にはパルス波高が変化し分解能の劣化を起こす．この変化は波形整形を行う後段の回路にも影響を与える．

実際の放射線検出器では，初期電荷が空間的にあるいは時間的に分布しており，さらに電界が平行平板と異なれば，変動の様子は異なる．同軸円筒形の電界を利用する検出器では，

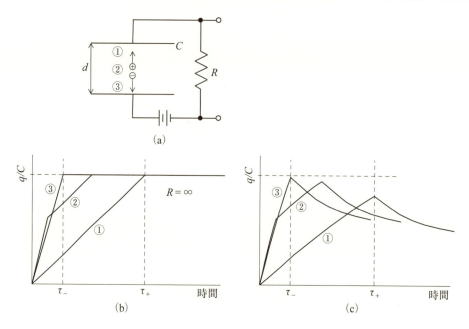

図3.17 弾道欠損の概念図

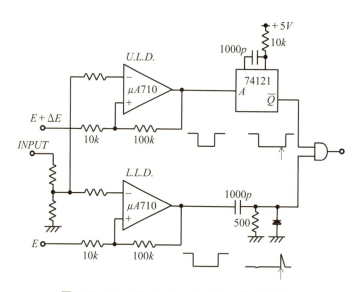

図3.18 シングルチャネルアナライザの構成例

場所による電界の大きさが異なり弾道欠損が大きくなるが，ガス計数管でガス増幅を使う場合では電荷の発生位置が中心電極付近に集中するため，その効果は小さくなる．弾道欠損による分解能の劣化を避けるために，パルス処理回路の整形時定数を検出器の出力パルスの立ち上がり時間よりも長くする方法が有効である．検出器電界中の電子とイオン（半導体検出器の場合正孔）のドリフト速度のデータにより波形処理の最適化を行う必要がある．

パルス波高分析を行うための，シングルチャネルアナライザ（single channel analyzer）の構成例を図3.18に示す．前述のシュミットトリガ回路によるディスクリミネータを2個使

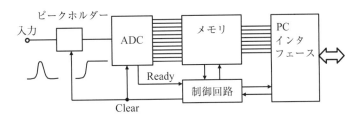

図3.19 マルチチャネルアナライザの構成

い，上側のレベル $E+\Delta E$ を超えたかどうかを判断する部分（アッパーレベルディスクリミネータ：U. L. D.）と下側のレベル E を超えたかどうかを判断する部分（ロアーレベルディスクリミネータ：L. L. D.）よりなる．ディスクリミネータの両方が動作した場合は上側のレベルを超えたことを示しており，アンド回路の入力が0になりパルスは出力されない．出力が得られる条件は，上下のレベルの間に入る波高を持つパルスが入力されたときのみであり，特定のエネルギー範囲に限定された計数率などの測定を実現できる．

　エネルギーの範囲を細分化して，$E_0 \sim E_0+\Delta E$ をチャネル1，$E_0+\Delta E \sim E_0+2\Delta E$ をチャネル2，$E_0+2\Delta E \sim E_0+3\Delta E$ をチャネル3，と多くのチャネルを設定し，各範囲の波高のパルスを計数することにより，放射線源のエネルギー分布の情報を得ることができる．このための装置をマルチチャネルアナライザ（multichannel analyzer: MCA）という[5]．シングルチャネルアナライザのレベルの設定を少しずつずらして1000個並列させれば1000チャネルのマルチチャネルアナライザとして使用できるが，実際的ではない．実際に使用されるマルチチャネルアナライザの構成例を図3.19に示す．波高の範囲を細分化して，どのチャネルに入るパルスなのかを分析することは，波高をディジタルに変換する作業と同等である．この分析を実現するために，入力されたパルスは，ピークホルダー回路により，その最大電圧を保持される．保持された電圧は，ADC（アナログディジタル変換器：analogue to digital converter）により，チャネルに相当するディジタルデータに変換される．このチャネルの計数値を1カウント増加させることにより，マルチチャネルアナライザが実現できる．このすべての作業を行う回路をディジタル回路で実現していたこともあるが，現在では，接続されたコンピュータ内で計数値の管理をソフトウェア処理する場合が多い．図示した構成ではPCインタフェースによりデータはコンピュータに送られる．

　図3.20にマルチチャネルアナライザで使用するADCの動作原理を示す．(a)はウイルキンソン型ADC（Wilkinson type ADC）である．入力パルスは，波高の最大値を保持され，その電圧をコンデンサに印加し，定電流源により一定の傾きで放電していく（Linear Ramp信号）．電圧がゼロに達するまでの時間は，波高値に比例することになる．この時間のゲート信号が作られ，このゲートと基準クロック信号のアンドにより計数用クロックが作られる．この計数の合計が波高に比例するディジタルデータであり，このデータがメモリに転送された後に，全体のクリア信号が作られる．ウイルキンソン型ADCは高分解能測定の場合，最大計数データ（チャネル数）に比例して変換時間が長くなるため，高速変換には向かないが，後述する直線性が非常によいという特徴がある．(b)は逐次比較型ADCである．この変換法では，逐次比較近似（successive approximation）と呼ばれる方法が使われる．比較は，

2進数の上位のビットから順に，その必要性が確認される．最初に一番上のビットを1にし，対応する入力最大電圧の半分の電圧が作られ，この電圧と入力電圧の比較が行われる．入力電圧が高ければ，一番上のビットは必要と判断され，次に1/4の電圧に対応する2番目のビットが足される．図の例では，3/4の電圧より入力電圧が低いため，2番目のビットは必要ないと判断される．同様にして各ビットが1か0かの判断が行われ，4096チャネルの変換を行うのに，12回の比較が行われる．最終的に決められた2進数のデータがメモリに転送された後に，全体のクリア信号が作られる．逐次比較型ADCは，分解能を2倍にするために1回の比較を付加するだけであり高速化が可能である．コンピュータに取り込まれたデータは，各チャネルに対応するメモリの値に1を足し，計数値を更新することにより，エネルギースペクトルに対応するヒストグラムデータが作られる．

ADCの直線性は積分直線性（integral linearity）と微分直線性（differential linearity）に分けて評価される．図3.21に微分直線性と積分直線性を示す．積分非直線性は，入力と出力の関係が直線から最大どれだけずれているかを示す量であり，(a)のΔVを最大電圧で割ることにより求められる．①は，完全な直線性を示す曲線であり，②は実際の変換曲線を示す．積分非直線性は，変換曲線の傾きの変動を意味し，図中 (a) では，$\Delta V_1/\Delta V_i$, $\Delta V_2/\Delta V_i$の最大変化により与えられる．(b)は波高分析用ADCの変換曲線を示す．変換後の各チャネルが持つ入力電圧範囲が変動することになり，この変動量が微分非直線性として定義される．ウイルキンソン型ADCは，チャネルの増減に対応するアナログ量がクロックの周期で決められるため，全チャネルにわたって，各チャネルが持つ入力電圧範囲が一定に保たれている．このため，ウイルキンソン型ADCの微分直線性は一般的に非常によい（非直線性1%以下）．

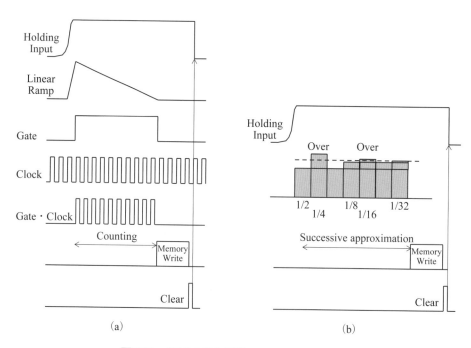

図3.20　ADCの動作原理
　　　(a) ウイルキンソン型，(b) 逐次比較型

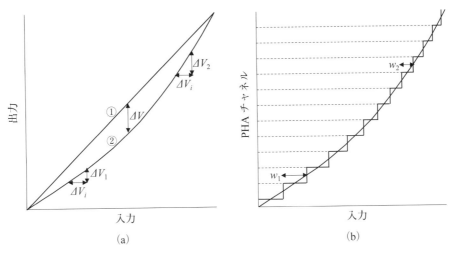

図3.21 (a) 積分直線性と (b) 微分直線性

対照的に逐次比較型ADCでは，内部で2進数の各ビットの寄与を確認するためにDA変換（2進数からアナログ電圧を発生させる）を行うため，この微分直線性の悪さが影響し，微分直線性は悪くなる（非直線性50%程度）．

5.4 パルスのタイミングに関連する回路

　パルスの発生した時間を検出（タイムピックオフ）を行うための回路は，高い時間分解能を必要とする場合があり，ケーブルのインピーダンスマッチングをとり，回路の入力インピーダンスを下げ，マイナス電流を信号として取り扱う方式が使われる．ここでは，前述の波高分析回路との比較が容易にできるように，電圧方式の回路で説明する．

　リーディングエッジトリガ（leading edge trigger）は，パルスの波高が設定された値（トリガレベル）を超えたタイミングを検出する回路である．原理的には，すでに説明した波高分析回路のディスクリミネータの機能と共通する部分があるが，使用する情報が時間情報である点が異なる．エッジの極性の違いにより，ポジティブエッジトリガとネガティブエッジトリガがある．図3.22にリーディングエッジトリガの動作を示す．(a) は，雑音がある場合のタイミングの変動（ジッタ幅）を示す．(b) は，パルスの波高が変化した場合のタイミングの変動（波高ウォーク幅），(c) は，弾道欠損などにより立ち上がり時間が異なった場合のタイミングの変動（立ち上がりウォーク幅）を示す．波高ウォーク幅と立ち上がりウォーク幅を小さくするためには，トリガレベルを小さめに設定することが有効であるが，トリガレベルが小さいとジッタ幅は大きくなってしまう．これらの現象により，この方式は高時間分解能の測定には適していない．

　波高ウォーク幅を抑えて時間分解能を改善する方法の1つにクロスオーバータイミング法（cross over timing method）（あるいは，ゼロクロスタイミング法）がある．この方法は波高ウォーク幅を原理的に非常に小さくできる．図3.23にクロスオーバータイミング法の動作を示す．この方法では2回微分を行ったパルスを使用し，ゼロ交差の時間を検出する．高速

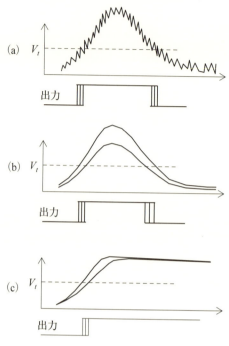

図3.22 リーディングエッジトリガのタイミング誤差

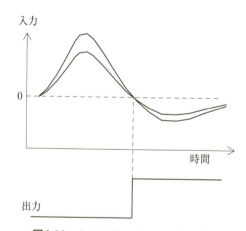

図3.23 クロスオーバータイミング

のシンチレーション検出器などのパルスで,波形整形の回路を使用せずに,短い同軸ケーブルの開放端の反転反射波形を重ねて使用しクロスオーバーを実現する方法も使われている.ダイナミックレンジ,雑音,波形の状況によりリーディングエッジトリガ法とクロスオーバータイミング法の,どちらが有利かは変化する.

波形の一定割合に達したタイミングを検出する方法を使用し,その割合を最適化すれば,時間分解能を最良にできる条件を作り出すことが可能となる.このタイミング検出を可能にする方法が,コンスタントフラクションディスクリミネータ (constant fraction discriminator) である.図3.24にこの方法のタイミングの生成方法を示す.(b) は波高を一

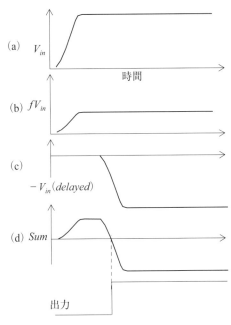

図3.24 コンスタントフラクションタイミング

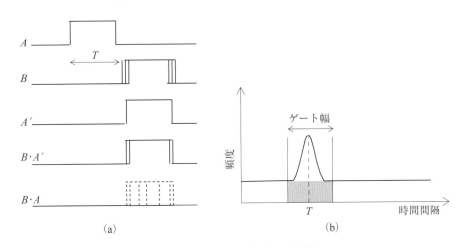

図3.25 同時計数と偶発同時計数

定割合で減衰させたものである．(c) は入力信号が反転しディレイ回路を通過した信号である．これらを足し合わすことにより (d) の信号が作られる．ゼロ交差時間は一定割合の減衰で制御でき，これを変化させれば，時間分解能の最適化を行うことができる．

図3.25 (a) に，同時計数（coincidence counting）のタイミング調整を示す．たとえば，放射性元素から2方向に同時に放射線が放出された場合に同時計数装置が使われる．$\varDelta E$-E 検出器，$\varDelta E$-$\varDelta E$ 検出器により通過する高エネルギー荷電粒子の検出を行う場合も同様の回路構成が使用可能であり，同時に起きた現象だけに限定してデータ収集が行われる．この回路のタイミング調整は，2チャネルオシロスコープにより容易にできる．(a) に2つの信号の関係を示す．オシロスコープは信号Aでトリガがかかっている．つまり，信号Aの時間

変動（ウォーク）は観測できない．信号Aを基準にして信号Bが遅れている場合を想定すると，信号Bには変動が現れる．同時計数を行う場合，信号Aを遅らせた信号A′を作り信号Bに合わせる．信号Bと信号A′のアンドを取ると，同時計数の信号が作られ，これを計数することにより同時に発生した事象を調べることができる．本来，信号Aと信号Bは，タイミングがずれているため，同時に発生することはないはずであるが，実際には図に示すように，わずかにアンドの信号が現れる．これが偶発同時計数（accidental coincidence）であり，本来関係のない現象が，確率的にたまたま同時に発生し起こる現象である．

2つのパルスの時間間隔に比例する波高を作る時間波高変換を行えば，マルチチャネル波高分析によって時間間隔分布を得ることができる．（b）はその変換結果を示しているガウス型分布の部分が真の同時計数の部分で，ウォークにより分布の幅が決まる．灰色の部分が，偶発同時計数であり，ゲート幅に比例して，この計数値が増加することになる．

5.5 スペクトル分析

マルチチャネル波高分析装置により得られたスペクトルが，複数の放射線源の情報を含んでいる場合，あるいは分布したエネルギーを持つ放射線に起因している場合，これらの情報を分離して処理する必要がある．入射放射線のエネルギー分布を$S(E)$，パルス波高Hのスペクトルを$N(H)$とし，固有の応答関数を$R(H, E)$とすると，

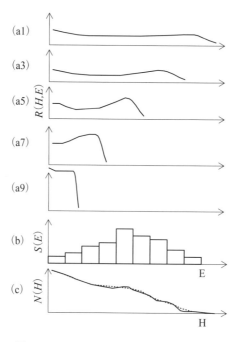

図3.26 アンフォールディングの概念図
（aは奇数番目のみを表示）

$$N(H) = \int R(H,E)S(E)dE \tag{3.27}$$

となる．$R(H,E)$ は，線源のエネルギーが E の場合に，波高 H のスペクトルの計数に寄与する確率を示している．ここで積分範囲は入射放射線のエネルギー分布を包括するようにとる．応答関数に対する線源のエネルギーの寄与が単なるエネルギーシフトだけの場合，式 (3.27) は，単純な重畳積分 (convolution) の形となる．この式の逆問題を解いて $S(E)$ を求めることをスペクトルデコンボリューション (spectrum deconvolution)，あるいはスペクトルアンフォールディング (spectrum unfolding) と呼ぶ．アンフォールディングの概念図を図3.26に示す．

式 (3.27) を不連続形式で書くと，連立方程式，

$$N_j = \sum_i R_{ji} S_i \tag{3.28}$$

となる．ここで，N_j は，パルス波高スペクトルの j 要素，R_{ji} は応答関数で，i で示されるエネルギーからの j 要素への寄与，S_i はエネルギースペクトルの i 要素である．

厳密なアンフォールディングは，上記の連立方程式を解きベクトル S を求めることであり，放射線源の強度に関する量を求める，非負の一般逆行列問題である．しかし，実際のスペクトル処理においては，スペクトルに対する自由度の不足など，多くの問題が解を求める障害となる．応答関数がすべて得られていないため予測して求める場合や計算のモデルの不適合，測定で求める場合の誤差などが応答関数の誤差となる．得られたスペクトルデータも統計的な誤差を持っている．これらの不確定性は逆行列の計算で伝播し求めるべきエネルギースペクトルに非常に大きな誤差をもたらす．不確定性に起因する誤差のために，解がない場合や，得られた解の多くの部分が意味を持たなくなる場合が発生する．

厳密な解を求める代わりに多くの方法が使われており[6]，1つの方法が最小二乗法である．この方法では重みを付けて合計した残差の二乗の最小値が得られるように放射線源のエネルギー分布を決める．

$$e = \sum_i W_i \left(N_i - \sum_j R_{ij} S_j \right)^2 \tag{3.29}$$

重み W_i として，実測データの分散の逆数が使われる．この場合でも，得られる解が大きな誤差を持つ場合があり，解のスムージング処理などが行われる．図3.26(c) に，得られたエネルギースペクトルから合成した波高分布を実線で示す．点線が実測で得られたものであり，モデルの不完全性などにより，完全に一致してはいない．

最近では，モンテカルロ法によるシミュレーションが高精度化・高速化しており，測定条件のモデル化が十分な精度で可能であれば，短時間で仮定したエネルギー分布から順方向の応答を計算できる．この繰り返し計算で解を求める方法も可能となっている．

スペクトルストリッピング (spectrum stripping) は，予期されるすべての放射線源のスペクトル (応答関数) をあらかじめ用意し，測定されたエネルギースペクトルから順次エネ

ギーが高い順に引きながら,その強度を決めていく方法である.この方法は,エネルギー吸収の最大値に対応するピークでその強度を決め,連続スペクトル領域の寄与も差し引くことにより連続領域を含めた分析を行う.応答関数は,単体の校正用放射線源による直接測定か計算によって作られる.

(榮武二)

第3章の文献

第1節〜第4節
引用文献
1) Kawaguchi T, et al.: Nucl. Instrum. Meth. **A481**: 317, 2002
2) Fano U: Phys. Rev. **72**: 26, 1947
3) Knoll G: Radiation detection and measurement 4th ed., 2010, John Willey & Sons, U.S.A.
4) Tsoulfanidis N: Measurement and Detection of Radiation, 1983, Hemisphere Publishing, U.S.A.

第5節
引用文献
1) Menaa N, et al.: Nucl. Instrum. Meth. Phys. Res. **A 652**: 512, 2011
2) Jastaniah SD, et al.: Nucl. Instr. Meth. Phys. Res. **A 517**: 202, 2004
3) 佃 正昊:放射線計測のエレクトロニクス,1969年,岩波書店
4) Matoba M., et al.: Nucl. Instrum. Meth. **196**: 257, 1982
5) Glenn F. Knoll: 3th ed., 2000, Wiley
6) Reginatto M: Radiat. Meas. **45**: 1323, 2010

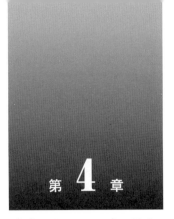

第4章 検出器各論

放射線は，物質に入射するとその種類や入射エネルギーに応じてさまざまな相互作用を起こし，エネルギーの一部あるいは全部を物質に付与する．その結果として，物質には何らかの形で放射線の「足跡」が残される．この「足跡」は，電荷の生成，物質の内部エネルギー状態の変化，およびそれらに関連する発光，化学的な性質の変化，温度変化等々，バラエティーに富んでおり，通常，きわめてか細い場合が多い．放射線検出器は，この「か細い放射線の足跡」を状況に応じて巧みに取り出し，必要な情報を得るために適切な処理を施す仕組みを有する道具であるといえるだろう．

放射線検出器から得られる情報をもとに評価される量は，そこに存在する放射線場の特徴（放射線の種類やエネルギー分布，位置，方向など）を記述する量（radiometric quantity）であったり，あるいは放射線場に置かれた物質が受ける影響をもとにしてその場に存在する放射線の特徴を記述する量（dosimetric quantity）であったりする．本章では，これらの量を取得・評価するのに用いられる代表的な放射線検出器の動作原理について説明する．

第1節 気体を用いた放射線検出器

気体を用いた放射線検出器は，線量計測，サーベイメータ，中性子計測，位置検出など広く利用されている．放射線と物質の相互作用により物質中に生じた正負の電荷に対して適当な強さの電場を与えると，電場により受ける力は正電荷と負電荷に対して逆方向に働くため，これらの再結合を防ぎ，陰極ならびに陽極に収集することができる．物質が絶縁体でないと，電場をかけるとそれに応じた電流が流れるため都合が悪いが，気体ではそのような問題は生じないため，気体を用いた放射線検出器による電離電荷の検出は，有効であり，得られる信号に対して適切なエレクトロニクスを用いれば個々の放射線の持つエネルギー情報まで求めることができる．本節では，このような気体を用いた放射線検出器の一般的な性質について示す．

1.1 気体の電離

気体に電離放射線が入射すると，電離，励起，X線・紫外線放射などのさまざまな過程を経て，気体中に電荷が生成する．高速の荷電粒子が気体中を走行する際には，主にその飛跡周辺に電荷が生成するが，中には，δ電子のように大きなエネルギーを荷電粒子から得て，飛跡から大きくはずれたところにまで電荷を生成する場合もある．また，紫外線やX線など二次的に生じた光子が飛跡から遠く離れた位置で吸収される過程もある．生成する電荷量は統計的なゆらぎの影響を受けるとともに，実際には個々に関連のある過程を経て電荷が生成され，Fano因子（Fano factor）により支配される．いま，一定のエネルギーEの放射線が入射した場合に得られる電荷の平均値は，電子・陽イオンの一対を生成するのに必要な平均エネルギーWを用いて，

表4.1 代表的な気体のW値

気体	Ar	He	H_2	N_2	Air	O_2	CH_4	CO_2	CF_4	Ne	Xe
W値（eV）	26.4	41.3	36.5	34.8	33.8	30.8	27.3	32.9	27	36.6	42.3

表4.2 Fano因子

計数ガス	W値（eV）	Fano因子（計算値）
Ne	36.2	0.17
Ar	26.2	0.17
$Ar + 0.5\%C_2H_2$	20.3	0.075

$$E/W \times e \tag{4.1}$$

と求めることができる．ただし，素電荷をeとした．ここで現れるWをW値（W value）と呼び，放射線計測において広く用いられている．表4.1にいくつかの気体における高速電子に対するW値の例を示す．W値は対象となる放射線の種類とエネルギーに応じて異なるので，放射線エネルギーの精密な測定においては注意が必要である．一方，生成電荷数

$$N = E/W \tag{4.2}$$

のゆらぎnについては，前述のようにFano因子Fで規定され，

$$n^2 = NF \tag{4.3}$$

で与えられる．気体においては一般にはFの値は1より小さく，ポアソン分布から予想されるよりも，より小さなゆらぎとなることが知られる．表4.2にFano因子の例を示す．

1.2 気体中の電子とイオンの挙動

本項では気体中に生成した電子とイオンからなる電荷の輸送について記述する．

1.2.1 拡散

放射線入射により，電子およびイオンは，放射線の飛跡に沿って局所的に生成された後，気体分子の運動に伴い，ランダムに移動と衝突を繰り返し，空間を拡散する．電荷の密度をn，電荷の速度をvとすると，拡散（diffusion）の過程は以下の拡散方程式により記述される．

$$nv = -D\nabla n \tag{4.4}$$

ここで，Dは拡散係数で，

$$D = \frac{\lambda \bar{v}}{3} \tag{4.5}$$

で与えられる．時刻$t=0$に中心に密度n_0で集まっていた電荷の時刻tにおける分布は球対称となり，中心からrの位置における密度$n(r, t)$は，

$$n(r,t) = \frac{n_0}{\sqrt{4\pi Dt}} \exp\left(-\frac{r^2}{4Dt}\right) \tag{4.6}$$

となる．

1.2.2 再結合

電離放射線により生成する電荷は，正負の電荷分布を持ち，これらはごく近傍に生成するため，再結合（recombination）する可能性がある．分子イオンの再結合においては，分子の解離が生じることがあり，解離再結合と呼ぶ．再結合過程としては，個々の電荷分布を考慮せずに扱うことのできる体積再結合のほかに，粒子飛跡に沿って生じた細長く高密度の電荷分布中で生じる柱状再結合がある．

1.2.3 電子付着

電子付着（electron attachment）は気体分子が電子をとらえて負イオンになる過程である．希ガスではこの過程はほとんど生じないが，塩素や水蒸気，酸素などは電子付着により陰イオンを生じやすい．電子なだれ（electron avalanche）増幅を起こさせるうえでは，これらのガスの混入は望ましくない．

1.2.4 電荷交換

電荷交換（charge transfer）は中性の原子とイオンの間での電荷の受け渡しであり，異種の気体が存在する場合には，この過程を通して，より低いイオン化ポテンシャルを有する気体に電荷が移行する．

1.2.5 ドリフト

電場が与えられた気体中の電荷は，気体分子との衝突を繰り返しながらドリフト（drift）運動を行う．電子の集団の重心の移動速度を電子のドリフト速度と呼ぶ．イオンの場合についても同様である．気体中でのドリフト速度は，電場の強さに比例した一定速度で飽和する．電子の運動方程式は，ドリフト速度をu，質量をm，電場の強さをE，衝突回数をN，素電荷をeとするとき，

$$m\frac{du}{dt} + Nmu = -eE \tag{4.7}$$

となる．いま，ドリフト速度が一定となった場合，

$$Nmu = -eE \tag{4.8}$$

$$u = -\frac{e}{Nm}E \tag{4.9}$$

となる．ここで，移動度（mobility）μを

$$\mu = \frac{e}{Nm} \tag{4.10}$$

と定義すると，

$$u = -\mu E \tag{4.11}$$

とかける．ガス圧 p に対して μ の値は反比例して小さくなる．ガス圧1気圧のときの移動度 μ_0 を用いて，

$$u = -\frac{\mu_0}{p} E \tag{4.12}$$

となる．ドリフト速度は電荷キャリアの質量に反比例し，電子に比較して，陽イオンのドリフト速度は3桁ほど小さくなる．

1.3 タウンゼントの第一電離係数と電子なだれ

電荷は電場の方向に移動する際に，気体分子と衝突するまでに進んだ距離に比例したエネルギーである $e\lambda E$ を得る．電子の場合，この値は，電場を強くしていくと数十 eV にも到達し，電離化ポテンシャルを超え，二次的な電離を生じる．この過程はさらなる増殖につながる電子なだれ，またはガス増幅と呼ばれる．N 個の電子が陽極側へ dx だけ運動した際に得られる電離電子の数は，タウンゼント（Townsend）の第一電離係数 α を用いて

$$\Delta N = N\alpha dx \tag{4.13}$$

これより，全体の増幅度については，

$$N = N_0 \exp(\alpha x) \tag{4.14}$$

となる．実際には，電離の過程は単純に電子が衝突した際に電離をすること以外にも，励起状態から放出される紫外・真空紫外領域の光子によるガスの電離も含まれている．

1.4 ペニング効果

2種類の気体 A, B を用いた場合，A の準安定励起状態から，次のような過程が生じる場合がある．

$$A^* + B \rightarrow A + B^+ + e^- \tag{4.15}$$

この場合，B の電離に必要なエネルギーが A の準安定励起状態から得られることが条件となる．これをペニング（Penning）効果と呼び，タウンゼントの α が大きくなることに相当する．Ne ガスの場合，準安定励起準位は 16.53 eV，16.62 eV となり，Ar ガスの電離準位であ

る15.8 eVよりも高いので，これらの組合せでペニング効果が生じる．

1.5 電離箱

電離箱（ionization chamber）は，放射線入射により気体に生じた電荷を気体中に導入した電場を用いて収集する原理に基づく，放射線検出器である．電離箱は気体を用いた放射線検出器としては最も単純なものである．

1.5.1 平行平板型電離箱

電離箱の代表例として図4.1に平行平板型電離箱の原理図を示す．電極間に電圧を与えることで，気体を満たした空間には電場が生じ，電離により生じる正電荷と負電荷をそれぞれ，陰極，および陽極に収集させる．図4.1においては検出器にバイアス電圧を与える高電圧電源と電流計が接続され，電流計は電離箱内部を流れる正・負の2種類の電荷の流れによる電流の和を計測する．単一の電荷による電流を考えると，ドリフト速度が大きければ，電荷の移動は速く，大きな電流として検出される．

一方，ドリフト速度が小さければ，電荷の移動が遅く，小さな電流となる．連続的に強度の弱い放射線を照射した場合に得られる平均値としての電流は電荷の生成の割合により決まる．一定の放射線照射時に平行平板型電離箱の両極板間に与える電圧を徐々に上げていくと，再結合の抑制，ドリフト速度の増加などにより電流は増加するが，ある程度電圧が上がると飽和に至る．電離箱はそのような飽和領域で用いられる．

1.5.2 グリッド付き電離箱

電離箱はまた，パルス信号をとらえることも可能である．先に述べたように気体中での電荷担体は2種類あり，電子とイオンの双方により，大きくドリフト速度が異なる．電子のみの信号を検出できれば，パルス信号としての計測には都合がよい．閉回路においては，電子とイオンの電流の分離はできないが，2つの回路に分割して計測を行えば，2つの回路に流れる電流は分離して計測することができる．

いま，図4.2に示すように陽極と陰極の間に第3の電極であるグリッドを入れることを考える．陽極と陰極には電位差を持たせるが，グリッドを接地し，グリッド-陽極間（領域A）とグリッド-陰極間（領域B）は全く別の回路となるように読出しを行う．陽極とグリッドの

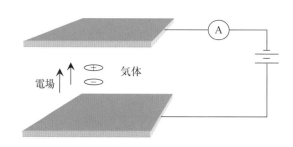

図4.1　平行平板型電離箱

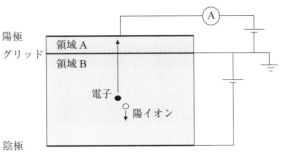

図 4.2　グリッド付き電離箱の原理

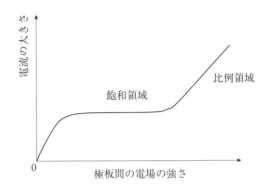

図 4.3　平行平板型構造における電場と電流の関係

間は距離を小さくとり，陰極とグリッドの間は距離を大きくとるものとする．領域 B（陰極とグリッドの間）に入射した放射線は，気体を電離して電子と陽イオンを生成する．このうち電子はグリッドの方に向かって運動を行い，電子はグリッドを飛び越えて領域 A に入る．

このような構造を用いることで，領域 A に入った電子（グリッド–陽極間）は，領域 B の陽イオンの動きに伴う電流とは分離して電子の移動に伴う信号のみを電流計 A に読み出すことが可能となる．これをフリッシュグリッド（Frisch grid）付き電離箱と呼ぶ．

1.5.3　電離箱による線量計測

電離箱を用いた放射線計測としては，線量計測が重要である．線量としては，X 線，γ 線計測で広く用いられている照射線量（exposure）は，空気を用いた電離箱を用いて測定を行うことで直接得られる．照射線量の定義においては，線量を測定する点で生成したすべての二次電子の総和を求める必要がある．γ 線領域ではこの二次電子の広がりは数 m にも及ぶので，きわめて大きな検出器容積を必要とする．検出部の周囲の空気を圧縮することは問題ないので，圧縮した空気に相当するような空気等価の物質で検出器体積を囲ってやれば，線量計測においては大変便利である．

このようにして，実際には空気の代わりにそれに近い補償特性（二次電子収率・単位質量当たりの電子のエネルギー損失）を持つ固体物質の壁に置き換え，空気に近い原子番号を持つ金属で検出器の壁を囲ってやればよい．このようにして空気等価電離箱が開発された．

以下，線量計測に用いられる電離箱の代表的なものについて示す．

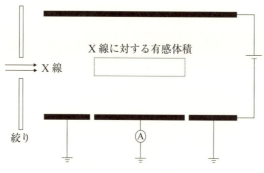

図4.4 自由空気電離箱

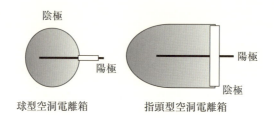

図4.5 空洞電離箱

A）自由空気電離箱

　自由空気電離箱は入射X線・γ線などによる照射線量を直接計測できる標準線量計であり，後に述べる指頭型電離箱などを線量校正する際に用いられる．平行平板型の自由空気電離箱の例を図4.4に示す．有感体積内においては，入射X線により生成する二次電子の生成が平衡状態になるように電流収集のための電極を3つに分けて，中央部のみを使うように工夫されている．

B）空洞電離箱

　空洞電離箱は，検出器の外側を空気透過物質で構成し，二次電子平衡が成立する条件において，実用上有用な小型な電離箱としたものである．空洞電離箱の構造は図4.5に示すように球型・円筒型のものがあり，後者はその形状から指頭型空洞電離箱と呼ばれる．球型電離箱では，指向性は弱いが，指頭型では大きいため，集電極に対して垂直になるようにX線を入射させて用いる．

1.6　比例計数管

　電離箱においてさらに強い電場を与えていくと，信号が再び大きくなりはじめる領域に突入する．検出器がこの領域に入ると，放射線の入射エネルギーを反映しながらも，大きな信号が出てくる．この領域においては，入射信号の大きさと出力信号の間の比例性が成り立つので，比例領域と呼ばれている．さらに電場を強くしていくと，比例性が少しずつ失われる（制限比例領域）．

　比例計数管（proportional counter）は，比例領域で用いるガス増幅を応用した計数管であ

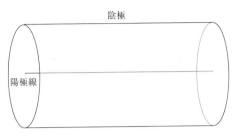

図4.6 円筒型比例計数管

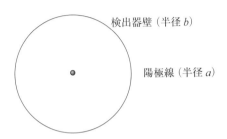

図4.7 円筒型比例計数管の断面構造

り，放射線に関するエネルギー情報を得ることができるので，X線から中性子まで広い範囲で用いられている．比例計数管においては，電子なだれを生じるほど強い電場を作ることが重要である．平行平板型のPPAC（parallel plate avalanche counter）などの比例計数管もあるが，一般には，細いワイヤからなる陽極線を用いて電気力線を陽極に集中させ，局所的に強い電場を陽極線近傍に生成させるものが多い．

いま，図4.6のような円筒形の比例計数管を対象として，図4.7に示したような断面構造を考えるものとする．中央に配置された陽極線から出る電気力線は放射状に広がり，検出器の壁面に垂直に入る．したがって，電気力線の密度として得られる電場の強さは，中心からの半径rに反比例し，$1/r$型の電場となる．検出器壁面を接地電位とし，陽極線に電圧Vを与えるとする．電場の強さを$E = A/r$（Aは定数）とおくと，電場の強さと電位差の関係から，

$$\int_a^b \frac{A}{r} dr = V \tag{4.16}$$

という式が成り立つので，これを解いて，

$$A(\ln b - \ln a) = V \tag{4.17}$$

$$A = \frac{V}{\ln(b/a)} \tag{4.18}$$

$$\therefore\ E = \frac{V}{r \ln(b/a)} \tag{4.19}$$

が得られる．

　このような$1/r$型の電場では，陽極線に近づくにつれて，急激に電場が大きくなるので，陽極線近傍においてのみ，電場から大きなエネルギーを受け取り，気体分子を二次電離することができるようになる．したがって検出器に入射した放射線が気体と反応して電子・イオンを生成した後，検出器内で実際に電子なだれが生じるのは陽極線のごく近傍であり，他の領域では，電子はドリフトしてくるのみで，気体分子をさらに電離する過程は生じない．主として陽極線の構造のみで増幅度を決定することになるため，検出器の有感体積を大きくとることが容易である．

　実際の陽極線の例としては，直径10〜20μm程度のタングステン線やカーボンファイバなどが挙げられる．陽極線の直径を5μm以下にすることは線の強度や変形などの点から困難である．逆に直径を大きくとると，十分な電場の強さを得るために，高電圧が必要となり，その高電圧の絶縁や暗電流などが問題となる．

　比例計数管に用いられる気体は，ガス増幅を効率的に生じさせるものである必要があり，電子を付着して陰イオンを生じるような酸素や水蒸気などの混入を避けなくてはならず，アルゴンとメタンの組合せなどがPRガスと呼ばれ，広く用いられている．特にメタンを10%としたものはP10ガスとしてよく用いられている．メタンの代わりにCO_2もよく用いられ，検出器の長期安定性において優れている．低エネルギーX線の計測には，窒素が，また中性子の計測にはBF_3ガス，He-3とCF_4の組合せ，He-3とプロパンの組合せなどが用いられている．

　比例計数管は，先に述べたように個々の放射線パルス信号を分離して計測することを可能とする．X線を高いS/N比をもって電流として計測することは難しいが，比例計数管では比較的簡単な構造でありながら，検出器自身が信号を増幅する機構を持つので，低エネルギー領域のX線計測には有用である．

　図4.8にマイクロストリップ型の比例計数管により計測した6 keVの放射光X線の波高分布を示す．この例ではエネルギー分解能として13.6%（FWHM）が得られている．半導体検出器と比較すると，気体検出器ではW値が10倍ほど大きく，エネルギー分解能は劣るが，

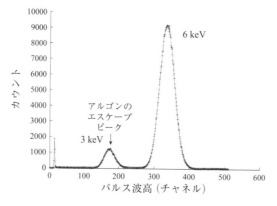

図4.8　比例計数管（MSGC）により測定した6 keV X線のエネルギー分解能の例
　　計数ガスにPRガスを用いたので3 keVにアルゴンのエスケープピークが見える．

比例計数管においては，ガス増幅の過程で電荷の生成の統計的なばらつきが生じるため，さらにエネルギー分解能は悪くなる．

一方，ガス増幅を生じさせるほど電場を大きくとるのではなく，二次的な電離が生じない範囲に電場の強度を抑えて，一次電子がガス分子と衝突する際に生じる蛍光を観測する蛍光比例計数管がある．この型の比例計数管においては，エネルギー分解能が高くとれるという利点がある．

陽極線を用いた比例計数管の計数率特性は，一般にあまりよくなく，10^3 cps/mm^2 程度に限られる．これは，ガス増幅を行う領域が陽極線の近傍に限られ，計数率が高くなると空間電荷の影響が大きくなるためである．平行平板型比例計数管では，陽イオンの収集が早いので，計数率特性は3桁ほど高くなる．後述するマイクロパターン型の比例計数管では，やはり陽イオンの収集が速く，高い計数率を実現する．

1.7 位置敏感型比例計数管

比例計数管は，大きな信号が得られる点を活用して，X線・中性子の位置情報の計測などにも用いられている．このような検出器は位置敏感型比例計数管（position-sensitive proportional counter: PSPC）と呼ばれる．1次元の位置敏感型比例計数管としては，陽極線に抵抗体を用いたものが広く用いられている．その位置読出しの原理は次のとおりである．

図4.9に示したように抵抗線の両端に増幅器を配置した場合，放射線入射位置をx，抵抗線の長さをlとすると両端の増幅器A，Bに収集される電荷Q_A，Q_Bの比はオームの法則により次式で表すことができる．

$$\frac{x}{l} = \frac{Q_A}{Q_A + Q_B} \tag{4.20}$$

このようにx/lという位置情報が収集された電荷に対して簡単な演算を行うことで求めることができる．この方法は電荷分割法（charge division method）と呼ばれ，収集された電荷の重心演算を行っているためピクセル型の検出器においても電荷分布から補間により入射位置を精度よく求めることができる．抵抗線を用いた電荷分割法を用いる際に留意すべき点として抵抗線の抵抗値の最適化が挙げられる．電荷分割法に用いる抵抗線の抵抗値が低い場合はプリアンプの内部抵抗の影響が大きくなりダイナミックレンジが挟まってしまい，逆に抵抗値が大きすぎるとRCの時定数により信号パルスの立ち上がり時間が長くなり検出器が低速化してしまうため抵抗値の最適化が必要である．

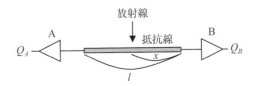

図4.9 電荷分割法の原理

1.8 MWPC

多線式比例計数管（multi-wire proportional counter: MWPC）は放射線の入射位置を検出するための比例計数管として1968年にCERNのG. Charpakによって開発された．図4.10のように2つの陰極の間に多数の陽極線を平行に配置し，はさみ込んだ構造をとる．MWPCは高位置分解能を持つ2次元位置検出器として高エネルギー物理などの分野に多大な貢献してきた．信号の読出しには多数の増幅器を用いて，各陽極線から独立に信号を読み出す方法のほかに，抵抗体や遅延線を用いて増幅器の数を減らした読出し方法がある．抵抗線を用いた電荷分割法では，各ワイヤ間に抵抗をはさんで直列に接続することで，陽極側からx軸の位置情報，陰極側からy軸の位置情報を得ることが可能であり，独立に信号を読み出す場合に比較して，読出し増幅器の大幅な簡略化ができる．

一方，抵抗を挿入することで，信号が減衰し，S/N比の劣化を招くことや，検出器容量との間で時定数が生じるために，パルス幅が長くなるなどの問題もある．遅延線（ディレイライン：delay line）読出し法は，電荷分割法と同様にして各読出し線を共通に接続する方式であり，この場合は，各ワイヤ間にディレイラインを挿入して直列に接続することで，信号の時間遅れを生成し，その時間差が位置に依存していることを用いて位置を同定するという方法である．この手法においては，電荷分割法とは異なり信号は減衰しない．

サイズの比較的大きなディレイラインを各読出しラインごとに用意し接続しなくてはならないという問題がある．ディレイライン読出し法は，MWPCの読出しには実際に広く用いられている．MWPCは現在も利用されているが，近年の放射線源の高強度化に伴い位置分解能，時間分解能，計数率特性などの点において，より高性能な検出器の開発が求められている．高計数率下においてドリフト速度の遅い陽イオンが陽極近傍に漂うことにより電場を弱め（空間電荷効果）ガス増幅度が低下し計数率特性が数kHz/mm^{2}程度に制約されることや，陽極線配線の機械的な制約から空間分解能が制限されるため，MWPCに代わるガス検出器の研究開発が進められている．

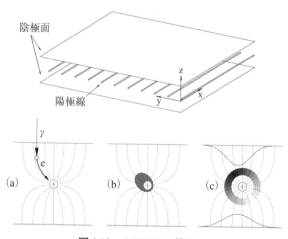

図4.10 MWPCの構造

1.9 GM計数管

GM (Geiger-Müller) 計数管は非常に大きな信号出力を生成する気体放射線検出器である．比例計数管に印加する電圧を上昇させていくと，増幅度が高くなるが，電子なだれにより生成した励起分子から放出される紫外線光子は，検出器中で放射線が当初入射した位置から離れた場所にも電子を生成し，これが陽極線にまた信号を生成し，検出器出力は大きくなる．増幅度を高くとった場合，電子なだれにより生成した励起分子から放出される紫外線は，図4.11に示すように検出器全体に電荷を生成させるようになる．この抑制のために，図4.12のように検出器の外部に抵抗を接続し，大電流が流れる際に陽極の電圧を下げ，持続的な放電，アフターパルスなどを抑える方法がある．具体的には，外側に負の高電圧をかけておいた外壁に対して，陽極線に抵抗をつけて接地する．これにより，いったん放射線を検出した後は，しばらくの間大きな電流が陽極に流れ込むため，陽極の電位が下がり，ガス増幅の動作が停止する．電子なだれによるガス増幅度は，おおむね$10^7 \sim 10^8$程度にもなる．比例計数管の際には放射線入射時に生成した初期電荷量とガス増幅の結果得られる電荷量は比例するが，GM計数管では，このような関係は得られず，計数を行うのみである．

GM計数管では，前述のような外部回路により安定性を保持する手法と，その後発明された，エタノールなど有機系のガスを混合させることで，励起された分子から放射される紫外

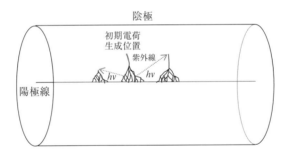

図4.11 GM計数管における電子なだれ成長の様子

初期電荷生成位置近傍に局所的に生成した電子なだれは，電子なだれ中に発生した励起分子より生成する紫外線光子を介して，陽極線に沿って次第に伝播し，ついには陽極線の全域にわたって電子なだれが生じるようになる．電子なだれを局所的に抑えるには，陽極線をガラスビーズで取り囲んだ領域に小分けするなどの方法がある．

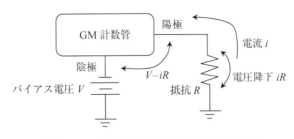

図4.12 GM計数管における外部消滅回路

この例では，陰極に高電圧をかけている．ガス増幅が生じて，大きなパルス電流が生成すると，陽極から接地した抵抗を通して電圧降下が生じ，陽極と陰極間にかかる電圧が減少する．この結果ガス増幅に必要な電場が弱くなり，ガス増幅は終結する．

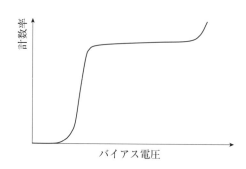

図4.13 GM計数管の計数率特性とバイアス電圧の関係

線を吸収し光電子を生成する割合を制御して電子数を減少させ，増幅過程を消滅させる，自己消滅の手法がある．添加した有機系のガスは紫外線光子を吸収して解離するため，計数とともに解離でできた分子が蓄積され，計数管の性能は劣化する．GM計数管のバイアス電圧と計数特性の関係は図4.13に示すように，ある電圧領域で，ほぼ一定の計数値が得られるような特性を示す．この一定の計数値が得られる領域をプラトー領域と呼ぶ．プラトー領域が狭いと，バイアス電圧の変化や計数ガスの変化に伴う計数率変動の可能性が生じる．

　GM計数管においては先に述べたように，検出器の陽極線全体にわたるガス増幅が生じ，その結果，陽極線全体を陽イオンが取り囲む"シース"が残される．この陽イオンの集団は，検出器内の空間電荷とし存在し，陽極線近傍の電場を減少させるので，ある放射線を計数した後，しばらくの間は，GM計数管としての動作は停止し，ガス増幅を起こすことが不可能となる．この状態からの回復には数十～数百 μs のオーダの時間を必要とする．このように検出器が動作不能になる時間は不感時間（dead time）と呼ばれる．また，出力パルス波高がパルス計数回路の波高弁別レベルまで回復するのに必要な時間を，特に分解時間（resolving time）と呼んで区別する場合がある．不感時間はGM計数管そのものの特性であるのに対し，分解時間はパルス計数回路を含めたシステムとしての特性であることに注意されたい．GM計数管の不感時間は気体を用いた他の検出器に比較して大きいが，サーベイメータなどの応用では通常計数率はそれほど高くないため有用である．最近，外部消滅法の手法を用いてガイガーモードのアバランシェフォトダイオード（APD）であるSi PMなども実用化されてきており，GM計数管の場合も検出器をセグメント化するなどの手法を用いれば今後より応用分野が広がる可能性もある．GM計数管では，不感時間の間に入射した放射線はガス増幅ができない．このため，不感時間の間の検出器への入力からは無視され計数されない．この場合，非まひ型の不感時間モデルで取り扱うことができる．

　GM計数管をβ/γサーベイメータとして用いる場合，β線の計測においては，放射線入射窓での減衰を防ぐために，マイラなどでできた薄い入射窓を用いることが必要である．一方，γ線の計測においては，気体とγ線が直接反応することはきわめてまれであるため，γ線の検出は，検出器の壁との相互作用により生成するコンプトン電子または光電子を検出することによる．市販のもので，γ線光子に対する検出効率は，数％程度となる．GM計数管を用いたサーベイメータには，指向性もあるので注意が必要である．

（高橋浩之）

第 2 節　シンチレーション検出器

シンチレーション検出器（scintillation detector）は陽電子断層撮像装置（PET）やX線CTに代表される核医学や空港の手荷物検査機などに代表されるセキュリティ機器，電子部品の非破壊検査装置，高エネルギー物理学用の検出器，石油や鉱物資源探査装置など，広汎な分野に応用されている．

2.1　シンチレータ

シンチレーション検出器は放射線を紫外〜可視光に変換する"シンチレータ"と，その光を電気信号に変換する"受光素子"とからなっている．非破壊検査装置の性能はこのシンチレーション検出器部分の性能に大きく依存するため，シンチレータ（scintillator）の特性は非常に重要である．

シンチレータの役割は 10^{5-6} eV のエネルギーを持つ単独の放射線を数 eV のエネルギーを持つ複数の光子に変換することであり，放射線をシンチレータに当てると，この光子のエネルギーに対応した波長の光が得られる．

1895年のレントゲンによるX線の発見により，人類は放射線や放射性物質の存在を認識した．レントゲンは，放電管に数千Vの電圧をかけて陰極線の実験を行っていた際，偶然に放電管を厚い紙で覆っているにもかかわらず近くにおいてあった蛍光物質が発光している現象を発見し，放電管から目に見えないが物質に対する透過力を持った何かが発していると結論づけ，これをX線と名づけたとされる．この蛍光物質＝シンチレータであるので，シンチレータはそのシンチレーション現象により，人類に放射線および放射性物質の存在を教えてくれた物質ともいえる．

最初に工業化されたNaI(Tl)は1948年にHofstadter[1]によって発見された．1973年のBGOの発見以降，X線CTやPETなどの医療画像装置の開発や欧州原子核研究所（CERN）のLarge Hadron Collider（LHC）のCompact Muon Solenoid（CMS）における高精度カロリメータ用のシンチレータの要請などとも密接にかかわりながら$CsI(Tl)$[2]，BaF_2[3]，$CdWO_4$[4]，CeF_3[5]，$PbWO_4$（PWO）[6,7]，$Gd_2SiO_5(Ce)$（GSO）[8]，$Lu_2SiO_5(Ce)$（LSO）[9,10]，$LaBr_3(Ce)$[11]，LuAG(Pr)[12-14]，GAGG(Ce)[15]などのシンチレータ結晶が開発されてきた．

2.1.1　無機シンチレータの発光原理

シンチレータが放射線を受けて発光する際，図4.14に示す3つのプロセスを経る．そのため，無機固体シンチレータの発光量はこの3つのプロセスそれぞれの効率，すなわち，母結晶のバンドギャップ（band gap），エネルギー輸送効率，発光中心（emission center）の変換効率などと相関を持ち，以下の式（4.21）で表される．輸送特性はバンドギャップと欠陥密度に，発光波長・発光効率・蛍光寿命は発光中心イオンのサイトの対称性と陰イオンとの距

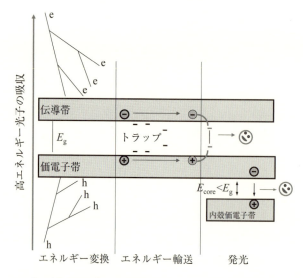

図4.14 シンチレータ内で起こる現象の概念図
eは電子,hはホールを示す.賦活剤や励起子が準位を形成し発光中心となるものや,内殻価電子帯の電子が伝導帯に励起された後のホールと価電子帯が輻射再結合する発光などが知られている.

離などに依存する.

$$N_{ph} = N_{eh} \times S \times Q = \{E_{rad}/(\beta E_g)\} \times S \times Q \quad (4.21)$$

N_{ph}:発光量(シンチレーション光の光子数)
N_{eh}:放射線によって生成される電子正孔対数
S:電子正孔対が発光中心に移動する効率
Q:発光中心における発光の効率
E_{rad}:放射線のエネルギー
β:経験的定数(〜2.5)
E_g:シンチレータのバンドギャップ

シンチレータに求められる重要なパラメータとして,発光量,密度,蛍光寿命,エネルギー分解能などがあるが,たとえば,陽電子断層撮影(PET)においては,放射線(PETの場合はγ線)の数え落としを減らし,患者の絶対被ばく量を低減させたいといったことから,近年のシンチレータ特性への要求として,特に"高速応答"がある.そのためには,シンチレータの蛍光寿命が短くなる必要があるが,発光波長と蛍光寿命の間には式(4.22)で示される関係が知られており,同じ発光中心を用いる場合,蛍光寿命を短くすればするほど発光波長は短波長化する[15].

$$\Gamma = \frac{1}{\tau} \propto \frac{n}{\lambda_{em}^3}\left(\frac{n^2+2}{3}\right)^2 \sum_f |<f|\mu|i>|^2 \quad (4.22)$$

ここで,Γは遷移確率,τは蛍光寿命,nは屈折率,λ_{em}は発光波長,fは終状態,iは始状態,

μは双極子演算子である.

シンチレータに用いられる発光は,A. 添加物のないワイドバンドギャップ材料における固有(intrinsic)発光と,B. 添加物を用いたワイドバンドギャップ材料における不純物(extrinsic)発光, とA. とB. の混合型のような位置づけにあたるC. 直接遷移型のワイドバンドギャップ半導体の励起子(exciton)発光とに大別される.

A. のintrinsicな発光は,添加物のないワイドバンドギャップ材料のホスト自体からの発光であり, $PbWO_4$, $CaWO_4$, $CdWO_4$などの "self-trapped exciton発光"(STE発光)と, BaF_2の短寿命成分に代表される "core-valence発光"(CVL)とが挙げられる. BaF_2は蛍光寿命の短い成分としてSTE発光も有することが知られている.

B. の添加物を用いたワイドバンドギャップ材料におけるextrinsicな発光は不純物などの賦活剤による発光であり,さらに5つに分類される. ①代表格はLSO(Ce), GSO(Ce)など,最先端のPET用シンチレータで用いられている "3価の希土類イオンの5d-4f遷移に伴う発光"である. これはパリティ許容遷移で,かつ,スピン許容遷移であるため,発光量が多く,蛍光寿命が短いという,応用面から非常に好ましい特徴を有する. ②Eu^{2+}を賦活剤として用いるシンチレータは "2価の希土類イオンの5d-4f遷移に伴う発光"に分類される. この発光はパリティ許容遷移だが,スピン禁制遷移であるため,Ce系に比して蛍光寿命はやや長めである. ③Tl^+やPb^{2+}, Bi^{3+}などを賦活剤として用いるシンチレータは "6s 6p-6s^{2}遷移に伴う発光"に分類される. この発光はパリティ許容遷移,スピン禁制遷移だが,スピン軌道相互作用で補償されるため,蛍光寿命は①よりは長いものの,②よりも短い. ④パリティ許容遷移で,かつ,スピン許容遷移の発光として, "電荷移動状態からの遷移に伴う発光"も挙げられる. 近年,Ybの電荷移動状態からの遷移に伴う発光が話題となった. ⑤蛍光体として用いられているTb^{3+}やEu^{3+}, Pr^{3+}などのシンチレータは "3価の希土類イオンの4f-4f遷移に伴う発光"に分類される. これはパリティ禁制遷移で,かつ,スピン禁制遷移であるため,蛍光寿命は長寿命である.

C. の直接遷移型のワイドバンドギャップ半導体の励起子発光は以下の3つに分類される. ①無添加のZnOやPbI_2などで観察される "ワニエ励起子による発光", ②ZnO(Ga), ZnO(In)など,添加物を介して再結合が行われる "添加したイオンを介した電子と正孔の再結合に伴う発光", ③量子効果が顕著になるサイズのナノ結晶からの励起子発光.

2.1.2　X線・γ線用シンチレータ

X線・γ線用シンチレータでは,パルスモードでフォトンカウンティングする評価が一般的である. この場合,測定回路の時定数は典型的な燐光や遅発蛍光の減衰時間よりもはるかに小さくとるので,発光量測定に寄与する光子は即発蛍光に限られる. これと異なり,電流モードで作動するシンチレーション検出器の場合は,光の全収量に比例した信号電流を得る. ここで長寿命の成分が無視できない場合,信号の記憶,すなわち,アフターグロー(after grow)効果が現れてしまう.

X線・γ線用シンチレータにおいて重要視されるパラメータは以下のとおりである.

(1) 発光量
(2) X線,γ線の阻止能

（3）蛍光寿命
（4）発光波長
（5）化学的安定性，放射線耐性
（6）エネルギー分解能
（7）異なるエネルギーに対する発光量の線形性

2.1.2.1　NaI，CsI単結晶

バルク単結晶シンチレータの歴史はNaI(Tl)，CsI(Tl)から始まった[17),18)]．特性もよく，バルク体の製造が可能であり，価格も安価であることから広く用いられている．

NaI(Tl)は高発光量であるが，蛍光寿命において主成分の230 ns以外に0.15 sの燐光が約9%あることなどから，高い計数率が必要のない場面で利用される．また，吸湿性があるので，大気中に一定期間放置すると水分を吸収して劣化してしまう．そのため，NaI(Tl)結晶は通常気密容器内に封入して用いる．

CsI(Tl)も高発光量である．励起源により蛍光寿命が異なる性質を持つため，波形弁別法により放射線の種類を弁別することができるという特徴を有する．NaI(Tl)に比して吸湿性は少ないが，それでも，水や高湿度環境にさらすと劣化してしまう．

NaI(Tl)，CsI(Tl)に共通する特徴としては，シンチレーション応答と付与エネルギー間の比例性のずれが大きく，10 keV付近の低エネルギー領域で1を超える．すなわち，（1 MeVのときの発光量）＜（1 keVのときの発光量×1000）である．これはBGOやGSO，LSOなど，他のすべてのシンチレータが1を下回る，すなわち，（1 MeVのときの発光量）＞（1 keVのときの発光量×1000）であるのと対照的である[19)]．

2.1.2.2　CWO，PWO単結晶

タングステン酸塩の発光中心は470 nm付近に発光ピークを有する$(WO_4)^{2-}$と540 nm付近に発光ピークを有するWO_3欠陥の2種類である[20)-22)]．

$CdWO_4$(CWO)は1900年代半ばから知られているシンチレータであり，高い発光量と均質で化学的に安定なバルク単結晶が製造可能であるため，X線CT用のシンチレータとして広く用いられている．ただし，蛍光寿命が1.1 μs（40%），14.5 μs（60%）と長いため，高計数率の検出には適さないが，電流モードで動作するX線検出器として応用されており，燐光成分が存在しないため，X線CT用途などに適する．

$PbWO_4$(PWO)は高いZ_{eff}と数nsときわめて短い蛍光寿命ゆえ，高エネルギー物理学用のシンチレータとしてCERNのCMSに採用されている．室温でほぼクエンチしているため，発光量は小さいが，その発光量を大きくする試みが多数なされている[23)-25)]．

2.1.2.3　BGO単結晶

$Bi_4Ge_3O_{12}$(BGO)は1973年に開発され[26)]，広く用いられており，他のシンチレータの発光量の評価をする際の標準物質としてもしばしば用いられる．引上げ法やブリッジマン法，ゾーンメルト法などによりバルク単結晶の作製が可能である．

また，Z_{eff}が83と大きいことも特徴の一つである．

Bi^{3+}の6s 6p-6s^{2}遷移に伴う発光が420 nm付近に観測され，蛍光寿命の主成分は300 nsである．Ce系やPr系のシンチレータに比して遅いが，多くのシンチレータで観察されるアフターグローがほとんど存在しない．

化学的に安定で吸湿性もなく，機械的強度も高いなどの特性も利点である．

2.1.2.4　希土類 5d-4f 遷移 Ce 系，Pr 系，Eu 系単結晶

BGO が PET 用シンチレータとして利用されていたときに GSO が高木らにより開発された[8),27),28)]．すぐに Melcher らにより Gd を Lu で置換して Z_{eff} を高くした LSO，$(Lu,Y)_2SiO_5$(Ce)(LYSO) が開発され，PET などで使われる代表的なシンチレータとなった[9),10),29),30)]．近年，$Gd_3(Al,Ga)_5O_{12}(Ce)$(GAGG) が LYSO を上回る高発光量，高エネルギー分解能であることが報告され，実用化されている[15)]．

Pr^{3+} を発光中心とするシンチレータでは LuAG(Pr) が実用化されている[12)-14),31)]．発光量は LSO を少し下回るが，蛍光寿命は 20 ns と速く，また，エネルギー分解能が 4.3％と Z_{eff} の高いシンチレータでは最も高い分解能を有することが特徴となっている．Lu のバックグラウンドが問題ではあるものの，Ce 系と異なり高温においても発光量が劣化しにくいため，資源探査用のシンチレータとしても検討されている．

また，$LaBr_3$(Ce) が高発光量，高エネルギー分解能，高速応答で注目されている．ただし，潮解性があるため，実用化されてはいるものの，PET などに本格採用はされていない．応答速度はさほど速くはないが，高発光量，高エネルギー分解能という意味で SrI_2(Eu) も注目されている．こちらも潮解性がネックとなり，大規模に普及するには至っていない[11)]．

2.1.2.5　高速応答する無機シンチレータ結晶

core-valence 発光を有する BaF_2，オンセンター型の自己束縛励起子からの発光が観察される無添加 CsI やワニエ励起子からの発光が観察される直接遷移型の半導体などは高速応答

表4.3　代表的な X・γ 線用シンチレータ

シンチレータ （化学組成）	密度 (g/cm³)	発光量 (ph/MeV)	蛍光寿命 τ (ns)	λ_{em} (nm)	662 keV でのエネルギー分解能 $\Delta E/E$ (％)	アフターグロー	潮解性
BaF_2 (cross lum.)	4.88	1,500	0.6〜0.8	180〜220	7.7		無
CsI (Tl)	4.51	66,000	800	550	6.6	中	有
NaI (Tl)	3.67	41,000	230	410	5.6		有
$LaBr_3$ (Ce)	5.3	61,000	20〜35	358	2.9		有
$YAlO_3$ (Ce)	5.6	21,000	20〜30	360	4.6		無
$LuAlO_3$ (Ce)	8.34	12,000	18	365	〜15		無
$Y_3Al_5O_{12}$ (Ce)	4.56	24,000	90〜120	550	7.3		無
$Lu_3Al_5O_{12}$ (Ce)	6.67	12,500	55	530	11		無
$Gd_3(Al,Ga)_5O_{12}$ (Ce)	6.5〜7.0	60,000	80	520	5〜6		無
Gd_2SiO_5 (Ce)	6.7	8,000	60	420	7.8		無
Lu_2SiO_5 (Ce)	7.4	26,000	30	390	7.9		無
$Bi_4Ge_3O_{12}$	7.1	8,600	300	480	9	きわめて少ない	無
$PbWO_4$	8.28	300	2〜3	410	30〜40		無
$CdWO_4$	7.9	20,000	5,000	495	6.8	きわめて少ない	無
$Lu_3Al_5O_{12}$ (Pr)	6.67	20,000	22	310	4.3		無
Gd_2O_2S (Pr, Ce, F)	7.3	35,000	4,000	490		きわめて少ない	無
ZnS (Ag)	3.9	〜100,000	〜1,000	450		きわめて大きい	無

する.

　BaF_2は高いZ_{eff}であり，かつ，蛍光寿命が1 ns以下であるため，高い検出効率と速い応答速度を兼ね備えたシンチレータと認知されているが，発光量はあまり高くない．0.6 nsの高速成分が220 nmに，630 nsの成分が310 nmに存在する．

　無添加CsIも発光量は大きくないが305 nm付近の発光が10 ns程度の短い蛍光寿命を有する．また，350～600 nmに数μsの遅い成分も存在する．

　PbI_2やHgI_2といった直接遷移型の半導体は冷却するとサブナノ秒の蛍光寿命を有する高速な発光を示す．温度が100 Kを超えると熱消光が著しいため，現状，これまで実用化例はないが，後述の微粒子分散や有機無機ハイブリッドなどにより室温でも利用できるようにしようという試みがなされている．

2.1.2.6　セラミックス

　透明もしくは透光性のセラミックスはグレインの小さな立方晶の結晶を高密度に焼結させて透明性・透光性を発現させたものである．発光中心元素が均質に添加できる，単結晶の作製法である融液成長では作れない高融点のものが作れる，型を用いることでデバイス形状のものを作ることができるなどの利点を有する．近年の技術革新は顕著であり，見た目には単結晶と見分けのつかないものもできるようになっている．

　母材に$RE_3(Al, Me)_5O_{12}$ (RE = Gd, Y, Lu Me = Ga, Sc)を用いたもの，RE_2O_3 (RE = Gd, Y, Lu)を用いたもの，$AHfO_3$ (A = Ca, Sr, Ba)を用いたものなどが盛んに研究され，$(Y, Gd)_2O_3(Eu, Pr)$，$Gd_2O_2S(Pr, Ce, F)$，$Gd_3(Ga, Al)_5O_{12}(Ce)$などがすでにX線CT用途などで実用化されている[32)-38)]．

2.1.3　熱中性子線用シンチレータ

　熱中性子の検出はセキュリティ分野，中性子回折分野などで非常に重要である．熱中性子の検出はこれまで^{3}Heの比例計数管が主流となっているが，近年，^{3}Heの供給不足が世界的に問題となり，無機シンチレータによる代替の要請が高まっている[39)]．

　熱中性子用シンチレータにおいても発光量や蛍光寿命は重要視されるが，X線，γ線の阻止能の代わりに中性子との反応断面積が，異なるエネルギーに対する発光量の線形性の代わりに$α/β$比や波形弁別能などが重要なパラメータとなる．ここで，$α/β$比とは同じエネルギーの粒子と光子とを入射したときの発光量の比率$LY_α/LY_γ$のことである．シンチレータに一定以上のエネルギーを持った光子や電子が入射した場合はシンチレータ内の電子にエネルギーが渡され発光エネルギーに利用される．一方，α線（ヘリウム原子核）や中性子はシンチレータ内の原子核経由で発光が起こる．そのため，同じ1 MeVの光子とα線が入射したときの発光量が異なる．その発光量比率（$LY_α/LY_γ$）を表したものを$α/β$比と呼ぶ．中性子検出では，γ線がバッググラウンドとなるので，$α/β$比は重要なパラメータとなる．

2.1.3.1　^{6}LiF/ZnS(Ag)

　古くから存在するシンチレータで，英国のISISで実用化されている[40)]．利点は3つある．1つは低い密度と小さい有効原子番号ゆえにγ線に対する感度が低い点である．2つめはγ線励起と中性子線励起で蛍光寿命が異なるため，波形弁別が可能である点である．3つめはきわめて高い発光量である．

一方で2つの問題点も有する．1つは蛍光寿命が非常に遅いこと，2つめは粉末状でしか得られない点である．自己吸収と散乱のため厚みを厚くして感度を向上させることができない．

波形弁別できる特徴を利用して，波長シフタファイバと組み合わせて2次元の位置敏感型フラットパネル検出器が開発されている[41),42)]．

^{6}LiF/ZnS(Ag) の ^{6}Li を ^{10}B に置換した $^{10}B_2O_3$/ZnS(Ag) なども提案されている[43),44)]．

2.1.3.2 ^{6}LiI(Eu)

^{6}LiI(Eu) は吸湿性があり波形弁別もできないが，$α/β$ 比が0.87と報告されているシンチレータ中で最も高く，波高値による弁別が可能である．

2.1.3.3 ^{6}Li-glass(Ce)

GS20 などの ^{6}Li-glass(Ce) は発光量や $α/β$ 比やエネルギー分解能が際立って大きいわけではないが，波形弁別も波高弁別も可能である．吸湿性もなく，発光波長域で透明であるため，全体的なバランスのよいシンチレータといえよう．このシンチレータは中性子回折用のアンガーカメラやセキュリティ用の検出器に利用されている例が報告されている[45),46)]．

2.1.3.4 $^6Li_6Gd(BO_3)_3$(Ce)

$^6Li_6Gd(BO_3)_3$(Ce) は中性子との反応断面積の高い元素3つが格子を構成している特徴的な結晶である[47),48)]．発光波長域で透明である一方で，結晶成長が難しいこと，発光量があまり高くないこと，Gdと中性子の反応で出る γ 線がバックグラウンドになることなどから，セキュリティ用に検討されてはいるが，実用化には至っていない．

2.1.3.5 エルパソライト型（Elpasolites type）$A_2{}^6LiMX_6$(Ce)（A＝Cs, Rb; M＝Y, La, Sc; X＝Cl, Br, I）

特性の観点から熱中性子用のシンチレータとして最も優れているのがエルパソライト型構造を有するハロゲン化物 A_2LiMX_6(Ce)（A＝Cs, Rb; M＝Y, La, Sc; X＝Cl, Br, I）である[49)-53)]．たとえば Cs_2LiYCl_6(Ce)（CLYC）と Cs_2LiYBr_6(Ce)（CLYB）は，高い発光量と高い $α/β$ 比（CLYC 0.73，CLYB 0.78）ゆえに中性子と γ 線の波高値弁別も可能である．また，^{35}Cl は熱中性子の捕獲断面積が高いため，CLYC や CLLC において95％の ^{6}Li を用いると感度はきわめて高くなる．

CLYC や CLLC の興味深い点は γ 線励起のときのみ観察される core valence luminescence である．この特徴を利用すると，図4.15に示すとおり，中性子と γ 線の波形弁別が可能となる．

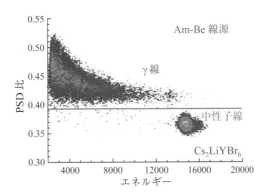

図4.15 CLYB(Ce) の中性子と γ 線との波形弁別例[54)]（口絵参照）

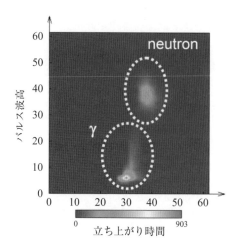

図4.16 LiCAF(Ce)の中性子とγ線の波形弁別例[61]（口絵参照）

このようにエルパソライト型構造を有するハロゲン化物は優れた特性を示す材料であるが，吸湿性がきわめて高いために，これまで実用化はされていない．

2.1.3.6 コルキライト型(Colquiriite type) ^{6}LiAEMF$_6$(R) (AE＝Ca, Sr; M＝Al, Ga; R ＝ Ce, Eu)

Liを含み，希土類イオンのd-f遷移からの発光が得られ，潮解性がない材料としてコルキライト型構造を持つフッ化物結晶 ^{6}LiAEMF$_6$(R) (AE＝Ca, Sr; M＝Al, Ga；R＝Ce, Eu) がある．特にAE＝CaのLiCAFとAE＝SrのLiSAFが知られている[55)-60)]．

LiCAF(Ce)は発光量は ^{6}Li-glass(Ce)より少し大きい程度であり，蛍光寿命は倍程度高速応答する．

特徴として，α/β比が0.5程度と ^{6}Li-glass(Ce)などと比して有意に大きいことから波高値弁別が可能であり，また，γ線励起のときのみ観察される高速発光成分があるため，波形弁別も可能である点などが挙げられる（図4.16）．加えて，Na共添加により，発光量や放射線耐性が向上するということもわかっている[58)]．

LiCAF(Eu)は発光量はCLYB(Ce)と同等以上の高い値を示す．蛍光寿命は1μs程度である．高い発光量と高い化学的安定性が評価され，中性子検出器に採用されはじめている．表4.4に主要な中性子用シンチレータの特性比較を記す．

2.1.4 有機シンチレータ

有機シンチレータは発光量が高く，時間分解能に優れており，計数レートの高い実験に使用できるという利点がある．

2.1.4.1 有機シンチレータの発光原理

有機物の発光過程は単一分子内のエネルギー準位間における遷移に起因する．そのため，規則的な構造が発光機構の基礎になっている無機シンチレータと異なり，その物理的状態には依存せず，分子の種類にのみ依存する．無機シンチレータでは固体としてバンドギャップが形成され，発光中心の準位が規定されることがシンチレーション過程の基礎となるが，有機シンチレータでは，固体状態でも，気体状態でも，液体状態でも，溶液の一部として溶け

表 4.4 主要な中性子用シンチレータの特性比較

シンチレータ (化学組成)	密度 (g/cm³)	Z_{eff}	Abs. length at 0.18 nm ⁶Li 95% enr. (mm)	λ_{em} (nm)	発光量 neut. (number of photons)	発光量 MeV gamma	α/β ratio	エネルギー分解能 $\Delta E/E$ 662 keV neut. (FWHM, %)	エネルギー分解能 $\Delta E/E$ 662 keV gamma (FWHM, %)	蛍光寿命 τ neut. (ns)	蛍光寿命 τ gamma (ns)	PHD	PSD	潮解性
LiF/ZnS (Ag)	2.6		0.8 (0.45#)	450	160,000	75,000	0.44	−	−	80,000	100	−	+	少
LiI (Eu)	4.1	52.3	0.54	470	50,000	12,000	0.87		~3.5	1,400	1,400	+	+	有
Li glass (Ce) (GS20)	2.5		0.52	395	~7,000	~4,000	0.35	15		70	70	+	+	無
Li₆Gd(BO₃)₃ (Ce)	3.5		0.35	385,415	40,000	25,000	0.32				200,800	+	+	有
Cs₂LiYCl₆ (Ce)	3.3	46.4	3.2	380	70,000	20,000	0.73		4	50,10³	50,10³	+	+	有
Cs₂LiYBr₆ (Ce)	4.1	44.7	3.7	390,423	90,000	24,000	0.78		4	70,10³	80,10³	+	+	有
Cs₂LiLaCl₆ (Ce)		50.1		375,410	110,000	35,000	0.65		3.4	100,10³	100,10³	+	+	有
Cs₂LiLaBr₆ (Ce)		47.7		~410	180,000	60,000	0.62		3	55,>270	55,>270	+	+	有
Rb₂LiLaBr₆ (Ce)	3.9	42.1	3.5	~363	54,000	33,000	0.34		4.8					無
LiCaAlF₆ (Ce)	2.9	15		300	4,000	~1,600	~0.5	16		40		+	+	無
LiCaAlF₆ (Ce,Na)	2.9	15		300	~6,000		0.21					+	+	無
LiCaAlF₆ (Eu)	2.9	15		370	29,000	~29*,000	0.25			1,150				無
LiCaAlF₆ (Eu, Na)	2.9	15		370	40,000	~34,000	~0.2							無
LiF/CaF₂ (Eu)			~0.5		8,000									無
LiF/CaF₂ (Ce)			~0.5		3,000									無
LiF/SrF₂ (Ce)			~0.5		9,000		~0.25							無

込んでいても，蛍光が観測できるのが特徴である．

　ほとんどの有機シンチレータでは励起された有機物質分子のエネルギーは遷移が起こる前に分子から分子へと受け渡される．溶媒中に発光効率のよい蛍光体を少量添加した場合，溶媒分子がまず励起され，そのエネルギーがやがて発光効率のよい蛍光体分子に移り発光を起こすことになる．このような溶媒に蛍光体が添加されたシンチレータは液体シンチレータ，プラスチックシンチレータとして広く使用されている．

　有機物質分子の励起状態にはスピン0のsinglet state（一重項状態）とスピン1のtriplet state（三重項状態）があり，主要なシンチレーション光はsinglet stateからの遷移によるものである．励起後時刻tにおける発光強度Iは，寿命をτとすると無機シンチレータと同様に

$$I = I_0 e^{-t/\tau} \tag{4.23}$$

と表されるが，τは2〜3 nsと無機シンチレータに比べて非常に短い．

　有機シンチレータはこのきわめて短い蛍光寿命を利用して，波長変換素子として利用されることもある．有機シンチレータの波長シフタとする場合は波長シフタとして動作する添加物を入れることで，もともとのシンチレータによって放出された光を吸収して，より長い波長の光を再放出する．無機シンチレータの波長シフタとして利用する場合も，無機シンチレータの発光を吸収して，より長い波長に発光する．いずれの場合も，発光スペクトルをシフトさせることで，受光素子の量子効率の高い波長に合致させることができる．また，有機シンチレータの場合はシンチレータ自身の自己吸収を最低限に抑える効果も有する．

2.1.4.2　有機シンチレータ

　代表例はアントラセン，スチルベンなどである．アントラセンは大きな発光効率の方位依存性を有するものの，既存の有機シンチレータの中で最も高い発光効率を持ち，最も古くから利用されている材料である．スチルベンは発光効率こそ高くはないが，波形により励起している放射線を弁別できる性質を持つ．

2.1.4.3　プラスチックシンチレータ

　プラスチックシンチレータとしてはポリスチレン，ポリビニルトルエン，ポリフェニルベンゼンなどが用いられている．プラスチックシンチレータはさまざまな形状のものを大量生産できるという利点がある．

2.1.5　その他のシンチレータ

2.1.5.1　発光材料の微粒子を分散させたシンチレータ

　半導体ナノ材料の場合，発光に寄与する励起状態は励起子である．電子と正孔が水素原子状の束縛状態を形成したものである．励起子からの発光は蛍光寿命が既存（希土類イオンなど）の材料に比して桁で短くなり得る点である．近年，これをさらに進化させ，ナノメートルサイズの半導体が示す特異な電子・光学特性を生かして発光材料の微粒子を分散させたシンチレータを設計することが行われている．

　これまで励起子発光を用いたシンチレータが実用化されなかった理由として，室温における効率的な励起子発光を得ることが困難であることが原因となっている．近年提案された半導体ナノ材料は量子サイズ効果による励起子の束縛エネルギーの増大を利用することで理論

的には温度条件に制約されずに高効率な励起子発光を得ることが期待できる．加えて，半導体ナノ材料では，バルクと比較して電子と正孔の波動関数の重なりが増大し，励起子の振動子強度が非常に大きくなる[62]．振動子強度が大きいほど励起子の蛍光寿命は短くなるため，発光量の増大ときわめて短い蛍光寿命の両立が期待される．量子井戸構造を有する物質を超微粒子として利用する際に，いかにして感度を上げるかなどの問題点はあるが，実際にCsX(Pb)結晶（X＝ハロゲン）中に形成される$CsPbX_3$凝集体などが提案されている[63]．

2.1.5.2 有機無機ハイブリッドシンチレータ

半導体ナノ材料の設計指針を踏まえて新たに提案されたユニークな材料として有機無機ハイブリッドシンチレータが挙げられる．発光原理は半導体ナノ材料と同様に量子サイズ効果による励起子の束縛エネルギーの増大を利用するものである．具体例として$(C_nH_{2n+1}NH_3)_2(CH_3NH_3)_{m-1}Pb_mX_{3m+1}$（X＝ハロゲン）が挙げられる．この材料は$m$により構造を形成する有機物と無機物の比率を変化させることにより半導体の次元性の制御も可能となる特徴を持つ．この際，nは無機層間の距離を制御する因子となり，熱的特性に影響を与える[64],[65]．具体的な物質として$(C_3H_7NH_3)_2PbBr_4$や$(C_3H_7NH_3)_2PbI_4$などが合成され，特性が報告されている．

2.2 光電子増倍管・その他の光検出器

2.2.1 受光素子の選択

これまで述べてきたように，シンチレータの役割は10^{5-6} eVのエネルギーを持つ単独の放射線を数eVのエネルギーを持つ複数の光子に変換することである．これらの光子は受光素子において光電効果によって光電子に変換され，さらに電気信号に変換され，PCなどにデータとして保存される．受光素子の感度は強い波長依存性を持つ．たとえば一般的な受光素子として光電子増倍管（PMT）およびSiアバランシェフォトダイオード（APD）があるが，前者は300から500 nm程度，後者は400〜900 nm程度に大きな感度を持つ．そのため実際の放射線検出器を開発する際には，シンチレータの発光波長に対して相性のよい受光素子を選択することが重要である．

図4.17はその一例であり，^{137}Csを照射した際のγ線スペクトルである．シンチレータはCe:YAG（発光波長は520 nm）であり，当然APDが最も適した受光素子である．図から明らかなように，APD読出しのほうが著しく（1.5倍）エネルギー分解能（FWHM）がよい．すなわち，もしも不適合な受光素子を選択した場合，シンチレータの持つ潜在能力が全く発揮されず，せっかく開発した材料も世に埋もれてしまう危険性があることを示しており，正しい認識を持っておくべき点である．

2.2.2 光電子増倍管

現在，最も広く利用されている受光素子は光電子増倍管（PMT）である．PMTは約10^6倍までの非常に高い増幅率を持ち，高いSN比が実現され，また優れた比例性を持つことが特徴である．20世紀初頭の開発以来，幾多の改良が重ねられ，非常に使いやすい受光素子となっている[67]．また入射光の時間情報も残されており，20〜50 ns遅延時間を経て数nsの

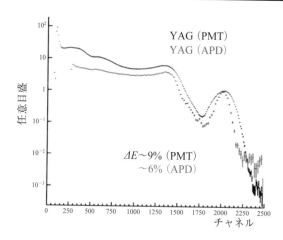

図4.17 γ線励起でのCe: YAGのシンチレーション光（発光波長520 nm）のAPDおよびPMTを用いた波高値スペクトル[66]（口絵参照）

時間幅の電子パルスを形成する．光電子増倍管（photomultiplier tube: PMT）は図4.18のような構造で，以下のような過程を経て光を検出する機器である．

1. 入射光子が光電陰極（photo cathode）で光電効果によって光電子に変換
2. 光電子が加速され第一ダイノード（dynode）に衝突し，二次電子を生成
3. 第二，三…ダイノードにて加速，衝突，電子の生成を繰り返して電子数を増幅

2.2.2.1　光電陰極

シンチレータからの入射光子のエネルギーはおおよそ3 eVであるが，光電陰極（光電面）には仕事関数が1.5～2 eV程度アルカリ金属を主成分とした化合物半導体が使われている．たとえばバイアルカリ（Sb-Rb-Cs, Sb-K-Cs）は比較的感度が高く，暗電流も低く，おおよそ600 nm未満で感度を持ち，多くのPMTに使用されている[68]．この光電面でシンチレータからの入射光子は光電子となって真空管に放出される．

ここで，入射光子数に対する発生する光電子の割合を量子効率といって，次の式で定義する．

$$QE = \frac{発生する光電子の数}{入射した光子の数} \quad (4.24)$$

光電陰極のQEは波長依存性を持つため，シンチレータの発光波長を考慮して，その波長

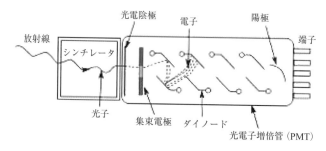

図4.18　光電子増倍管の模式図

で量子効率の高いものを選ぶ必要がある．おおよそ従来のPMTは400 nmで25％程度の最大量子効率のピークを持っていたが，最近では40％を超えるものも開発されている（図4.19）．

PMTの感度波長の長波長側はこの光電陰極に使われる物質の仕事関数によって制限されている．つまり，仕事関数よりも小さいエネルギーを持つ光子に関しては光電子が生じないので感度がない．一方，短波長側の感度領域を制限しているのがPMTの入射窓の材質で，汎用されているホウケイ酸ガラス（近赤外から約330 nmまで透過），やUVガラス（185 nm以上の紫外光をよく透過）などがある．

2.2.2.2 電子増倍

光電子増倍管の増倍器部分は二次電子放出現象に基づく．光電陰極からの電子は加速され，ダイノードと呼ばれる電極表面に達する．ダイノードでは加速された入射電子が付与したエネルギーによって，一個以上の電子を再放出する．一つのダイノードの増倍係数は次式で与えられる．

$$\delta = \frac{放出される二次電子の数}{最初に入射した電子の数} \tag{4.25}$$

一般的にダイノードでは電圧2〜300 Vの場合の増幅率は4〜6である[69]ので，光電子増倍管ではダイノードを複数個使うことで大きな増幅率を得ている．

ここでδは以下のようにも表現できる．

$$\delta = AE^{\alpha} \tag{4.26}$$

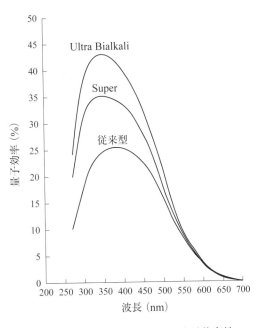

図4.19 PMTの量子効率と波長依存性
（浜松ホトニクスカタログより）

ただしAは定数，Eはダイノード間の電圧，およびαはダイノードの形状や材質で決まるパラメータで通常$0.7\sim0.8$である．ダイノードがn段のPMTでは，理想的なPMT全体のゲイン（電流増場率）G_{ideal}は印加電圧がVのとき

$$G_{ideal} = \delta^n = (A \cdot E^\alpha) = \left\{ A \cdot \left(\frac{V}{n+1}\right)^\alpha \right\}^n$$
$$= K \cdot V^{\alpha n}$$
(4.27)

ただし$K = A^n/(n+1)^{\alpha n}$は定数である．

一般的にPMTのダイノードは$9\sim12$段なので，ゲインは印加電圧の$6\sim10$乗に比例し，電圧に対して敏感なことがわかる．また，PMTのゲインは通常1000 Vの印加電圧で10^6のオーダである．

2.2.2.3 光電子増倍管の使用上での注意

光電子増倍管には通常使用で超えてはならない最大の電圧と電流がある．詳細な仕様では，陰極陽極の最大電圧，光電陰極と第一ダイノード間，ダイノードとダイノード間，最終ダイノードと陽極間の最大値が示されている．

光電子倍増管の特性を示す際に用いられる用語は以下のとおり．

1. 全光感度：広い幅のスペクトルを持つ光源からの単位入射光当たりの光電子倍増管の全体的な予測電流値．単位はA/lm
2. 陰極光感度：上の同じ定義だが，光電陰極からの電流で定義される．単位はA/lm
3. 極放射感度：上と同じだが，光電陰極電流で定義される．単位はA/W
4. 暗電流：入射光なしでの，陽極電流．
5. 陽極パルス立ち上がり時間：出力パルス波高値が10%から90%になる時間．
6. 陽極極パルス幅：出力パルスの半値幅時間．

光電子増倍管の雑音で最も重要な発生源は光電陰極からの熱電子に起因する．この熱電子は管を冷却することによって抑えられる．雑音のもう1つの源は管球自体の構造物質中に存在する天然の放射能である．最も重要なのがガラス壁中の^{40}Kやトリウムなどが挙げられる．光電子増倍管でときどき観測されるアフターパルスも雑音の一種である．発生機構として，電子増倍器の後段から光が発生し，それが光電陰極へ戻る現象であると理解されている．また管内の微量のガスが電離し，光電陰極に引き寄せられ，大きなパルスを発生することもある．

また，温度が変わると利得が変化するので，温度変化が著しい場所での使用は十分注意が必要である．

2.2.3 半導体受光素子

半導体受光素子としては，Siのフォトダイオード（photodiode: PD）が知られている．ただし，Si-PDは高いQEの反面，内部増幅機構がなく，S/Nを高めることができないため，この弱点を克服し10^{2-3}倍の増幅率を持たせたSiアバランシェフォトダイオード（avalanche photodiode APD）も使用されている．Si-APDはPMTと比較した場合，小型，軽量，省電力，

磁場中動作可能など優れた面が多いが，増幅率が低いため利用するには放射線物理実験における高い技術力が必要となる．しかしながら，400～800 nmという広い範囲において，$QE>50\%$，最高値80%以上ときわめて高い値を示すため，エネルギー分解能重視の応用を考えた場合，Si-APDを用いることが望ましい．

Si-APDの次世代素子として，ガイガーモードAPDがあり，10^5～10^6倍と高い増幅率を示す．小型で，磁場中動作可能でSi-APDよりも低電圧で動作し，PMTと同等の高い増幅率を持ち，なおかつPMTと比べて優れた時間分解能・広い感度波長範囲を有するなどきわめて優れた受光素子であり，広く普及することが期待されるが，入力光子数と出力電子数の線形成範囲が狭い点，温度・印加電圧に対する強い依存性をいかに補償するかが今後の課題であろう．

半導体素子としてはワイドバンドギャップ半導体を用いたGaN系，SiC系，ダイヤモンド系などの受光素子も考えられるが，いまだ微弱光測定における実用レベルには至っていない．

2.2.3.1 フォトダイオード（PD）

Si-PD, APD, ガイガーモードAPDなどの半導体受光素子は高純度の半導体（Si）に価電子がそれ（Si）よりも多い（例：リン：5価）ものを添加したp型と少ない（ボロン：3価）物質を添加したn型半導体とを接合した構造になっている．p, n型それぞれ，電荷の輸送体（キャリア）として正孔および電子が担っている．ここに光を照射すると発光量に応じた電荷の流れが形成される．

図4.20（a）にSi-PDの断面構造の一例を示す．受光面側のP層と基盤側のN層とでPN接合を形成し，光電変換部を構成する．P層とN層の接合部の中性領域を空乏層という．

Si-PDに光が照射され，そのエネルギーがバンドギャップのエネルギーよりも大きいとき，価電子帯の電子は伝導帯に励起され，元の価電子帯に正孔を残す．図4.20（b）この電子–正

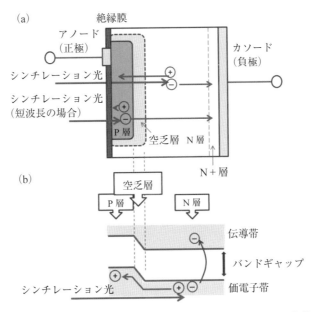

図4.20 フォトダイオードの断面構造の一例（a）およびそのバンド構造（b）

孔対はP層・空乏層・N層のいずれにおいても生成しこのように入射光量に比例して発生する電子-正孔対は，それぞれN層・P層中に蓄積され，P層は正にN層は負に帯電する．

　前述のとおり，吸収された光のエネルギーがSi-PDのバンドギャップエネルギーより大きくないと光起電力効果は起こらない．Siの場合，常温時のバンドギャップエネルギーは1.12 eVのため，カットオフ波長は1100 nmとなる．短波長側のカットオフ波長は一般のSi-PDで320 nm程度だが，紫外域用のものでは190 nmのものもある．このカットオフ波長はSi-PD固有の物性で決まるが，受光窓の透過波長もPMT同様に分光感度特性に影響を与える．たとえば，ホウケイ酸ガラスや樹脂系の窓は300 nmより短波長の光を吸収してしまうため，これを窓材として利用すると短波長感度が悪くなる．300 nmよりも短波長の光を検出したい場合は石英窓を利用するとよい．

　ある波長において光電流として取り出される電子，正孔の数を入射光子数で割った値を量子効率（QE）と呼ぶ．QEは以下の式（4.28）で表される．

$$QE = \frac{S \times 1240}{\lambda} \times 100 \ （\%） \quad (4.28)$$

ここで，Sは受光感度（A/W），λは波長（nm）．受光感度は波長依存性がある（図4.21）．

2.2.3.2 アバランシェフォトダイオード（APD）

　APDは逆電圧を印加することで半導体内部に増倍作用が生じることを利用したフォトダイオードで，通常のフォトダイオードよりもS/Nがよい．

　PN接合に逆電圧を印加すると，空乏層内部で発生した電子-正孔対のうち，電界によって電子はN+側に，正孔はP+側にドリフトする．このときのキャリアの速度は電界に依存するが，印加する電圧を高くしていくと，キャリアと結晶格子との散乱頻度が上がり，速度は一定になる（雨の速度がほぼ一定になるのと同じ）．しかし，さらに電圧を印加すると，一

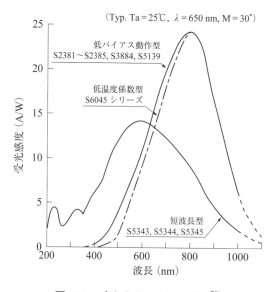

図4.21　受光感度の波長依存性[70]

部のキャリアが非常に大きなエネルギーを持ち，格子との衝突時に新たな，電子-正孔対を作る．この連鎖作用によってキャリアの増幅が起こる．これをアバランシェ増幅（なだれ増幅）と呼び，APDがPDよりも信号を大きくしている原理となる．

APDの増倍率には温度特性がある．温度上昇とともに結晶の格子振動が激しくなり，加速されたキャリアのエネルギーが十分に大きくならないうちに結晶と衝突する確率が大きくなり，イオン化が起こりにくくなる．このため，温度が上昇すると，特定の逆電圧における増倍率が小さくなる（図4.23）．そのため，一定の出力を得るためには温度によって逆電圧を変化させるか，素子の温度を一定に保つ必要がある．

2.2.3.3　ガイガーモードアバランシェフォトダイオード[70)-72)]

APDの逆電圧を降伏電圧以上にして動作させることをガイガーモード（放電状態）とい

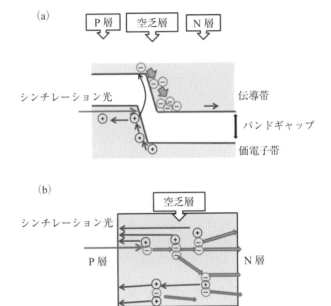

図4.22　APDにおけるバンド構造の概念図と電子増幅の様子

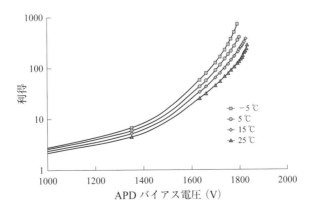

図4.23　増倍率の温度特性

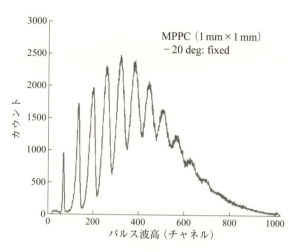

図4.24 チャージアンプを用いたMPPCで得られる波高値スペクトル[73]

う．ガイガーモードの高電界においてはわずかな光の入射に対しても放電現象が発生する（ガイガー放電）．このときの電子の増倍率は10^5〜10^6となり，APDひとつ当たりの出力電流の大きさは入射フォトン数に関係なく一定になる．このガイガーモードで動作するAPDにクエンチング抵抗を接続すると，APDのアバランシェ増倍を短時間で停止する効果が得られ，フォトンの検出に対して一定のパルスを出力する回路となる．

このガイガーモードAPDを2次元に並列接続すると，優れたフォトンカウンティング能力を有する素子となる．APDのピクセルは個々にフォトンを検出し，フォトンが入射したかしないかのON/OFF判定を行う．すべてのAPDを1つの読出しチャネルにつなげることで，それぞれのAPDピクセルから出たパルスは重なり合い，一つの大きなパルスとなる．このパルスの電荷量を測定することで，素子が検出したフォトン数を見積もることができる（図4.24）．

$$Q_{out} = C \times (V_R - V_{BR}) \times N_{fired} \quad (4.29)$$

Q_{out}：パルスの電荷量
C　　：APDピクセルの容量
V_R　：逆電圧
V_{BR}：降伏電圧
N_{fired}：フォトンを検出したAPDピクセルの数

ガイガーモードAPDを用いる際に測定する光量において直線性を確保するためには同時に入射する光量に対して十分なピクセル数を用意する必要がある．現状は同時に入射するフォトン数が増えると入力エネルギーと出力波高値の線形性が保たれない領域が生じる．

2.2.4 その他の受光素子

PMT登場以前に，放射線を検出していた素子はガス検出器であった．電離エネルギー（W値）が10〜30 eV程度のガスを充満させ，放射線が突き抜ける際の電離を利用して，高電場

を印加することで10^{3-4}程度まで増幅（電子なだれ）した後に信号を検出する形式である．PMT登場以降は，γ線に対してはPMTとシンチレータを組み合わせた方式に比べ著しく検出効率が低いため，あまり利用されなくなっていたが，X線の検出に関してはエネルギー分解能がシンチレータ方式よりもよいため，利用されている．また，β線検出にはガス検出器がよく利用されている．

現状，ガス検出器は高速応答を示し高計数環境でも利用可能なことから，近年シンチレータの読出し素子として，ガス検出器を利用する基礎研究が行われている（ガスPMTの開発）[74]-[77]．受光素子として用いた場合，一般的には波長100〜200 nm（VUV）に感度を持つTMAEなどのガスを用いる方法と，CsIなどの光電面を用いる方法がある．一般に，VUVで発光シンチレータは高速応答しやすいので，仮にVUVで発光する明るいシンチレータが発見された場合，きわめて安価・大面積かつ高速応答（高計数）の放射線検出器を構成できる可能性がある．

2.2.5 測定回路

実際の放射線測定には図4.25のように光電子増倍管（PMT）もしくは半導体検出器からの信号をプリアンプ（前置増幅器）に通して，十分な大きさに増幅させる．特にAPDやPDの場合は受光素子自体の増幅率が小さいため，受光素子の直近にプリアンプをセットし，速やかに信号を大きくする必要がある．そうでないと，外部からの電磁ノイズなどによってノイズまみれになってしまうので注意が必要である．

また，プリアンプを通した後には，波形整形器（shaper）を通して，ディジタル変換器で読みやすくしている．ここで，一般に波形整形器の時定数はシンチレータの減衰定数よりも大きくして，十分にシンチレータ信号を読み出す必要がある．その後，ディジタル化をして

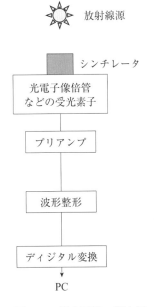

図4.25　測定回路の概念図

PCなどに情報を保存する.

　PETなどの場合は時間情報も重要になってくる．その場合は，プリアンプなどでシンチレータ光が来たという情報を取得して，それをディジタルまたはパルス信号化するなどの処置がとられ，時間が記憶されるようになっている．

（吉川彰）

第 3 節　半導体検出器

3.1. 半導体ダイオード検出器 (semiconductor diode detector)

3.1.1　半導体

　固体中の電子（electron）には，取り得るエネルギー範囲に制限がある．図4.26 (a) に示すように，半導体（semiconductor）においては，電子はエネルギー上限がE_Vの価電子帯（valence band）に存在する．これは，半導体結晶の原子同士の共有結合に電子がある状態である．図の上側のエネルギー下限がE_Cのエネルギー帯は伝導帯（conduction band）と呼ばれ，伝導帯にある電子は結晶中を自由に移動できる．この伝導帯にある電子が，半導体において電気伝導に寄与する．価電子帯と伝導帯とはエネルギーがE_gだけ離れていて，これをバンドギャップ（band gap）という．半導体結晶の電子は，価電子帯を満たしていて，熱などによるエネルギー付与がない限り，伝導帯には電子は存在しない．絶縁物（insulator）においては，バンドギャップは5 eV程度あるが，半導体においては，3 eV未満である．このため，放射線によるエネルギー付与で，伝導帯に電子が励起される．電子が励起されると，価電子帯には電子が抜けた状態が生成される．これを正孔（hole）という．正孔は，価電子帯の中を移動し，電気伝導に寄与する．一対の電子と正孔を生成するためには，バンドギャップエネルギーの約3倍のエネルギーが必要であり，これをW値（W eV）という．

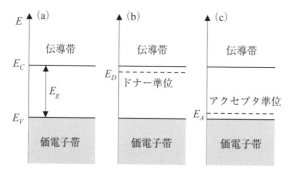

図4.26　半導体のエネルギーバンド図
(a) 真性半導体，(b) n型半導体，(c) p型半導体．

3.1.2 真性半導体

不純物をすべて除くことはできないので，真性半導体 (intrinsic semiconductor) は，理論的な物質である．真性半導体においては，熱などによって励起された伝導帯中の電子数n_iと，価電子帯の正孔数p_iは常に等しい．

3.1.3 n型，p型半導体

シリコンを例にとる．真性半導体においては，シリコン原子が格子状に配列し，共有結合 (covalent bond) をしている．ここにn型不純物である5価のリン (P) を低濃度（百万分の1程度）で添加した場合，リンはシリコンの格子位置に置換して配置される．リンは5個の価電子を有するため，周囲のシリコンと共有結合を行ったあとに，1つの価電子が残る．電子を1つ与えるので，n型不純物はドナー (donor) と呼ばれる．この余剰価電子はわずかなエネルギーで伝導帯へ励起される．この場合，正孔は生成されない．エネルギーバンド図で書くと，図4.26 (b) のように，ドナー準位は伝導帯のわずかに下にある．このため，ドナー不純物はほとんどすべて電離しており，ドナー不純物N_Dと同数の電子nが伝導帯に存在する．n型半導体の電子数nと正孔数pとの積は，真性半導体におけるそれと等しい．

$$np = n_i p_i \tag{4.30}$$

すなわち，真性半導体において，n_iおよびp_iがそれぞれ10^{10} cm^{-3}であり，nが10^{17} cm^{-3}であるとすると，pは10^3 cm^{-3}となる．

p型半導体の場合もn型半導体と同様である．ただし，p型不純物は価電子の数が3個であるので，周囲のシリコンと共有結合する際に，電子が1個不足している．このような原子をアクセプタ (acceptor) と呼ぶ．これは正孔が存在することと同義であるが，この正孔に対応する電子は価電子帯には存在しない．このアクセプタ準位は図4.26 (c) に示すように，価電子帯のすぐ上にあり，わずかなエネルギーで正孔が価電子帯に生成される．アクセプタ不純物と同数の正孔が，常に価電子帯に存在することとなる．

3.1.4 半導体の接合

入手できる最高純度のシリコンの比抵抗値は50 kΩcmである．このシリコンを厚さ1 mm，表面積1 cm^{2}のウエハに加工し，両面に抵抗性電極を付けた場合，抵抗値は5 kΩとなる．この電極間に100 Vの電圧をかけた場合，20 mAの電流が流れる．ガスを用いた検出器では，ガスが絶縁体であるため，抵抗性電極の中にガスを封入するだけで放射線検出器として動作するが，半導体の場合には漏れ電流が大きく，放射線による誘起電流が観測できない．この状況を改善するため，半導体の一方の電極を整流性電極 (rectifying contact) とする．

現実の半導体には，n型あるいはp型の不純物が含まれる．半導体がp型不純物を多く含むp型半導体の場合には，その表面にn型不純物を拡散する．n型不純物は，半導体中を移動しやすい電子を持つので，p型半導体の内部に電子が拡散し，p型不純物が持つ正孔と再結合する．その結果，半導体表面には，電子を失って電離したn型不純物，すなわち正の電荷を持つ原子が多数，存在する．一方，半導体の表面から内側の部分は，正孔を失って負の

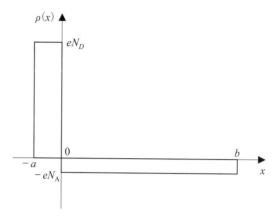

図4.27 pn接合の理想的な電荷分布

電荷を持つp型不純物がある．一般に，表面に拡散する不純物濃度のほうが，半導体中の不純物濃度よりも高いので，電子と正孔とが再結合する領域は，結晶内部のp型不純物部分のほうが長い．したがって，電子と正孔とが再結合した後の電荷分布は，図4.27に示すように，結晶表面に薄く高密度の正電荷があり，結晶内部は長く濃度が低い負電荷がある．

これらの電荷によって生成される電気ポテンシャル $\varphi(x)$ は，電荷分布 $\rho(x)$ をもとにポアソンの式を解くことによって求めることができる．

$$\rho(x) = \begin{cases} eN_D & (-a \leq x \leq 0) \\ -eN_A & (0 \leq x \leq b) \end{cases}, \quad \frac{d^2\varphi}{dx^2} = -\frac{\rho(x)}{\varepsilon} \tag{4.31}$$

ここで，N_D，N_Aはドナー濃度，アクセプタ濃度である．また，eは素電荷，εは媒質の誘電率である．境界条件として，電場の強さ$F = -d\varphi/dx$が電荷分布の両端$x = -a, b$で0となることを用いる．この結果，電場の強さは，

$$F = -\frac{d\varphi}{dx} = \begin{cases} \dfrac{eN_D}{\varepsilon}(x+a) & (-a \leq x \leq 0) \\ -\dfrac{eN_A}{\varepsilon}(x-b) & (0 \leq x \leq b) \end{cases} \tag{4.32}$$

となる．

一般に，n型とp型の固有電位差は1 V未満であり，半導体検出器に印加する電圧は100 V程度であるので，固有電位差を無視すると，電位は，$\varphi(-a) = V$，$\varphi(b) = 0$となる．この条件から，電位は，

$$\varphi(x) = \begin{cases} -\dfrac{eN_D}{\varepsilon}(x+a)^2 + V & (-a \leq x \leq 0) \\ \dfrac{eN_A}{\varepsilon}(x-b)^2 & (0 \leq x \leq b) \end{cases} \tag{4.33}$$

となる．電位は$x = 0$で一致するので，

$$N_A b^2 + N_D a^2 = \frac{2\varepsilon V}{e} \tag{4.34}$$

となる．また，$N_D a = N_A b$ であるので，

$$(a+b)b = \frac{2\varepsilon V}{eN_A} \tag{4.35}$$

となる．電子と正孔が存在しない領域を空乏層（depletion layer）と呼び，この場合，空乏層厚さdは，$d = a+b$ であるが，一般に $a \ll b$ であるので，

$$d = \sqrt{\frac{2\varepsilon V}{eN_A}} \tag{4.36}$$

となる．これは，半導体の母材がn型の場合にも成り立つ．また，半導体の比抵抗値が多数キャリアの移動度μと不純物濃度Nを用いて，$\rho = 1/e\mu N$ と書けるので，空乏層厚さは，

$$d = \sqrt{2\varepsilon \rho \mu V} \tag{4.37}$$

と記述できる．

3.1.5 エネルギー分解能

放射線が上記の空乏層で相互作用を起こし，半導体原子の軌道電子を散乱する．荷電粒子の場合には，散乱される軌道電子のエネルギーは散乱角θの関数として，

$$E_e = \frac{4mE}{M}\cos^2\theta \tag{4.38}$$

で与えられる．ここで，mは電子の質量，E，Mは荷電粒子のエネルギー（MeV），および質量数（amu）である．たとえば，$E/M = 1$（MeV/amu）の場合，前方方向（$\theta = 0$）に散乱される電子は，2 keVのエネルギーを持つ．また，光子が入射する場合には，光電効果，コンプトン散乱，および電子対生成によって，電子が生成される．入射荷電粒子によって直接，電子-正孔対が生成されることもあるが，主に二次電子によって電子-正孔対が生成される．検出器のエネルギー分解能は，主に生成された電子-正孔対の統計精度で表される．しかし，実際には，エネルギー分解能ΔEは統計誤差$\sqrt{E/W}$よりもよく，$\Delta E = \sqrt{FE/W}$となる．このFは，Fano因子と呼ばれ，1より小さい値を持つ．

3.1.6 電子-正孔の移動

空乏層内部で生成された電子と正孔は，電場に従って電極へ移動する．電極で電子および正孔によって誘起される電荷量ΔQ_e，ΔQ_hは，電子と正孔との移動距離Δx_e，Δx_hに比例し，次式で与えられる．

$$\varDelta Q_e = e\frac{\varDelta x_e}{d}, \quad \varDelta Q_h = e\frac{\varDelta x_h}{d} \tag{4.39}$$

電子と正孔とがそれぞれ陽極，陰極に移動すれば，移動距離の合計は空乏層厚さに等しく，その結果，単位電荷が誘起される．

電子と正孔の移動距離は，それぞれの移動度（mobility）μ_e，μ_h と電場の強さ $F(x)$，および経過時間 $\varDelta t$ の積として与えられる．

$$\varDelta x_e = \mu_e F(x) \varDelta t, \quad \varDelta x_h = \mu_h F(x) \varDelta t \tag{4.40}$$

電荷を時間で微分した量が電子および正孔により誘起される電流 I_e，I_h であり，

$$I_e = \frac{\varDelta Q_e}{\varDelta t} = e\frac{\mu_e F(x)}{d}, \quad I_h = \frac{\varDelta Q_h}{\varDelta t} = e\frac{\mu_h F(x)}{d} \tag{4.41}$$

で表すことができる．一般に，電子の移動度が正孔の移動度よりも大きいので，電流誘起には，電子による寄与が大きい．

3.2 シリコン検出器とゲルマニウム検出器

3.2.1 シリコン検出器

3.2.1.1 概要

シリコン検出器は，pn接合型検出器と表面障壁型検出器が利用されている．シリコンは原子番号が14，密度が 2.33 g cm^{-3} と比較的小さいため，主に荷電粒子測定に利用される．表面障壁型検出器は，n型シリコンの場合，金を蒸着することで整流性電極とできる．抵抗性電極には，アルミニウムを用いる．p型シリコンの場合は，アルミニウムが整流性接触をつくる．シリコンウエハをウエットエッチングし，金属を蒸着し検出器とできるので，実験室で製作可能である．

用いるシリコンの比抵抗値は 300 Ωcm から $2{,}000 \text{ Ωcm}$ 程度である．印加するバイアス電圧は，$100 \sim 300 \text{ V}$ であり，空乏層厚さ 300 μm を実現できる．測定対象の荷電粒子の飛程を評価し，飛程よりも空乏層厚さを大きくすることが必要である．

シリコン検出器は，エネルギー分解能に優れ，また，タイミング特性も良好である．しかし，重イオンを測定する場合には，特性が劣化する．これは，重イオンによって空乏層内部に生成される電子-正孔対の密度が高くなり，電子と正孔とが高密度に集合したプラズマ柱（plasma column）が形成されるためである．空乏層内の電場がプラズマ柱に浸透できないため，エネルギー特性，タイミング特性が劣化する．エネルギー特性の劣化を出力波高欠損（pulse height defect），タイミング特性の劣化をプラズマディレイ（plasma delay）と呼ぶ．

3.2.1.2 出力波高欠損

出力波高欠損の実験結果を図4.28に示す．加速器で種々のイオンをさまざまなエネルギーに加速し，同じシリコン検出器に入射した際の出力電圧を測定した例である．陽子，炭素，硫黄など，比較的軽いイオンを測定した場合には，イオンのエネルギーと出力波高電圧とは，

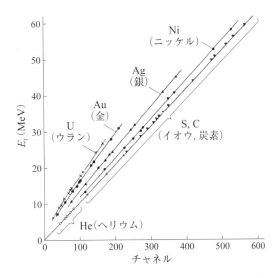

図4.28 種々のエネルギーを持つ荷電粒子とその出力波高
(B. D. Wilkins, et. al.: Nucl. Instrum. Meth. 92: 381, 1971)

比例性が保たれる．しかし，ウランなどの重イオンを測定した場合と前記の軽イオンの場合とを比較すると，同じエネルギーでシリコン検出器に入射しても出力波高電圧が異なることがわかる．これを出力波高欠損と呼ぶ．出力波高欠損は，大きく3つの要因に分けて考えられている．(a) 入射窓損失 (window defect)，(b) 原子核散乱損失 (nuclear scattering defect)，(c) 残余損失 (residual defect)，である．

(a) 入射窓損失　表面障壁型シリコン検出器の入射窓の厚さは，たとえばOrtec社の場合，$40\,\mu\mathrm{g\,cm^{-2}}$であり，金では$0.02\,\mu\mathrm{m}$，アルミニウムでは$0.15\,\mu\mathrm{m}$である．軽イオンの場合には，このような入射窓でのエネルギー損失は微小であるが，重イオンが窓を通過する際にはエネルギー損失が大きくなる．入射窓でのエネルギー付与は，空乏層における電子-正孔対生成には寄与しないので，エネルギーを失うこととなる．

(b) 原子核散乱損失　イオンが入射窓を通過してシリコンに入射すると，イオンはエネルギーを失いながらシリコン内部を進む．この間，失ったエネルギーはシリコンの軌道電子の散乱に利用され，散乱された電子は電子-正孔対を生成する．イオンがエネルギーを失い，その速さがシリコンの軌道電子の速さよりも小さくなると，イオンは軌道電子を散乱することができなくなる．このようにエネルギーの大半を失ったイオンは，最後にシリコン原子核と衝突することで運動をやめる．イオンがシリコン原子核と衝突して失ったエネルギーは，電子-正孔対生成に寄与できないため，エネルギー損失となる．

(c) 残余損失　出力波高欠損が実験的に検証されてすぐに，入射窓損失，原子核散乱損失が出力波高欠損の原因とされた．しかし，これら2つの損失機構では，出力波高欠損を説明することはできなかった．このため，第3の原因があるとされ，これを残余損失とした．残余損失としては，生成された電子と正孔とが再結合する効果，再結合効果，とされたが，電場の強さ依存性などの説明はできなかった．残余損失は再結合効果ではなく，電子と正孔とがプラズマ柱の中に高密度に存在し，プラズマ柱が誘電体の性質を持つことによる，とする，

誘電体効果の提案がされている．

3.2.1.3 プラズマディレイ

プラズマディレイとは，イオンがシリコン検出器に入射してから電圧が出力されるまで，数nsの時間遅れがあることを呼ぶ．空乏層内部には電場が存在するので，電子-正孔対が生成されれば，電子は陽極へ，正孔は陰極へ移動しはじめる．電荷の移動により電圧が誘起されるので，イオンが空乏層に入射し，電子-正孔対を生成した直後から，電圧誘起が開始されるはずである．しかし，図4.29に示すように，重イオンの種類，エネルギー，そしてシリコン検出器の比抵抗値をパラメータとして，プラズマディレイの長さが変化する．

プラズマディレイは，高密度の電子と正孔からなるプラズマ柱に起因する．空乏層の中にあるプラズマ柱の図を図4.30に示す．すなわち，プラズマ柱が形成された当初は，プラズ

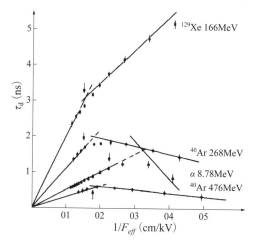

図4.29 電場の関数としての種々のイオンのプラズマディレイ
（Bohne, et. al.: Nucl. Instrum. Meth. A240: 145, 1985）

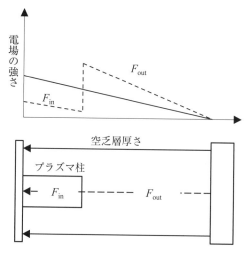

図4.30 空乏層内部のプラズマ柱と電場の強さ

マ柱の電子-正孔対密度は高く，プラズマ柱の誘電率が高い．このため，空乏層の中の電場は，プラズマ柱内部では弱められる．

一方，陽極から陰極までの電気ポテンシャルは一定であるため，プラズマ柱外部の電場の強さは強調される．比抵抗値が小さいシリコン検出器は，空乏層厚さが比較的薄いので，プラズマ柱外部の電場が強くなる．プラズマ柱の内部には高い密度の電子と正孔があるが，プラズマ柱の外部には電荷は存在しない．プラズマ柱の内部と外部とで，電子と正孔の密度差が大きいため，プラズマ柱は拡散により，半径を拡大する．一方，空乏層内の電場により，空乏層には電気ポテンシャルがあるため，プラズマ柱の半径の拡大は，電気ポテンシャルによって妨害される．電場方向に電子と正孔とを引きつける力と，プラズマ柱の半径の拡大を阻害する電場の力により，有効電場の関数として，プラズマディレイはピークを持つ振る舞いをする．

3.2.1.4　粒子識別

シリコン検出器を2個使用することで，入射荷電粒子の原子番号，質量数の識別が可能である．このためには，1個のシリコン検出器はシリコンを十分薄くし，荷電粒子が通過できる検出器とする．この透過型シリコン検出器を通過した荷電粒子について，もう1つのシリコン検出器でエネルギー測定を行う．

3.2.1.5　電流モード測定

線量率が高い放射線を測定する場合には，個々の放射線のエネルギーを測定するのではなく，多数の放射線によって生成された電子と正孔が誘起する電流を測定することができる．シリコン検出器を構成するシリコンと電極との固有電位差により，特にバイアス電圧を印加することなく，電流測定が可能である．また，シリコン内における電子と正孔の平均自由行程は1 mm程度であるため，シリコンウエハの厚さが1 mm以下の場合には，特に有効である．この電流モード測定法を用いた個人被ばく線量計もある．

3.2.2　ゲルマニウム検出器

ゲルマニウムは，最も高い純度の結晶が得られる元素であり，不純物濃度は10^{10}原子cm^{-3}以下である．このため，シリコン検出器では得ることのできない，1 cm以上の空乏層厚さを実現できる．ゲルマニウムの原子番号は32，密度は5.32 g cm^{-3}であり，X線やγ線との相互作用確率が高い．また，バンドギャップエネルギーが0.667 eVであるので，シリコン検出器に比べてエネルギー分解能が高い．しかし，バンドギャップエネルギーが小さいため，室温でも電子の励起が起こり，雑音電流が誘起される．このため，ゲルマニウム検出器（germanium detector）を使用する際には，液体窒素などで冷却する必要がある．ゲルマニウム結晶を冷却するためには，結晶をアルミニウムなどの缶に封じ，真空とする必要がある．このため，ゲルマニウム検出器を荷電粒子測定に用いることはできず，光子検出器として利用する．

光子と物質との相互作用は確率的であり，物質の体積と密度の積に比例する．放射線検出器の場合には，空乏層の体積が重要である．ゲルマニウム検出器において，空乏層の体積を大きくするため，同軸型検出器（coaxial detector）が開発された．まず，シリコン検出器と同様のプレナ型検出器（planer detector）について説明し，その後，同軸型検出器の解説を

行う．

3.2.2.1　プレナ型検出器

典型的なプレナ型検出器を図4.31に示す．p型ゲルマニウムを母材とした場合，リチウムをゲルマニウム表面に拡散させ，n^+接合とする．また，p^+接合はホウ素を注入して作成する．n^+接合に正の電圧をかけ，ゲルマニウム結晶全体を空乏層化して使用する．プレナ型検出器の空乏層の厚さ，すなわちゲルマニウム結晶の厚さは1～2 cmである．プレナ型検出器の有感体積は10～30 cm^3である．

プレナ型検出器の電場の強さは，シリコン検出器と同様に求めることができる．

3.2.2.2　同軸型検出器

検出器の有感体積を増加するために，円柱状ゲルマニウム結晶の中心部に貫通孔を設けた同軸型検出器が開発された．概念図を図4.32に示す．電場の方向を円柱の半径方向とすることで，結晶の長さ方向に均一な電場を発生させることができる．理論的には長さ方向の制限はないので，有感体積を大きくすることができる．同軸型検出器には，真の同軸型（true coaxial）とクローズドエンド型（closed ended）とがあり，一般的にクローズドエンド型の製品が多い．真の同軸型検出器では，結晶の両端における漏れ電流が生じるためである．クローズドエンド型の閉じた側では，電場が半径方向に均一ではなくなる．この現象を低減

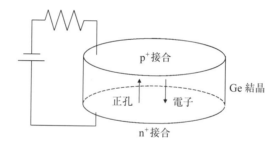

図4.31　プレナ型ゲルマニウム検出器の概念図

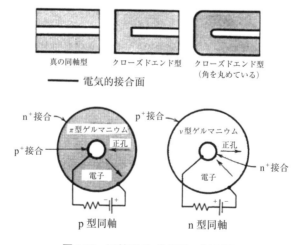

図4.32　同軸型Ge検出器の概念図
（放射線計測ハンドブック，第3版）

させるため，ゲルマニウム結晶の端や，内部電極の端を丸めることがある．

同軸型検出器の内側の孔に測定試料を入れることができれば，試料から放出されるγ線のほとんどがゲルマニウム検出器に入射する状況を作ることができ，検出効率が高くなる．このような同軸型検出器を井戸型検出器とも呼ぶ．

整流性接合を外側電極に作ると，電圧を印加するにつれ，空乏層が内側に広がる．逆に，内側電極を整流性接合とした場合，電圧の上昇とともに空乏層が外側に広がる．もし，印加電圧が十分でない場合，外側電極に整流性電極を設けたほうが非空乏層の体積が小さくなる．このため，外側に整流性電極を持つ検出器がほとんどである．

同軸型検出器におけるポアソンの式は次式となる．

$$\frac{d^2\varphi}{dr^2} + \frac{1}{r}\frac{d\varphi}{dr} = -\frac{\rho}{\varepsilon}. \tag{4.42}$$

ここでrは半径である．

内径と外径をそれぞれr_1，r_2とし，印加電圧をVとした場合，境界条件，

$$\varphi(r_2) - \varphi(r_1) = V \tag{4.43}$$

が成り立つ．これより，電場の強さ$E(r)$は，

$$E(r) = \frac{\rho}{2\varepsilon} - \frac{V + (\rho/4\varepsilon)(r_2^2 - r_1^2)}{r\ln(r_2/r_1)}, \tag{4.44}$$

となる．

3.2.2.3 エネルギー分解能

ゲルマニウム検出器が開発されるまでは，γ線の測定はNaI(Tl)シンチレーション検出器で行われてきた．しかし，ゲルマニウムのW値が小さいため，γ線の測定を高いエネルギー分解能で行うことができるようになった．複雑なエネルギースペクトルを持つγ線測定においては，現在はゲルマニウム検出器を利用するのが通常である．図4.33に^{110m}Agから放出されたγ線をゲルマニウム検出器とNaI(Tl)シンチレーション検出器で測定したエネルギースペクトルを示す．

3.2.2.4 エネルギー校正

ゲルマニウム検出器を使用して，試料から放出されるγ線のエネルギーを測定し，γ線放出核種を同定することがある．この場合には，ゲルマニウム検出器，前置増幅器，増幅器そしてマルチチャネル波高分析器（multichannel analyzer: MCA）からなる測定系のエネルギー校正を行っておく必要がある．このために，エネルギー校正用標準線源を用いる．

測定されるγ線のエネルギー範囲が既知の場合には，そのエネルギー範囲の上下およびその中にエネルギーを持つ標準γ線源を用いることが望ましい．ほとんどの場合，γ線のエネルギーとMCAのチャネル番号とは，1次式でフィットすることができる．

3.2.2.5 検出効率

図4.34に同じ体積のn型およびp型ゲルマニウム検出器の検出効率を光子エネルギーの関

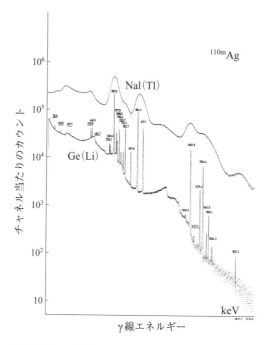

図4.33 ゲルマニウム検出器とNaI(Tl)シンチレーション検出器で測定した^{110m}Agから放出されたγ線エネルギースペクトル
(J. Cl. Philippot, IEEE Trans. Nucl. Sci. NS-17: 446, 1970)

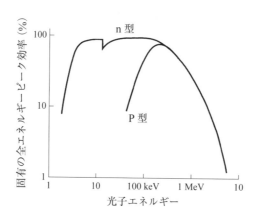

図4.34 入射γ線エネルギーに依存したゲルマニウム検出器の検出効率の概略図
(放射線計測ハンドブック, 第3版)

数として示す．n型検出器においては，2〜3 keVから100 keV程度において，ほぼ100％の検出効率を示す．一方で，p型検出器では，150 keV以下において検出効率が低い．これは，p型検出器においては電極が拡散法で製作され，この部分が不感層となるためである．ゲルマニウムのK吸収端が11 keVにあるため，n型検出器の検出効率は11 keVで低下する．また，n型，p型ともに，100 keVよりも高いエネルギーの光子に対しては検出効率が低下してくる．これは，光電効果よりもコンプトン散乱が主な相互作用となるためである．光子の

エネルギーが1 MeVを超えると，入射光子が検出器と相互作用する確率はさらに小さくなる．

検出効率はエネルギーの関数として変化するので，試料から放出された光子の絶対数を求めるためには，検出効率の校正を行う必要がある．検出効率の校正のためには，校正用標準線源を用いるのがよい．これは，製造年月日とそのときの放射能が値付けされている線源である．製造日からの経過した時間と半減期とから，校正時の放射能を評価できる．また測定する試料と同じ場所に標準線源を配置することで，幾何学的効率を含めた校正を行うことができる．試料から放出される光子が複数種類ある場合には，それら光子のエネルギーを覆うエネルギー範囲について，検出効率の校正を行う．このため，複数種類の校正用線源が必要になる．^{226}Raや^{152}Euは，1つの核種から多数種類のγ線が放出されるため，簡便に検出効率の校正を行うことができる．

ゲルマニウム検出器の検出効率を表すために，直径，長さがともに3インチのNaI(Tl)検出器と比較して何％の効率，と表示することがある．これは，^{60}Coの1.332 MeVのγ線の全エネルギーピークを測定して表す．また，実際にNaI(Tl)検出器と比較するのではなく，ゲルマニウム検出器で上記^{60}Coγ線の検出効率を測定し，NaI(Tl)検出器の検出効率を1.2×10^{-3}として，この値に対する比として表現することもある．

3.3 化合物半導体検出器

3.3.1 化合物半導体のバンドギャップエネルギー

放射線検出器の母材として用いられているシリコンやゲルマニウムは単体半導体である．これらの単体半導体は，原子番号と密度が小さく，光子の検出効率が大きくない，という欠点がある．化合物半導体 (compound semiconductor) には，原子番号と密度がともに大きいものがあり，これを用いることで，高い検出効率を持つ光子検出器とできる可能性がある．一方，化合物半導体のバンドギャップエネルギーは，シリコンやゲルマニウムより大きな半導体と小さい半導体がある．バンドギャップエネルギーが大きい化合物半導体は，検出器を冷却せずに光子検出器として動作する可能性がある．一方，バンドギャップエネルギーが小さい半導体検出器は，冷却が必要であるが，エネルギー分解能が高い検出器となる．

このように，化合物半導体には特性が異なる物質が多々あるので，目的に応じた放射線検出器の開発が行われている．化合物半導体の種類とバンドギャップエネルギーの関係を図4.35に示す．

3.3.2 Hechtの式

化合物半導体は，結晶育成が単体半導体よりも困難であり，特性が一様で大きな体積を持つ結晶が得られにくい．このため，ゲルマニウム検出器の同軸型のような複雑な形状を持つ検出器を開発することはできず，これまでのところプレナ型検出器のみが開発，研究されてきた．

また，化合物半導体は2～3種類の元素からなる結晶であり，単体半導体に比べ，不純物濃度が高く，結晶性も劣る．このため，化合物半導体検出器に放射線が入射し，電子-正孔

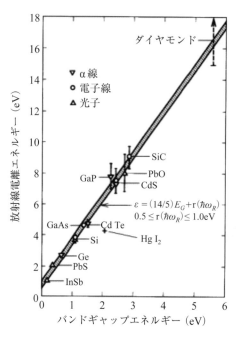

図4.35 種々の化合物半導体のバンドギャップエネルギー
(放射線計測ハンドブック, 第3版)

対を生成した後, 電荷が電極に移動する過程で不純物や格子欠陥に捕獲される場合がある.
　電極に誘起される電荷量は, 電子と正孔の移動距離の和に比例する. 電極への移動途中に電荷が捕獲されると, 誘起電荷量が減少し, エネルギー分解能が劣化する. 検出器の有感部分の幅 (整流性電極を持つ場合には, 空乏層厚さ) を d, 陰極からの放射線相互作用の位置を x, v を電荷の速さ, τ を電荷寿命とすると, 放射線によって N_0 個の電子-正孔対が生成された場合に誘起される電荷量 Q は,

$$Q = eN_0 \left[\frac{v_h \tau_h}{d} \left\{ 1 - \exp\left(-\frac{x}{v_h \tau_h}\right) \right\} + \frac{v_e \tau_e}{d} \left\{ 1 - \exp\left(\frac{x-d}{v_e \tau_e}\right) \right\} \right], \quad (4.45)$$

と表される. ここで, e は素電荷であり, 添え字の e と h は電子および正孔を示す. すなわち, 誘起電荷量は, 放射線の相互作用位置 x と電荷抽出率 $v\tau/d$ の関数となる. 式 (4.45) を Hecht (ヘクト) の式と呼ぶ. 電荷抽出率 $v\tau/d$ が50以上であれば, よいエネルギー分解能が得られる. これは電荷の平均自由行程が有感部の幅よりも十分に長いことが必要であることを意味し, 有感部幅を小さくすべきであることを示す.
　一般的に, 正孔の移動度のほうが電子の移動度よりも小さいので, エネルギー分解能を劣化させないためには正孔の移動距離を短くする. すなわち, 陰極側電極から放射線を入射する. さらには, 正孔の移動による電荷誘起を無視することで, エネルギー分解能を高く保つ方法もある. これは, ガス検出器のFrischグリッド検出器と同様に, 第三の電極などを用いて, 電子の移動のみを電荷誘起に有効とする方法である. 固体である半導体の中にグリッド電極を製作することは困難である. しかし, 半導体の外側に帯状の電極を製作したり, また

半導体とは電気的に絶縁されている電極を設置することでも，Frischグリッドと同様の効果が得られる．さらには，陽極電極を小さくすることで，電子の移動のみを有効とすることができる．

3.3.3　CdTe，CZT

CdTeは比抵抗値が10^9 Ωcm程度の半導体である．原子番号は，48と52，密度はおよそ6 g cm^{-3}であり，光子との相互作用確率が高い．バンドギャップエネルギーは，およそ1.52 eVであり，室温動作が可能である．エネルギー分解能はゲルマニウム検出器より劣るが，冷却が不要な光子検出器として利用されている．

高い比抵抗値を持つため，CdTeウエハの両面に抵抗性電極を作製し，電圧を印加することで，放射線検出器として動作できる．しかし，ウエハの片面に整流性電極を作り，漏れ電流をさらに抑制したほうが，よいスペクトルが得られる．

CdTe検出器で問題となるのは，時間の経過に伴う電荷収集効率の変化である．これは放射線によって生成された電子と正孔が，それぞれ電極に移動する間に，不純物や格子欠陥に捕獲され，半導体中に電荷が蓄積されることに起因する．印加電圧によってできた電場が電荷の蓄積とともに弱くなり，さらに電荷収集効率が劣化する．この結果の測定スペクトルの変化は，測定開始後，数分から観測される．このような電荷の蓄積を回避するために，ペルチエ素子でCdTe検出器を冷却することがある．また，たとえば1分間ごとなど，定期的に印加電圧をリセットすることでも，スペクトルの劣化を回避できる．

CdTeのバンドギャップエネルギーをさらに大きくするため，CdZnTe（CZT）検出器が開発された．CdZnTe結晶は，CdTeの中にZnTeを混合した結晶であり，$Cd_{0.96}Zn_{0.04}Te$から$Cd_{0.8}Zn_{0.2}Te$までのZnの含有量の結晶が利用されている．Znの含有量により，バンドギャップエネルギーが$1.53〜1.64$ eVまで変化する．

CdTeおよびCZTでは，正孔の移動度が小さい．このため，電荷収集過程において，正孔が捕獲され，エネルギー分解能が劣化する．正孔の移動による電荷誘起を利用せず，電子による電荷誘起によりエネルギー分解能が劣化しないように，上記のFrischグリッドを利用する．

3.3.4　TlBr

原子番号が81，35と大きく，またバンドギャップエネルギーが2.68 eVと大きい．また密度は7.56 g cm^{-3}である．このため，室温動作のγ線検出器母材として期待される材料である．比抵抗値も高いので，抵抗性電極を用いた電離箱型検出器とすることができる．しかし，電子と正孔の移動度が小さいので，γ線の相互作用位置により，出力波形の形状が異なる．よりよいエネルギー分解能を得るために，波形処理による改善を図るなどの試みがなされている．

3.3.5　InSb

原子番号が49，51，密度が5.78 g cm^{-3}とCdTeとほぼ同等である．しかし，バンドギャップエネルギーは0.165 eVと半導体の中で最小であり，高いエネルギー分解能を持つ放射線検出器の母材として期待される．一方で，ゲルマニウム検出器と同様に，動作させるには冷

却が必要である．液相エピタキシャル成長したInSb結晶を用いた放射線検出器の開発が行われており，α粒子測定，γ線測定の報告がある．しかし比抵抗値が低いために，空乏層が薄く，バイアス電圧の印加ができない状況である．

（神野郁夫）

3.4 その他半導体を利用した検出器

3.4.1 MOSFET検出器

metal oxide semiconductor field effect transistor（MOSFET）とは，電界効果トランジスタの一種で，電界効果トランジスタはゲート，ソース，ドレインの3つの電極を持つ．そして，MOSFET検出器では，放射線の照射によって生ずる電界効果の変化を線量測定に応用している．

図4.36に放射線測定に用いられるpチャネルMOSFETの概念図[1]を示す．pチャネルMOSFETでは，ソースとドレインはp型シリコンであり，n型シリコン基板上に配置されている．p型シリコンでは，多数キャリヤは正孔であり，n型シリコンの多数キャリヤは電子である．ゲートとn型シリコン基板の間には，薄いSiO$_2$の絶縁層がある．SiO$_2$の下のソースとドレインの間をチャネルと呼ぶ．

ゲート電圧（V_g）が0のとき，MOSFETはオフの状態であり，チャネルは電子が過剰の状態にある．n型シリコン基板とソースを短絡し，負のゲート電圧がかかるとき，SiO$_2$層の下のn型シリコン基板にいる自由電子は離れ，正孔の層がn型シリコン基板表面に形成される．そして，十分な電圧がかけられると，ドレイン-ソース間に電流が流れる．

ここで，チャネルは，n型基板物質がp型に変わることから，反転層と呼ばれる．チャネルの厚さは，0.1 μm未満である．反転層を作るのに最低限必要な負のゲート電圧V_gは，しきい電圧（V_{th}）と呼ばれる．言い換えると，V_{th}は，ドレインとソース間に電流（I_{ds}）を流すことができるV_g値として定義される．

放射線検出の原理としては，MOSFETに電離放射線を照射すると，SiO$_2$の絶縁層に電

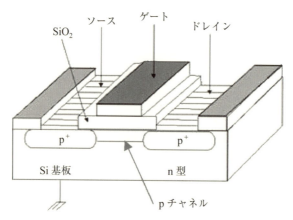

図4.36 pチャネルMOSFET検出器の構造
（Med. Phys. 21, 567-572）

子-正孔対が生成される．正孔は，Si/SiO$_2$境界へ移動し，トラップされ正電荷を形成する．結果として，もともとの負のV_{th}値は，もはや反転層を生成せず，MOSFETのスイッチがオン状態になる．ΔV_{th}（電圧シフト）によるV_{th}の増加は，ドレインからソースへ流れる電流のために必要とされる．ドレインとソース間電流I_{ds}とゲート電圧V_{th}の関係を図4.37に示す．照射前後におけるしきい電圧のシフトΔV_{th}は，照射によって生成される追加でトラップされた正孔数に比例する．電荷の再結合が微量であったり，一定であれば，しきい電圧のシフトは，線量に比例することになるので，MOSFETを放射線検出器として使用することができる．

単位線量当たりのΔV_{th}の大きさは，MOSFET感度（mV/cGy）として定義される．MOSFET検出器の感度は，SiO$_2$の厚さに依存する電子-正孔対の数に関係する．しきい電圧のシフトは，SiO$_2$厚のべき乗則に従うことがわかっている[2]．それゆえ，感度を上げるためには，SiO$_2$厚を厚くすればよい．しかしながら，SiO$_2$厚を厚くすると，機械的なストレスが生じ，Si/SiO$_2$境界を乱し，結果として，しきい電圧が不安定となる．MOSFET検出器のサイズは，たとえば，Best Medical製のTN-502RDでは，8 mm×2.5 mm×1.3 mmの大きさで，有感体積は0.2 mm×0.2 mm，SiO$_2$厚が5×10^{-4} mmである．

このように，放射線検出器としてMOSFET検出器は，微小検出器であるため，非常に高い空間分解能を有し，さらに，しきい電圧シフト量の読出しのみで線量を算出できることから，測定が容易であることが大きな特徴である．なお，半導体検出器特有の温度依存性を改善した市販品も出ており[1]，MVのX線に対しては，エネルギー依存性も小さく（±2%）[3]，方向依存性についても改良されている（±3%）[3-5]．また，MOSFET検出器による読出しの再現性は100 cGy照射に対して，±2%程度（1σ）[1,3-5]である．一方，SiO$_2$厚の正孔トラップ数は有限であるので，すべてのトラップが満たされてしまうと，MOSFETは飽和されるので，放射線検出器として使いつづけることができない．すなわち，放射線検出器として利用するうえで，寿命があることは注意すべき点である．

X線治療領域においてMOSFET検出器は，電離箱のような従来の検出器では難しかった

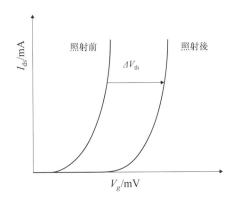

図4.37 ドレインとソース間電流I_{ds}とゲート電圧V_{th}の関係
照射前後でI_{ds}を流すのに必要なゲート電圧の差はしきい電圧シフトΔV_{th}に等しい
（Med. Phys. 21, 567-572）

小照射野領域や急勾配線量領域，不均質領域[6]での線量測定に期待されている．そして，*in-vivo* dosimetry[7]への応用も試みられ，臨床利用のメリットも大きい．電子線[8]や陽子線[9-11]に対するMOSFET線量測定も研究されているが，大きな方向依存性やLET依存性の問題も明らかになっており，それらに対して使用するには注意を必要とする．

（河野良介）

3.4.2 ダイヤモンド検出器

　ダイヤモンドは原子番号が6と人体の平均原子番号7.2〜7.4に比較的近いことから昔から線量計応用が試みられており，天然ダイヤモンドを使用した線量計も市販されている．これらの線量計に使用されているダイヤモンドは多くの不純物と欠陥を含むため放射線によって生成する電荷キャリアの収集が不完全であることから，あらかじめX線などを事前照射し電荷捕獲準位を埋める作業が必要となる場合が多い．

　一方，最近のダイヤモンド合成技術の進歩によりようやく実用的な検出器用ダイヤモンド単結晶の合成が可能となってきた．放射線計測に利用可能な電荷キャリア輸送特性に優れたダイヤモンドを合成するためには化学気相合成（CVD）法が主に使われる．特にマイクロ波アシストCVD法が最も広く使用される．この方法では水素ガス中に1%前後のメタンを混ぜた合成ガスに対してRF加熱を行い，ダイヤモンド単結晶基板上にホモエピタキシャル成長を行う．RF加熱によりメタンが分解し炭素が生成し，ダイヤモンド基板上に降り積もる．この際，ダイヤモンドのほかに黒鉛も形成されるが，水素ラジカルに覆われた非常に活性な場であることから黒鉛成分は乖離・分解しダイヤモンドのみが残り単結晶が成長する．基板温度：850℃，メタン濃度：1%，ガス圧力：110 Torrが代表的な合成条件である．ただし，これらの値は合成装置のパワー密度によって大きな影響を受ける．ダイヤモンドにおいては窒素不純物が電子に対して電荷捕獲を起こすため，窒素不純物の低減が非常に重要になる．合成に使用する基板結晶は高圧高温合成（HP/HT）法で作られた単結晶を使用することが多い．また，CVD法によって合成した単結晶を基板に使用することもある．HP/HT法は金属触媒を使用し，5.5 GPa，1400℃程度の条件でダイヤモンドを合成する．不純物の混入が避けられないため放射線検出器グレードの結晶合成は困難であるが，成長速度がCVD法と比較して高いことから基板結晶として主に使用される．

　CVD法によって合成した結晶に対して，重クロム酸などを使用した化学処理や酸素プラズマ処理によって酸素終端化を行い，ダイヤモンド表面の非伝導化を行う．この後，Ti蒸着を行い，真空雰囲気中，400℃程度のアニール処理を行いTiCを形成しオーミック電極として使用する．一方，ショットキー電極としてはAl, Pt, Niなどを使用する．線量計応用では電極や読出し線も生体等価に近づける必要があることからイオン照射などによってダイヤモンド表面を黒鉛化し電極として使用する試みもある．

　良好なダイヤモンドのμs積は1×10^{-3} cm^2/V程度に迫る．ダイヤモンドは結合エネルギーが高く，原子番号が小さいことなどからSiやSiCと比較して高い耐放射線性を有する．またバンドギャップエネルギーが5.5 eV程度あることから高温環境での動作も可能であり，紫外線検出器では600℃での動作が報告されている．平均電子-正孔生成エネルギーは13.1 eV程度でありSiと比較すると生成される電荷キャリア数は1/4程度であるが，漏れ電

流がきわめて少ないため5.5 MeVα線に対して0.3％より優れたエネルギー分解能も報告されている．

（金子純一）

3.4.3　直接イオン蓄積型（DIS）線量計

　直接イオン蓄積型（DIS）線量計は，電離箱と半導体不揮発性メモリ素子（EEPROM）を組み合わせた線量計である．原理的には，以前広く使用されていた直読式のポケット電離箱を電子化したものといえる．DISに用いられる半導体素子は，長時間にわたってアナログ電圧を記録できる能力を持っており，この特性を利用している．EEPROMのコントロールゲートを取り除き，フローティングゲートを露出させ，素子全体を導電性の壁で取り囲むことにより，気体電離箱を形成する．はじめに，ソースとドレイン間に高電圧を印加することで，フローティングゲートに電荷が蓄積され，DIS線量計が初期化される．この状態で，ソースとドレイン間に流れる電気量（導電率）を測定して初期値として記録する．放射線が入射すると，電離箱内部の気体を電離させるが，このとき生じた電子は，フローティングゲートに引き寄せられて，フローティングゲートの電荷の蓄積を緩和させる．この結果，ソースとドレイン間の導電率が変化する．この変化量が，電離箱の気体中に生じた電荷量と比例することをもとにして，線量を評価する．読取りは短時間に終了し，フローティングゲートに蓄積されている電荷に影響を与えないので，何度でも読取りが可能である．読取りは通常，専用のリーダーで行われ，線量値が表示される．初期化することで，繰り返し使用することができる．

　フローティングゲートの電圧は，数十Ｖ程度以下とするのが一般的なので，電荷の収集を完全にするためには，電離箱の大きさを2〜3 mm以下に制限して，電離箱中に高い電界を形成する必要がある．DIS線量計の検出部自身は，小型の電離箱であるのでエネルギー特性は広いエネルギー範囲にわたって良好である．

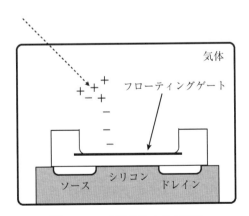

図4.38　DIS線量計の基本原理

（納冨昭弘）

第 4 節　蓄積型蛍光検出器

　放射線と物質の相互作用は，放射線計測工学上，重要でかつ最も基本的な現象である．たとえば半導体や絶縁体などの固体に入射した放射線は，固体の物理的および化学的性質に変化をもたらし，入射した放射線のエネルギーにより，固体内で励起や電離が行われ，結果として電子-正孔（ホール）対が生成される．生成された電子とホールは，放射線入射後，ただちに再結合し，大部分の再結合エネルギーは固体の原子，分子の振動や回転などの熱運動に消費される．しかし，可視光線のエネルギーより大きなバンドギャップエネルギーを持つ半導体や絶縁体などの固体においては，再結合エネルギーの一部を光の形で放出して，緩和する場合がある．シンチレーション現象は，放射線の入射後，ただちに緩和する場合の例であり，シンチレータとして放射線計測に広く応用されている．

　一方，すぐに緩和するのではなく，生成された電子やホールが，いったん，固体中の陰イオン空孔などの格子欠陥（lattice defect）や不純物原子（impurity atom）に捕獲され，その状態が準安定あるいは永続的に残存する（放射線照射により生成された電子やホールを捕獲することにより，いったん，放射線の情報を蓄積・記憶する）場合もある．このようにすぐに緩和せずに，その状態が準安定あるいは永続的に存在する固体に，外部より熱的あるいは光学的な刺激（stimulation）を与えると，発光または電子放出などを伴って準安定状態が緩和され，元の状態に戻ることがある．熱的な刺激（具体的には固体を一定の昇温速度で加熱する）による緩和に伴う発光現象は，熱刺激ルミネッセンス（thermally stimulated luminescence: TSL）あるいは熱ルミネッセンス（thermoluminescence: TL）と呼ばれ，古くから熱蛍光線量計（thermoluminescence dosimeter: TLD）として，個人被ばく線量計測などに広く応用されている．また，放射線照射後，熱に代わって，ある特定の波長の光を用いて刺激を行っても発光が観測される場合があり，これは光刺激ルミネッセンス（optically stimulated luminescence: OSL）[1]あるいは輝尽発光（photo-stimulated luminescence: PSL）[2]と呼ばれており，OSL発光量があらかじめ照射した放射線量に比例することから，放射線量計測に利用が可能である．この現象を利用して作られたイメージングプレート（imaging plate: IP）は，放射線に感度が高く，放射線量に対する広いダイナミックレンジを持つことから，医療診断用のコンピューテッドラジオグラフィ（computed radiography: CR）システムの放射線2次元イメージセンサとして広く利用され，写真フィルムに代わる新しい放射線2次元媒体として，BaFBr：Eu（富士フイルムが実用化）を用いたIPやCsBr：Eu（コニカミノルタが実用化）を用いたIPとして医療診断や放射線計測分野で広く使われるようになってきている[2)-6)]．また，同じPSL現象を用いた光刺激蛍光線量計として，クイクセル（quIxel）バッジ（つい最近までは，ルクセルバッジと呼んでいた）という商品名で，（株）長瀬ランダウアーが実用化し，原子力施設や病院などの個人被ばくモニタリング業務に使われている[7)]．一方，Agなどの発光中心（luminescence center）をドープしたガラスに放射線を照射したのち，紫外光域の光を照射すると可視発光が観測される現象が1960年代に報告

された.この現象はラジオフォトルミネッセンス（radiophotoluminescence: RPL）[8]と呼ばれ，その発光量はあらかじめ照射した放射線量に比例することから，その後，ガラス線量計（glass dosimeter: GD）という名称で(株)千代田テクノルにより実用化され，主に個人被ばく線量モニタリング業務に利用されている[9].

さらに，前述したような発光現象を利用した線量計以外に，MOSFET構造を持つ電離箱タイプの電子式線量計であるDIS線量計[10]が，フィンランドのRADOS Technology社により開発・実用化され，すでに個人被ばく線量や環境放射線量モニタリングに利用されている（3.4.1, 3.4.3参照）.

放射線量計には，その場の線量率を測定するアクティブタイプ（active type）と前述の個人被ばく線量計のように積算線量を測定するパッシブタイプ（passive type）がある．本節では，積算線量をモニタリングするパッシブタイプの中で蛍光現象を利用した蓄積型蛍光検出器を中心に，その原理・特徴および応用分野などについて言及する.

4.1 蛍光ガラス線量計

1960年代にAg$^+$イオンをドープしたリン酸塩ガラスに放射線を照射し，その後，紫外線を用いて励起することでオレンジ発光が観測できることが報告された[9].その発光はラジオフォトルミネッセンスすなわちRPLと命名され，このRPL現象を用いた個人被ばく線量計の開発が(株)千代田テクノルで行われ，現在，実用化されるに至っている．しかしながら，RPLのメカニズムについては詳細が明らかにされていないため，最近，RPL現象の基礎物性の解明，RPL現象の放射線計測への応用についての研究がなされるようになってきている[10]-[13].図4.39に，RPL現象の模式図を示す．図4.40にX線照射したガラス線量計の典型的なRPLスペクトルおよびその励起スペクトルを示す．また図4.41には異なるγ線量を照射したリン酸塩ガラスからのラジオフォトルミネッセンスの発光の具合を示す．これらの図から，X線照射により観測されるRPLは，波長約560 nmにピークを呈するイエロー発光と波長約460 nmにピークを呈するブルー発光の2つの発光帯からなることがわかる．また，未照射のガラスは波長約302 nmにピークを示すフォトルミネッセンスを示すことが確認されている．ガラス線量計の積算線量読取りの現場では，N$_2$パルスレーザ光（波長：約331 nm）で励起することにより観測されるイエロー発光（波長：560 nm）とブルー発光（波

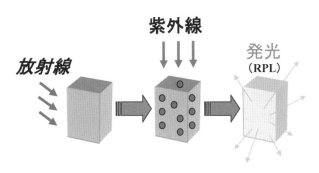

図4.39 ラジオフォトルミネッセンス現象を説明するための模式図（口絵参照）

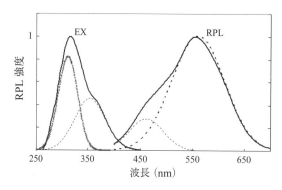

図4.40 Ag^{1+}をドープしたリン酸塩ガラス（ガラス線量計）の典型的なRPLスペクトルとその励起スペクトル（EX）

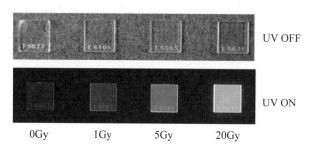

図4.41 異なるγ線量を照射したガラス線量計のラジオフォトルミネッセンス（口絵参照）

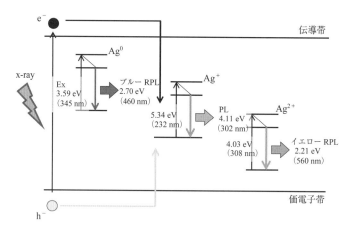

図4.42 Ag^{1+}をドープしたリン酸塩ガラス（ガラス線量計）のRPLおよびPLに対するエネルギーバンドダイアグラム

長：460 nm）の2つの発光帯のRPL強度を時間分解計測することにより，個人被ばく線量が評価されているが，先述したように，2つの発光帯の発光メカニズムについては詳細がいまだ明らかでないため，研究の進展が期待されると同時に，今後は2つの発光帯の発光寿命などを評価することにより，簡単にRPL強度を計測する手段の開発が望まれている．

図4.42に，未照射のガラスにおいて，放射線照射後の紫外線励起により観測される2つの

RPLピークおよび波長約302 nmに観測されるフォトルミネッセンス（photoluminescence）ピークのエネルギーバンドダイアグラムを示す．図に示すように，いまのところ，イエロー発光（560 nm）は，放射線照射により生成されたAg^{2+}（ホール捕獲中心）に，一方，ブルー発光（460 nm）はAg^0（ホール捕獲中心）に起因するという説[11]が有力視されている．

一方，飯田ら[14]は，安価で簡便なガラス線量計システムの研究を行っており，ガラス線量計からのRPLのコンパクトリーダーの開発，Agドープガラスを用いた高LET粒子飛跡検出器の開発，ガラス線量計の大気ラドン濃度計測への応用，中性子計測用ガラス素子の開発などに着手し，多くの成果を上げてきている．

4.2 光刺激蛍光線量計

蛍光体は，英語でphosphorと書くが，これは，ギリシャ語で，神話に出てくる「光を運ぶ人」という意味で，「明けの明星（金星）」を意味しており（明けの明星のことはラテン語でluciferと呼ばれており，もともと光を帯びたものという意味），それを擬人化したものであるといわれている．この蛍光体をX線や紫外線で励起すると，蛍光（fluorescence）を生じるが，励起をやめるとすぐにその発光がやむのではなく，発光はしばらく持続し，その強

表4.5 これまでに報告されている輝尽性蛍光体の特性

種類	輝尽性蛍光体	励起	ピーク波長 (nm)	刺激帯ピーク波長 (nm)	用途および備考
Ia-VIIb族（アルカリハライド系）蛍光体	**BaFBr: Eu**	放射線,紫外線	390	500,600	X線医療診断用IP（市販）として富士写真フイルムより商品化
	BaFBrI: Eu	放射線,紫外線	410	500,610,690	X線医療診断用IP（市販）
	NaCl: Cu	放射線	353,420	470	放射線一般
	KCl: Eu	放射線,紫外線	420	560	放射線一般
	KBr: Eu	放射線	420	600	放射線一般，フェーディング小
	RbBr: Tl	放射線	360	700	X線医療診断（市販）
	CsBr: In	放射線	470	690	X線用
	CsBr: Eu	放射線	460	690	マンモグラフィ用IPとしてコニカミノルタより商品化
IIa-VIb族化合物蛍光体	CaS: Eu, Sm	放射線,紫外線	640	1180	光メモリ，紫外線ビームモニタ，赤外線検知
	CaS: Ce, Sm	放射線,紫外線	510,560	1180	光メモリ，紫外線ビームモニタ，赤外線検知
	SrS: Eu, Sm	放射線,紫外線	600	1020	光メモリ，紫外線ビームモニタ，赤外線検知
	MgS: Ce, Sm	放射線,紫外線	510	1050	光メモリ，紫外線ビームモニタ，赤外線検知
	MgS: Eu, Sm	放射線,紫外線	590	1180	光メモリ，紫外線ビームモニタ，赤外線検知
酸化物蛍光体	MgO: Fe	放射線	400	1064	放射線一般
	Al_2O_3: C	放射線,紫外線	420	?	個人被ばく線量計測（フェーディングなし）
	Zn_2SiO_4: Mn	放射線	525	610	放射線一般
	BeO	放射線	350	435	放射線一般
ガラス	$25Na_2O \cdot 75B_2O_3$: Eu	放射線,紫外線	470	590	光メモリ

度は時間とともに徐々に減衰する．この現象は残光すなわち燐光（phosphorescence）と呼ばれているが，蛍光がこの残光を示している間に，赤い光や赤外光などの蛍光よりは長い波長の光を当てると，残光が一時的に強くなることがある．この現象が，蛍光体の分野では輝尽（stimulation）と呼ばれるもので，前述の輝尽発光（PSL）を指す．このようにPSLとOSLは，同じ現象でありながら研究された分野が異なったため，今日ではこのように2つの呼び方で呼ばれているゆえんである．

　表4.5にこれまでに研究された輝尽性蛍光体の発光帯ピーク波長，刺激帯ピーク波長および用途を示す．表の中で，太字で書かれた蛍光体は，個人被ばく線量計やIP用蛍光体としてすでに実用化されたものである．図4.43にPSL現象の原理図を示す．放射線励起された輝尽性蛍光体では，電子とホールが生成され，それらは，蛍光体中に導入されている格子欠陥（陰イオン空孔など）や発光中心に捕獲（trap）され，F中心などのカラーセンターが形成される．この状態が放射線の情報を記憶した状態である．この状態は一般的には室温で安定であり，個人被ばく線量計として用いる場合は，この状態が放射線の被ばく量が保存・蓄積された状態にあたる．BaFBr：Eu蛍光体では，F^{2-}，およびBr^{-}の空孔に電子が捕獲され3種類のFセンターが形成され，一方，ホールはEu^{2+}イオンに捕獲され，Eu^{3+}となった状態（図4.44）に相当する．

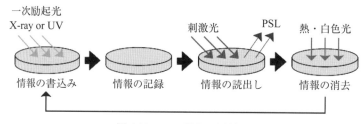

図4.43 PSL現象の原理

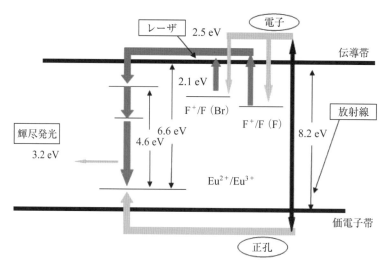

図4.44 BaFBr：Euの輝尽性蛍光体の捕獲センター（電子トラップ）および発光中心のエネルギーバンドダイアグラム

このような状態の蛍光体に，3種類のバンドギャップ中のFセンターの準位と伝導帯の底のエネルギー差（厳密にはFセンターの基底状態と励起状態のエネルギー差）に相当する光（刺激光）で蛍光体を刺激（光照射）すると，Fセンターに捕獲されていた電子は，伝導帯に励起され，Eu^{3+}イオンに捕えられていたホールと再結合をする．

その再結合エネルギーでEu^{2+}イオンを励起し，励起状態から基底状態に電子が遷移する際，光（PSL）を発する（放射線の情報の読出し）．この発光強度があらかじめ照射した放射線量に比例して観測されることより，線量計として利用が可能となるわけである．情報を読み出した後，残った情報は，白色光を照射することで，完全に情報を消去することができるため，IPは写真フィルムと違って繰り返し使用が可能である．この現象を個人被ばく線量計として利用する場合，記憶した情報が減衰（フェーディング）する蛍光体は，線量計材料として不適であると考えられる．このフェーディング現象の解明を目的として研究もいろいろと報告されている．

図4.45に，医療診断マンモグラフィ用IPの材料として開発したBaFBr:Eu輝尽性蛍光体のPSLスペクトルおよびその刺激スペクトルの発光中心依存性を示す．図から，PSL発光帯とその刺激帯（読出し光）が波長域においてよい分離を示していることがわかる．

クイクセルバッジとして実用化されているAl_2O_3:C輝尽性蛍光体の場合のPSLは，BaFBrI:Eu輝尽性蛍光体とPSLメカニズムが少し異なり，PSLはAl_2O_3:C中に放射線照射により導入されたFセンターが光っていると考えられている．Al_2O_3:Cの場合は，室温ではほとんどフェーディング現象を示さないことから，線量計用輝尽性蛍光体として優れているといえるが，放射線計測の立場から，いろいろな線量計と比較して，発光強度があまり高くない点が今後の課題である．

このクイクセルバッジの場合も白色光の照射により情報の消去が可能であり，繰り返し使用ができる．最近，ドイツのドレスデン工科大学が開発したBeO輝尽性蛍光体[15]を用いた個人被ばく線量計の実用化の動きも活発化してきている．

市販されているBaFBr:Eu輝尽性蛍光体で作製されたIPは，紫外線，X線，γ線などの電磁波はもとより，β線，α線および中性子線などの粒子線などにも高いPSL感度を有するこ

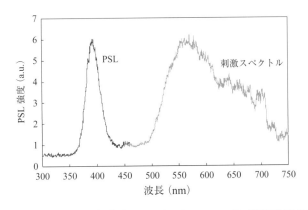

図4.45 発光中心（Eu）をドープしたBaFBr:Eu輝尽性蛍光体のPSL発光スペクトルとその刺激スペクトル（口絵参照）

とから，医療用X線診断用写真フィルムに代わる高感度X線2次元イメージセンサ媒体（IP媒体），オートラジオグラフィ用放射線イメージ媒体およびX線回折用，紫外線レーザのパワー分布計測用，中性子イメージ用，宇宙線イメージ用媒体として注目され，幅広く放射線計測に利用されてきている．特徴としては，①写真フィルムに比べ約3桁ほど放射線に対して高い感度である．②約5桁の広い放射線領域にわたってPSL強度が比例する（広いダイナミックレンジ）．③繰り返し使用が可能である．④ディジタル化した画像信号が得られる，などが挙げられる．以上のように，IPの放射線計測への応用のための研究が現在も継続されて行われている．

4.3 熱蛍光線量計

前述の光刺激蛍光線量計に対し，放射線照射後，光ではなく，熱による刺激により発生するルミネッセンス現象を利用しているのが，熱蛍光線量計すなわちTLDである．この現象は，1960年代にSchulmanによりMnをドープしたCaF_2結晶において観測されたのが最初である．現在は，蓄積型の個人被ばく線量計としてはRPL現象を用いたガラス線量計やPSL現象を用いたクイクセルバッジが主に用いられているが，これらの線量計が商品化される以前は，熱蛍光線量計が個人被ばく線量計として用いられた．これまでに市販され，個人被ばく線量計として用いられてきた熱蛍光線量計およびその蛍光体材料を表4.6にリストアップするが，TLD材料に関してこれまでに多くの蛍光体材料が研究されてきている[16]．

TL現象の場合，放射線照射後，一定の昇温速度でTLDを加熱すると図4.46に示すようなTLグロー曲線（TL glow curve）が観測される．図で横軸は温度，縦軸はTL発光強度である．図で，横軸の温度は，捕獲中心の深さに相当しており，グローピークの生じる温度が高いほど，捕獲中心すなわちトラップの深さが深く，一般的には安定であり，フェーディングが少ないと考えられている．

現在使われているTLD素子については，Harshaw製が主であり，TLリーダーについてもHarshawをはじめ多くの放射線計測事業を展開する会社から製品化され，実用に供されている．なお，前述の熱および光刺激ルミネッセンス過程に関する詳細およびこれまでの研究現状については，他の著書を参考にされたい[18],[19]．

表4.6 熱蛍光線量計の種類とその蛍光体材料

線量計	蛍光体材料
TLD-100/600/700	LiF : Mg, Ti
TLD-100H	LiF : Mg, Cu, P
TLD-400	CaF_2 : Mn
TLD-300	CaF_2 : Tm
その他	CaF_2 : Dy, $CaSO_4$: Dy, $CaSO_4$: Tm など

第4章　検出器各論

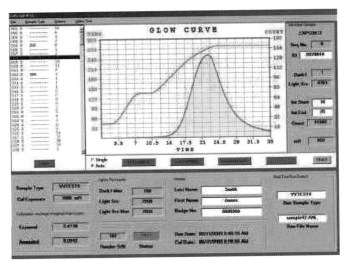

図4.46　TL読出し装置の一例[17]（口絵参照）
画面のTLグロー曲線の横軸は加熱温度に，縦軸はTL強度に対応している．（http://tld-chips.blogspot.jp/）

まとめ

本節では，主に個人被ばく線量モニタリングや環境放射線モニタリングに使用されている蓄積型（パッシブタイプ）の蛍光検出器について言及した．近年では，特に，輝尽発光現象を利用したOSL線量計およびラジオフォトルミネッセンス現象を利用したガラス線量計が主に個人被ばく線量モニタリングに利用されているが，放射線計測という立場から考えると，いずれの線量計も放射線の2次元イメージセンサとして利用できるポテンシャリティを持っており，今後，特に，放射線の2次元分布計測，放射線の線種識別計測および放射線のエネルギー計測への応用も行われていくものと思われる．

（南戸秀仁）

 化学線量計

放射線が物質に当たると，物質はそのエネルギーを吸収して励起種やイオン，ラジカルなどを生じる．これらは一般的に不安定で，より安定な化学種に変化する．このような放射線化学的反応により生成または消失した化学種を精度よく測定でき，その変化量が物質に吸収された放射線量と比例関係にあれば，化学的な変化量から吸収線量を知ることができる．

このように，放射線により起こる化学的変化を利用して放射線量を求める線量計が化学線量計（chemical dosimeter）である．主に，放射線化学領域や食品照射，放射線治療における線量測定など，他の線量計がカバーできない比較的大線量（$1 \sim 10^6$ Gy）の測定に使用される．

化学線量計で測定される線量は，線量計を構成する物質系に対する吸収線量である．この

表4.7 水の放射線分解生成物

	酸化性種	還元性種
ラジカル生成物	・OH	e_{aq}^-, ・H
分子生成物	H_2O_2	H_2

ため，線量計はできる限り測定対象となる物質と同じ元素組成，同じ密度を持つものを使用することが望ましい．測定対象が水溶液や有機物，あるいは生体組織などの生物学的物質の場合には水溶液線量計がしばしば使われる．水溶液線量計としては以下に述べるフリッケ線量計[1),2)]，セリウム線量計[3),4)] 以外に，二(重)クロム酸線量計，シュウ酸線量計などが，また，水溶液以外の液体線量計としてエタノール-クロロベンゼン線量計，気体線量計として一酸化窒素線量計など数多くの化学線量計が開発されている．そのほか，生成した安定なラジカルをESRスペクトロメータで測定するアラニン線量計，着色現象を利用したPMMA（ポリメタクリル酸メチル）線量計，ラジオクロミックフィルム線量計，CTA（三酢酸セルロース）線量計などが実用に供されている．

5.1　水の放射線分解

水溶液線量計では，照射された放射線のエネルギーの大部分は主成分である水に吸収され，水の放射線分解が起こる．水分子はイオン化や励起を経て，以下に示すラジカルや分子生成物を生成する．

$$H_2O \rightsquigarrow e_{aq}^-,\ \cdot H,\ \cdot OH,\ H_2O_2,\ H_2$$

ここで，e_{aq}^- は水和電子と呼ばれ，イオン化により放出された電子が水分子に取り囲まれた状態のものである．ラジカルは遊離基とも呼ばれる不対電子を持った化学種で，不安定で反応性に富み，分子生成物とともに線量計溶液中の金属イオンなどを酸化または還元する．これらの生成物は表4.7のように分類整理される．

5.2　G値

化学線量計では，化学的変化量から吸収エネルギーを求めるための放射線化学反応のエネルギー収率を表す値として，G値（G value）が使われる．G値はその系が 100 eV のエネルギーを吸収したときに生成あるいは消失したイオンや分子の数で表される．

5.3　フリッケ線量計

フリッケ線量計は鉄線量計（ferrous sulfate dosimeter）とも呼ばれ，水の放射線分解生成物が，直接または間接的に Fe^{2+}（第一鉄イオン：ferrous ion）を Fe^{3+}（第二鉄イオン：ferric ion）に酸化する反応を利用している．Fricke らにより提案[1)]されて以来多くの研究が行われ，現在最も広く使われている化学線量計である．線量計溶液は Fe^{2+} 濃度が $1\times$

表4.8 フリッケ線量計に対するG値（溶存酸素存在下）

放射線	$G(Fe^{3+})$	放射線	$G(Fe^{3+})$
160 MeV 陽子	16.5±1	^3H β線 (E_{av}=5.7 keV)	12.9±0.3
1〜30 MeV 電子	15.7±0.6	50 kV X線 ($\bar{E}$=0.25 keV)	13.7±0.3
11〜30 MV X線	15.7±0.6	14.3 MeV 中性子	9.6±0.6
5〜10 MV X線	15.6±0.4	1.99 MeV 陽子	8.00
4 MV X線	15.5±0.3	3.47 MeV 重陽子	6.90
^{60}Co γ線 (1.25 MeV)	15.5±0.2	^{210}Po α線 (5.3 MeV; 内部線源)	5.50±0.10
^{137}Cs γ線 (0.66 MeV)	15.3±0.3	^{235}U 核分裂片 (0.66 MeV)	3.0±0.9

Spinks JWT, et al., An Introduction to Radiation Chemistry, 2nd ed., John Wiely & Sons, p.96, 1976 より抜粋

10^{-3} mol·L^{-1} の空気飽和した 0.4 mol·L^{-1} (0.8 N) 硫酸酸性溶液である。鉄(II)塩としては，硫酸鉄(II)七水和物が用いられることもあるが，安定で高純度のものが得られる硫酸アンモニウム鉄(II)六水和物（モール塩）が適している。通常さらに，有機不純物の影響を抑えるために塩化ナトリウムが 1×10^{-3} mol·L^{-1} の濃度で添加される[5]。測定範囲は空気飽和で 50〜400 Gy であるが，酸素飽和とすれば溶存酸素量を5倍にできるので，測定上限は 2000 Gy となる。

生成した Fe^{3+} 濃度は，分光光度計を用いて 304 nm の吸光度測定から求める。ランベルト-ベールの法則により，吸光度 E は濃度 c [mol·L^{-1}] との間に式 (4.46) の関係が成立する。

$$E = \varepsilon \cdot c \cdot l \tag{4.46}$$

ここで，ε はモル吸光係数と呼ばれる物質に固有な値である。0.4 mol·L^{-1} 硫酸酸性 Fe^{3+} の 304 nm におけるモル吸光係数 ε_{304nm} は 2196 mol^{-1}·L·cm^{-1}（25℃，温度 t℃ における温度係数：$[1 + 0.007(25-t)]$）[6] である。Fe^{3+} の定量には 224 nm の吸収帯（ε_{224nm} 4565 mol^{-1}·L·cm^{-1}）が使われることもある。また，l は測定に用いる石英セルの光路長で，通常 1 cm である。ガラスセルは紫外部に吸収を持つので使用できない。

線量計溶液は空気酸化によっても Fe^{3+} が生成するため，放射線により生成した Fe^{3+} の濃度 $c_{Fe^{3+}}$ は，照射前後の吸光度差から求める。こうして得られた値から，アボガドロ定数 N_A (6.022×10^{23} mol^{-1}) を用いて Fe^{3+} の物質量をイオン数に変換し，G値 [eV] から [J] への変換係数 (1.602×10^{-19} J/eV)，および線量計溶液の密度 d (1.024 g·cm^{-3} = 1.024 kg·L^{-1}) を使って単位質量 [kg] 当たりの吸収エネルギー [J]，すなわち吸収線量 D を Gy 単位で求めることができる [式 (4.47)]。

$$D[\text{Gy}] = \frac{(c_{Fe^{3+}}[\text{mol·L}^{-1}]) \times (N_A[\text{mol}^{-1}]) \times (1.602 \times 10^{-19}[\text{J/eV}])}{(\text{G値}[/100\text{eV}]) \times (d[\text{kg·L}^{-1}])} \tag{4.47}$$

種々の放射線に対するG値を表4.8に示す。溶存酸素存在下における ^{60}Co γ線に対する Fe^{3+} 生成のG値は 15.5 であるが，高LET粒子線では10以下の値となる。なお，酸素が存在しない場合，G値は 15.5 から 8.2 に減少する。このため，溶存酸素がなくなった点が測

定の上限となる．

　フリッケ線量計では，溶液中に有機不純物が存在すると，放射線化学的反応で生成する有機ラジカルによる連鎖反応が起こり，$G(Fe^{3+})$ が著しく大きくなる．このため，調製に使用する水の純度には十分注意する必要がある．電気的に中性の有機物不純物が残存する可能性のあるイオン交換水の使用は避け，高純度の蒸留水を使用しなければならない．また，線量計容器は通常内径 10 mm 程度のガラス製共栓付試験管が使用されるが，容器の清浄性についても十分な注意が必要である．あらかじめ硫酸などで酸洗いをするか，線量計溶液を満たして 500 Gy 程度のブランク照射を行う．

5.4　セリウム線量計

　セリウム線量計（ceric sulfate dosimeter）は，硫酸セリウム（IV）または硫酸アンモニウムセリウム（IV）の 0.4 mol・L^{-1} 硫酸酸性溶液中で，水の放射線分解生成物により Ce^{4+}（第二セリウムイオン：ceric ion）が Ce^{3+}（第一セリウムイオン：cerous ion）に還元される反応を利用したものである．測定範囲は $10^2 \sim 10^5$ Gy である．

　照射後の Ce^{4+} 残存量を 320 nm（ε 5580 mol^{-1}・L・cm^{-1}）の吸光度測定により定量し，Ce^{4+} の減少量，すなわち Ce^{3+} の生成量を求めて線量を算出する．したがって，測定線量に対する Ce^{4+} の減少量が初期濃度に比べて著しく小さい場合は誤差が大きくなり，また，測定上限が初濃度によって決まるので，測定線量により Ce^{4+} 初濃度を変える必要がある．初濃度 1×10^{-3} mol・L^{-1} および 2×10^{-2} mol・L^{-1} の場合，推奨される測定線量範囲はおのおの $1 \times 10^3 \sim 3 \times 10^3$ Gy，$1.2 \times 10^4 \sim 6 \times 10^4$ Gy である[3b]．定量する Ce^{4+} 濃度が比較的高い場合は，Ce^{4+} の定量に電位差法や酸化還元滴定が使われる．

　^{60}Co γ線に対する $G(Ce^{3+})$ は 2.4 で，フリッケ線量計とは異なり，酸素の有無による影響は受けない．また，フリッケ線量計以上に有機不純物の影響を受けやすいので，使用する水の純度，照射容器の清浄度には特に注意が必要である．

（山本裕右）

第4章の文献

第2節
引用文献

1) Hofstadter R: Phys. Rev. **74**: 100, 1948
2) Hofstadter R: Nucleonics **6**: 70, 1950
3) Czirr JB, Catalano E: Nucl. Instrum. Meth. **A143**: 487, 1977
4) Sakai E: IEEE Trans. Nucl. Sci. **NS-34**: 418, 1987
5) Moses WW, Derenzo SE: Nucl. Instrum. Meth. **A299**: 51, 1990
6) Baryshevski VG, et al.: Nucl. Instrum. Meth. **A322**: 231, 1992
7) Kobayashi M, et al.: Nucl. Instrum. Meth. **A333**: 429, 1993
8) Takagi K, Fukazawa T: Appl. Phys. Lett. **42**: 43, 1983
9) Melcher CL: U.S. Patent No. 4,958,080, 1990
10) Melcher CL, J.S. Schweitzer: Nucl. Instrum. Meth. **A314**: 212, 1992
11) van Loef EVD, et al.: Nucl. Instrum. Meth. **A486**: 254, 2002
12) Nikl M, et al.: Phys. Stat. Sol. **(a) 202**: R4, 2005

13) Ogino H, et al.: J. Cryst. Growth **287**: 335, 2006
14) Yoshikawa A, et al.: Opt. Mat. **32**: 1294, 2010
15) Kamada K, et al.: Cryst. Growth Des. **11**: 4484, 2011
16) Dorenbos P: Nucl. Instrum. Meth. Phys. Res. **A486**: 208, 2002
17) Hofstadter RR, et al.: Phys. Rev. **74**: 100, 1948
18) VanSciver W, Hofstadter, R: Phys. Rev. **84**: 1062, 1951
19) Mengesha W, et al.: IEEE Trans. Neucl. Sci. **45**: 456, 1998
20) van Loo W: Phys. Stat. Sol. (a) **27**: 565, 1979
21) van Loo W: Phys. Stat. Sol. (a) **28**: 227, 1979
22) Groening JA, Blasse G: J. Sol. Stat. Chem. **32**: 9, 1980
23) Nikl M, et al.: Appl. Phys. Lett. **71**: 3755, 1997
24) Kobayashi M, et al.: Nucl. Instrum. Meth. **A399**: 261, 1997
25) Kobayashi M, et al.: Nucl. Instrum. Meth. **A434**: 412, 1999
26) Weber MJ, Monchamp RR: J. Appl. Phys. **44**: 5495, 1973
27) Ishibashi H, et al.: IEEE Trans. Nucl. Sci. **36**: 170, 1989
28) Kamae T: Nucl. Instrum. Meth. **A490**: 456, 2002
29) Suzuki H, et al.: Nucl. Instrum. Meth. **A320**: 263, 1992
30) Dorenbos PV: J. Lumin. **60**: 979, 199482.
31) Drozdowski W, et al.: IEEE Trans. Nucl. sci. **55**: 2420, 2008
32) van Eijk CW: Phys. Med. Biol. **47**: R85, 2002
33) Yamada H, et al.: Soc. **136**: 2713, 1989
34) Greskovich C, Duclos Ann S: Rev. Mater. Sci. 2769, 1997
35) Grabmaier BC, Rossner W: Nucl. Tracks Radiat. Meas. **21**: 43, 1993
36) Cherepy NJ, et al.: IEEE Trans. Nucl. Sci. **56**: 873, 2009880.
37) Cherepy NJ, et al.: Proc. SPIE 7090, 2008, 70790, doi: 10.1117/12.797398
38) Cherepy NJ, et al.: Proc. SPIE 7805, 2010, 78050I, doi: 10.1117/12.862503
39) Richard T, et al.: Nucl. Instrum. Meth. **A623**: 1035, 2010
40) Rhodes NJ, et al.: Nucl. Instrum. Meth. **A529**: 243, 20042
41) Hutchinson DP, et al.: J. Neutron Research, **4**: 123, 1996
42) Katagiri M, et al.: Nucl. Instrum. Meth. **A573**: 149, 2007
43) Kojima T, et al.: Nucl. Instrum. Meth. **A529**: 325, 2004
44) Nakamura T, et al.: Report JAEA-Research 116, 2008
45) Engels R, et al.: Nucl. Instrum. Meth. **A604**: 147, 2009
46) Popov V, Degtiarenko P: IEEE Nuclear Science Symposium Conference Record, 1819-1822, 2010
47) Czirr JB: Internal Report Photogenics Inc. PGI-96-3, 1996
48) M. Flaska, et al.: IEEE Nuclear Science Symposium Conference Record 3376, 2008
49) Combes CM, et al.: J. Lumin., **82**: 299, 1999
50) Rodnyi PA: J. Lumin., **86**: 161, 2000
51) Bessiere A, et al.: IEEE Trans. Nucl. sci. **51**: 2970, 2004
52) Birowosuto MD, et al.: IEEE Trans. Nucl. sci. **55**: 1152, 2008
53) Rooh G, et al.: IEEE Trans. Nucl. sci. **57**: 3836, 2010
54) Radiation Monitoring Devices, Watertown, M**A02472**: USA, www.RMDInc.com
55) Yoshikawa A, et al.: IEEE Trans. Nucl. sci. vol. **56**: 3796, 2009
56) Iwanowska J, et al.: Nucl. Instrum. Meth. **A652**: 319, 2011
57) Kawaguchi N, et al.: Nucl. Instrum. Meth. **A652**: 351, 2011
58) Yokota Y, et al.: Cryst. Growth Des., **11**: 4775, 2011
59) Yanagida T, et al.: Opt. Mater., 331243, 2011
60) Yanagida T, et al.: Appl. Phys. Express, 4 106401/1-3, 2011
61) Yamazaki A, et al.: Nucl. Instrum. Meth. **A652**: 435, 2011
62) 越水正典，澁谷憲悟，浅井圭介 日本結晶成長学会誌35: 24, 2008

63) Shibuya K, et al.: Appl. Phys. Lett. **84**: 4370, 2004.
64) Shibuya K, et al.: Jpn. J. Appl. Phys. **43**: L1333, 2004
65) Kishimoto S, et al.: Appl. Phys. Lett. **93**: 261901, 2008
66) Morton GA: IEEE Trans. Nucl. Sci. **NS-22**: 2, 1975
67) 吉川 彰, 他：日本結晶成長学会誌 **35**: 89, 2008
68) 『光電子増倍管と関連製品』（カタログ）浜松ホトニクス（株）
69) Knoll F：放射線計測ハンドブック 第3版，日刊工業新聞社，2001
70) Hamamatsu Photonics, K.K. [Online] http://www.hamamatsu.com
71) Yokoyama BM, et al.: arXiv: physics/0605241;
72) Gomi S, et al.: PoS PD07, 015, 2007
73) 片岡 淳：放射線 **35**: 2010
74) Charpak G, et al.: Proc. of Symp. on Particle Identification at High Luminosity Hadron Colliders, eds, T, Gourlay and J. Morfin, Fermilab, Batavia, IL, 1989, 295
75) Berskin A, et al.: Nucl. Instrum. Meth. **A478**: 225, 2002
76) Chechik R, et al.: Nucl. Instrum. Meth. **A595**: 116, 2008
77) Kurosawa S, et al.: Journal of Instrumentation, **7**: C03013, 2012

第3節第4項
引用文献

1) Soubra M, et al.: Med. Phys. **21**: 567, 1994
2) Ensell G, et al.: Nucl. Instrum. Meth. **A269**: 655, 1988
3) Ramaseshan R, et al.: Phys. Med. Biol. **49**: 4031, 2004
4) Chuang CF, et al.: Med. Phys. **29**: 1109, 2002
5) Kohno R, et al.: Radiol. Phys. Technol. **1**: 55, 2008
6) Kohno R, et al.: Radiol. Phys. Technol. **2**: 87, 2009
7) Marcie S, et al.: Int. J. Radiation. Oncology. Biol. Phys. **61**: 1603, 2005
8) Gurp EJB, et al.: Radiother. Oncol. **80**: 288, 2006
9) Kohno R, et al.: Phys. Med. Biol. **51**: 6077, 2006
10) Cheng CW, et al.: Med. Phys. **37**: 4266, 2010
11) Kohno R, et al.: J. Appl. Clin. Med. Phys. **13**: 159, 2012

第4節
引用文献

1) 南戸秀仁：固体物理 **28**: 43, 1993
2) 南戸秀仁：放射線 **25**: 9, 1999
3) 南戸秀仁：放射線 **24**: 97, 1998
4) 南戸秀仁：RADIOISOTOPES **49**: 39, 2000
5) 南戸秀仁：放射線 **27**: 5, 2001
6) Nanto H, et al.: Novel x-ray image sensor using CsBr:Eu phosphor for computed radiography, Proc. of SPIE, **6142**: 1, 2006
7) 長瀬ランダウア，クイクセルバッジ，http://www.nagase-landauer.co.jp/product/radiation_pers/index.html
8) 千代田テクノル，蛍光ガラス線量計，http://www.c-technol.co.jp/detail_pages2/0308ri_equip.html
9) Yokota R, et al.: J. Phys. Soc. Jpn. **23**: 1038, 1966
10) 宮本由香，他：RADIOISOTOPES **58**: 591, 2009
11) Miyamoto Y, et al.: Nucl. Instrum. Meth. Phys. Res. **A619**: 71, 2010
12) Kurobori T, et al.: Opt. Mater. **32**: 1231, 2010.
13) Nanto H, et al.l: Emission and Excitation Mechanism of Radiophotoluminescence in Ag+-Activated Phosphate Glass, Proc. of The 4th Inter. Workshop on Individual Monitoring of Ionizing Radiation, pp.231-244, 2008
14) Iida T, et al.: An Approach to Development of New Functional Glass Dosimeters, Proc. of The 4th Inter. Workshop on Individual Monitoring of Ionizing Radiation, pp.247-253, 2008

15) Sommer M, et al.: Radiat. Meas. **43**: 353, 2008
16) http://tld-chips.blogspot.jp/
17) http://tld-chips.blogspot.jp/search/label/Rexon%20TLD%20readers
18) Fillard JP, et al.: Thermally Stimulated Processes in Solids. 1977, Elsevier
19) Yukihara EG, et al.: Optically Stimulated Luminescence : Fundamentals and Applications, 2011, Wiley

第5節
参考文献
- Fricke H and Hart EJ, ed. Attix FH, et al. Radiation Dosimetry Vol. 2, 2nd ed., Chap.12, 1966, Academic Press, New York
- Spinks JWT and Woods RJ, An Introduction to Radiation Chemistry, 2nd ed., Chap.3, 7, 1976, John Wiely & Sons
- Radiation Dosimetry: X Rays and Gamma Rays with Maximum Photon Energies Between 0.6 and 50 MeV, ICRU Report 14, 1969
- Radiation Dosimetry: X Rays Generated at Potentials of 5 to 150 kV, ICRU Report 17, 1970
- Radiation Dosimetry: Electrons with Initial Energies Between 1 and 50 MeV, ICRU Report 21, 1972

引用文献
1) a) Fricke H, et al.: Am. J. Roentgenol. **18**: 430, 1927; Phil. Mag. **7**: 129, 1929, b) Fricke H, et al.: J. Chem. Phys. **3**: 60, 1935
2) ASTM E1026-04e1, Standard Practice for Using the Fricke Reference-Standard Dosimetry System
3) a) Hardwick TJ: Can. J. Chem. **30**: 23, 1952, b) Harlan JT, et al.: Nucleonics **17**: 102, 1959, c) Taimuty SI, et al.: Nucleonics **17**: 103, 1959
4) ISO/ASTM 51205: 2009, Practice for use of a ceric-cerous sulfate dosimetry system
5) 食安発9616第2号（別添），平成23年9月16日：フリッケ線量計による馬鈴薯の放射線照射線量の測定法
6) Sharf K, et al.: Radiat. Res. **16**: 115, 1962

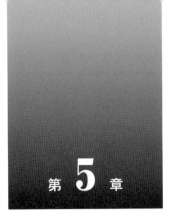

第5章 電離箱による線量測定

放射線が発見されて以来，気体中の電離作用を用いて放射線を計測することが広く行われてきた．これは，液体や固体に比べ，気体による電離作用に基づく電荷測定は非常に簡単で，かつ効率がよかったためであった．液体や固体を検出媒体として用いる電離箱も存在するが，現在では，気体を用いる電離箱が最も一般的であり，放射線医療の分野でも不可欠となっている．

　さまざまな研究者によって，放射線の量を気体の電離に基づく方法で測定することが提案され，ICRU（International Commissions on Radiation Units and Measurements：国際放射線単位測定委員会）の前身である国際放射線医学会・X線単位委員会によって1928年に「レントゲン」という量が導入された．1レントゲンはX線の照射によって0℃1気圧の空気1cm^{3}当たりに1静電単位（esu）のイオン電荷が発生した量，と定義されたのである．その後，X線からγ線への拡張がなされ，1957年には「照射線量」という単位が導入され，また1962年にはカーマと呼ばれる量が定義された．いずれの量も電離箱による電離量測定を基本として，さまざまな理論を基に補正や換算を行うことによって絶対値を評価している．

　これらの量のほかに「吸収線量」（第8章も参照）があるが，国家標準が熱量測定による吸収線量を導入するまでは，「照射線量」「カーマ」が基準として用いられてきた経緯がある．実際の放射線治療の現場で使用される吸収線量の測定も電離箱を用いることが多く，電離量から吸収線量導出までの経緯を把握しておくことは重要である．

第1節　荷電粒子平衡・過渡平衡

　荷電粒子平衡（charged-particle equilibrium）は，非荷電放射線である光子や中性子に対する概念で，ある仮定において成り立つ理想的な状態である．広い媒質中に，非荷電放射線が均一に平行入射している状態を考える．例として媒質を空気，非荷電放射線を光子とする．空気を通過している光子は，その一部が空気と相互作用し二次電子を生成する．通過する空気の層が厚くなれば，さらに二次電子が生成され，一方光子は空気によって減衰し，光子数が減っていくことになる．

　ここで光子について，空気との相互作用による減衰（attenuation：減弱ともいう）がないものと仮定すると，どの深さにおいても同様に二次電子が生成されることになる．生成された電子は，空気を移動中に相互作用を起こして，やがて停止する．そうするとある深さ以上になると生成される二次電子数と停止する二次電子数が同じになり，電子数が一定となる．これが荷電粒子平衡と呼ばれる状態である（より一般的にいうと，荷電粒子平衡は，ある領域において，そこから放出されるあるエネルギーを持つ荷電粒子が，同様の荷電粒子の外部からの入射によって，ちょうど置き換えられる状態のことである）．

　この荷電粒子平衡の状態になるには，非荷電放射線によって生成される荷電粒子の媒質中での最大飛程程度の厚さが必要となる．この荷電粒子平衡の状態で，媒質中のある微小な領域を考える（図5.1）．この領域で相互作用によって生成される荷電粒子の初期エネルギーの

第5章 電離箱による線量測定

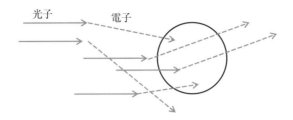

図 5.1 媒質に入射した光子（実線）と生成された電子（点線）の微小領域における挙動

光子が媒質中を生成される電子の飛程程度の距離を通過すると，荷電粒子平衡が成り立つ．この場合，制動放射による電子のエネルギー損失を無視すれば，微小領域で生成された荷電粒子の初期エネルギーと，微小領域で吸収されるエネルギーの総和が等価となる．

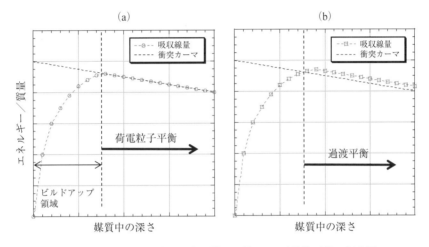

図 5.2 光子入射の場合の，荷電粒子平衡および過渡平衡の概念図

媒質を進むにつれて一次放射線の吸収が生じ，衝突カーマも減少していく．一方吸収線量は，媒質入射直後は生成される荷電粒子が少ないことから値は小さいが，深くなるにつれて生成される荷電粒子数が増え，値も大きくなる（ビルドアップ領域）．光子エネルギーが低く，生成した二次電子の飛程が短いために無視できる場合 (a)，ある深さまでいくと荷電粒子平衡が成立し，吸収線量は衝突カーマと同じになる．光子エネルギーが高くなってくると吸収線量の曲線は深い側に移動して，(b) のように吸収線量が衝突カーマよりも大きくなる領域が現れる．吸収線量の曲線と衝突カーマの曲線が平行で，両者の比例関係が成り立つ状況を過渡平衡という．

総和は，外部から流入する荷電粒子のエネルギーの総和と等価になる．このことを利用した放射線の測定が空洞理論につながることになる．

図 5.2 (a) は，一方向から入射した光子に対して，荷電粒子平衡が成立した状況を示しており，この場合は媒質中での光子の減衰を考慮している．ある深さよりも深い領域では衝突カーマと吸収線量が等しくなっていることがわかる．現実には，荷電粒子平衡が厳密に成立することはほとんどない．これは，相互作用の結果生じた二次電子がその運動エネルギーに応じた有限の飛程を持っているため，相互作用の起こった位置よりもいく分か深い部分にエネルギーを付与するためである．光子フルエンス自身は深くなるほど減少するため，図 5.2 (b) に示すようにある深さ以降では衝突カーマよりも吸収線量のほうが大きくなる．

この領域において，衝突カーマの曲線と吸収線量の曲線が平行とみなすことができる場合に，過渡（荷電粒子）平衡（transient charged-particle equilibrium）が成立しているという．すなわち，衝突カーマと吸収線量の値は一致しないものの，両者の比例関係は保たれている．

ここで，放射線量を表す量として用いられる吸収線量，カーマ，衝突カーマの定義と，それぞれの関係について整理しておく．吸収線量は，ある媒質中で吸収された単位質量当たりのエネルギーで，J/kg（＝Gy）と表される．一方カーマ（KERMA: kinetic energy released in materials）であるが，これは非荷電放射線によって二次的に生成された荷電粒子の初期運動エネルギーの総和を微小領域の質量で割った値で，単位は吸収線量と同じJ/kg（＝Gy）である．また衝突カーマは，この二次的に生成された荷電粒子が衝突（電子とのクーロン相互作用）によってエネルギーを失った量で，上記と同様にJ/kg（＝Gy）で表される．

カーマと衝突カーマの関係を考えるうえで重要なのが，制動放射である．光子の場合を考えると，生成される二次粒子は電子となる．この電子が高いエネルギー（1 MeV程度）を持っていると，制動放射により，二次的な光子を作り出して電子自体はエネルギーを失う（制動放射により生ずるカーマと衝突カーマの差を放射カーマと呼ぶ）．

この制動放射が無視できる場合は，カーマと衝突カーマは等しくなる．また荷電粒子平衡が成り立っていれば，前述したように衝突カーマと吸収線量が等しいということになる．あるいは，過渡平衡が成立すれば，衝突カーマと吸収線量は比例することになる．

単色光子フルエンスΦ（cm^{-2}）を考えた場合，ある物質中の微小領域での吸収線量D_{med}は，以下の式で求められる．

$$D_{med} = E \cdot \Phi_{med} \cdot \left(\frac{\mu_{en}}{\rho}\right)_{med} \tag{5.1}$$

ここでE（MeV）は光子のエネルギー，μ_{en}/ρは質量エネルギー吸収係数（cm^2 g^{-1}）である．D_{med}の単位がJ/kg（＝Gy）の場合を考えると，1 MeVは$1.602\times10^{-19}\times10^6 = 1.602\times10^{-13}$ Jであり，gは10^{-3} kgであるので，

$$D_{med} = \frac{1.602\times10^{-13}}{10^{-3}} E \cdot \Phi_{med} \cdot \left(\frac{\mu_{en}}{\rho}\right)_{med} \tag{5.2}$$

と変換できる．

一方，光子と物質の相互作用で使われる値として，質量エネルギー転移係数（μ_{tr}/ρ）がある．これは，光子が物質と反応して荷電粒子（電子）を生成した際に，電子に移行したエネルギーの割合を表したものである．質量エネルギー吸収係数では，この電子に移行したエネルギーのうち，制動放射によってふたたび光子となって放出されるエネルギー分が考慮されていない．すなわち以下のような関係になっている．

$$\frac{\mu_{en}}{\rho} = \frac{\mu_{tr}}{\rho} \cdot (1-g) \tag{5.3}$$

ここで，gは制動放射によって失うエネルギーの割合である．

第 2 節　空洞理論

　放射線による物質中の吸収線量を求めるために，さまざまな検出器が用いられてきたが，その一つに気体をある媒質で覆った空洞型の検出器がある．放射線によって空洞内に生じたイオン対の正または負の電荷の絶対値を測定することにより，それを取り囲む媒質に対する吸収線量を求めるものである．このような検出器により吸収線量を測定するために用いられるのが空洞理論（cavity theory）である．

　光子について空洞理論を考えた場合，大きく2つに分けることができる．一つは，"大きな検出器"である．これは測定する光子によって生成される電子の飛程に比べて，検出器が大きい場合である．光子エネルギーの低いkV-X線を空洞電離箱で測定するようなケースが考えられる．

　一方，MV-X線を小さい検出器で測定するような，電子の飛程が電離箱のサイズに比べて長い場合がある．これについてはBragg-Grayの原理を用いて線量を評価することが多い．これについては，2.1項で説明する．

　まず"大きな検出器"で光子の線量を測定した場合を考える．ある媒質中（med）での吸収線量 D_{med} は以下のようになる．

$$D_{med} = E \cdot \Phi_{med} \cdot \left(\frac{\mu_{en}}{\rho}\right)_{med} \tag{5.4}$$

ここで E は光子エネルギー，Φ は光子フルエンス，$(\mu_{en}/\rho)_{med}$ は質量エネルギー吸収係数である．この媒質中に空洞電離箱を挿入した場合を考える．二次電子の飛程が短いことから，電離箱壁で生成された二次電子が空洞部分へ到達するのはわずかで，光子のほとんどが空洞内のガスと反応して生成された二次電子によるエネルギー付与となる．

$$D_{gas} = E \cdot \Phi_{gas} \cdot \left(\frac{\mu_{en}}{\rho}\right)_{gas} \tag{5.5}$$

ここで媒質中と空洞内のガスでの光子フルエンスの違いはない（$\Phi_{med} = \Phi_{gas}$）と考えると，D_{med}/D_{gas} は以下のようになる

$$\frac{D_{med}}{D_{gas}} = \frac{(\mu_{en}/\rho)_{med}}{(\mu_{en}/\rho)_{gas}} = \left(\frac{\bar{\mu}_{en}}{\rho}\right)_{gas}^{med} \tag{5.6}$$

単色ではなく，連続エネルギースペクトルの場では，以下のように表すことができる．

$$\left(\frac{\bar{\mu}_{\text{en}}}{\rho}\right)_{\text{gas}}^{\text{med}} = \frac{\int_0^{E_{\max}} E \cdot \frac{d\Phi_{\text{med}}}{dE} \left(\frac{\mu_{\text{en}}(E)}{\rho}\right)_{\text{med}} dE}{\int_0^{E_{\max}} E \cdot \frac{d\Phi_{\text{gas}}}{dE} \left(\frac{\mu_{\text{en}}(E)}{\rho}\right)_{\text{gas}} dE} \tag{5.7}$$

この質量エネルギー吸収係数比を用いて，式(5.6)によりガスに対する吸収線量D_{gas}から媒質の吸収線量D_{med}を求めることができる．

2.1 Bragg-Grayの空洞理論

光子によって生成される二次電子の飛程が検出器の空洞サイズよりも長い場合について，吸収線量を評価するために考えられたのがBragg-Gray空洞理論である．

この理論が成立するためには以下の制限がある．

a) 空洞がない場合に荷電粒子平衡が成り立っていること

b) 空洞内で電子フルエンスに乱れがないこと（空洞が十分小さく，空洞内で生成される二次電子が無視できる）

c) 質量阻止能比がエネルギーで大きく変化しないこと

d) 二次電子は連続的にエネルギーロスを行う（CSDA: continuous slowing down approximation（連続減速近似）が成立する）

媒質と空洞電離箱の壁材が同一であると考えた場合，媒質med中の吸収線量D_{med}は以下のようになる．

$$D_{\text{med}} = \Phi_{e,\text{med}} \left(\frac{S_{\text{col}}}{\rho}\right)_{\text{med}} \tag{5.8}$$

ここで，Φ_eは電子フルエンス，S_{col}/ρは質量衝突阻止能である．

同様にこの媒質中に，電離箱の空洞部（ガス）を想定すると，

$$D_{\text{gas}} = \Phi_{e,\text{gas}} \left(\frac{S_{\text{col}}}{\rho}\right)_{\text{gas}} \tag{5.9}$$

となる

Bragg-Gray理論が成立するために必要な条件を考えると，電子のフルエンスは

$$\Phi_{e,\text{med}} = \Phi_{e,\text{gas}} \tag{5.10}$$

となることから，吸収線量比は

$$\frac{D_{\text{med}}}{D_{\text{gas}}} = \frac{\int_0^{E_{\max}} \Phi(E)_{e,\text{med}} (S_{\text{col}}(E)/\rho)_{\text{med}} dE}{\int_0^{E_{\max}} \Phi(E)_{e,\text{gas}} (S_{\text{col}}(E)/\rho)_{\text{gas}} dE} = \left(\frac{\bar{S}_{\text{col}}}{\rho}\right)_{\text{gas}}^{\text{med}} \tag{5.11}$$

となり，平均質量阻止能比と等しい．光子の照射により空洞内のガスに電荷Q（正か負の符

号のどちらか一方の電荷）が生成されるとすると，D_{gas} は次式で表される．

$$D_{\text{gas}} = \frac{Q}{m}\left(\frac{\overline{W}}{e}\right)_{\text{gas}} \tag{5.12}$$

ここで，Q を［C］単位で表し，電荷が発生する空洞内のガスの質量を m［kg］，ガス中に単位電荷を生成するのに必要な平均エネルギーを $(\overline{W}/e)_{\text{gas}}$［J/C］とすると D_{gas} は［Gy］単位となる．式 (5.12) を式 (5.11) に代入して整理することにより，

$$D_{\text{med}} = D_{\text{gas}}\left(\frac{\overline{S}_{\text{col}}}{\rho}\right)_{\text{gas}}^{\text{med}} = \frac{Q}{m}\left(\frac{\overline{W}}{e}\right)_{\text{gas}}\left(\frac{\overline{S}_{\text{col}}}{\rho}\right)_{\text{gas}}^{\text{med}} \tag{5.13}$$

が得られる．これにより，空洞内のガス中に生じた電荷量から，媒質の吸収線量 D_{med} を評価することが可能となる．

2.2 Fanoの定理

Bragg-Grayの空洞理論では，成立するための条件として電子フルエンスに乱れが生じないよう空洞を小さくする必要があった．しかしFanoは「同じ物質で異なる密度の領域があったとしても，一次粒子が均一に照射されていれば二次粒子のフラックスも密度に関係なく一様である」ことを理論的に示した．すなわち，空洞と壁を構成する媒質の原子組成が等しければ，気体と固体のようにたとえ密度が異なっていても影響を受けず，固体媒質中に低密度の空洞を作っても電子フルエンスは変化しない．

この定理により，Bragg-Grayの空洞理論で原則となっていた，「空洞の大きさは二次荷電粒子の飛程よりも十分に小さくなくてはならない」という制限が緩和され，二次荷電粒子の飛程よりも大きい空洞電離箱を用いることが可能となった．これは低エネルギーX線や，中性子に空洞理論が採用できることを意味し，利用できる範囲が広まった．ただし，高エネルギー光子（MV-X線）に対しては，発生する電子のエネルギーが高くなった結果，その阻止能が密度効果（あるいは偏極効果）の影響を受けるため，Fanoの定理が厳密には成り立たなくなる場合があり，注意する必要がある．

2.3 Spencer and Attixの空洞理論

Bragg-Grayの空洞理論による取り扱いでは，二次電子は小さなエネルギー損失を起こしながら連続的に減速することが前提条件であった．しかし局所的にエネルギー損失を起こすイベントもあり，この場合その反応によって生成される電子（δ線）がさらに電離を起こすことが無視できない．δ線は一般的にエネルギーが低く，小さい空洞内でもそのエネルギーをすべて付与して止まる可能性が高い．Bragg-Grayの理論では，δ線も含めて阻止能比を考えることになっているため実測との乖離がみられた．

そこでこのような影響を考慮するため，SpencerとAttixは質量阻止能比（mass stopping-power ratio）の新たな評価方式を考案した（制限質量阻止能比（restricted mass stopping-power ratio）と呼ばれる）．すなわち，質量阻止能比を考える際に，電子に対するカットオフエネルギーΔを導入した．Δはちょうど空洞を横切るのに十分なだけの飛程を持つ電子の平均エネルギーに対応し，その選択にあたってはいく分かの任意性がある．空洞内を横切る電子のほとんどは，その密度の違いにより壁材によって生成された二次電子である．δ線も同様に壁材からの寄与がほとんどであると考えられ，エネルギーの低いδ線については空洞内に吸収されたものは壁材から輸送されたエネルギーであるため，阻止能比に考慮する必要はない．

これにより，空洞内の吸収線量は以下の式で求められる．

$$D_{\text{gas}} = \int_{\Delta}^{E_{\max}} \Phi_e^{\text{tot}}(E)[L_{\Delta}(E)/\rho]_{\text{gas}} dE \tag{5.14}$$

L_{Δ}はΔ以上のエネルギーに対する阻止能（制限阻止能）を表す．この理論には，さらに修正が必要となる場合がある．それは，空洞内で減速した電子がΔ以下のエネルギーになる場合であり"Track end"と呼ばれる．この成分を評価するためにNahumは以下の量を導入した．

$$\left\{\Phi_e^{\text{tot}}(\Delta)[S_{\text{col}}(\Delta)/\rho]_{\text{gas}}\right\}\Delta \tag{5.15}$$

$\{\ \}$内は，Δ以下のエネルギーに減速された電子数をよく近似している．これにΔをかけることにより，減速された電子のエネルギー付与を考慮することができる．

この寄与を加えることによりSpencer-Attixの式は以下のようになる．

$$D_{\text{gas}} = \int_{\Delta}^{E_{\max}} \Phi_e^{\text{tot}}(E)[L_{\Delta}(E)/\rho]_{\text{gas}} dE + \left\{\Phi_e^{\text{tot}}(\Delta)[S_{\text{col}}(\Delta)/\rho]_{\text{gas}}\right\}\Delta \tag{5.16}$$

またこれから，制限質量阻止能比は以下の式で求められる．

$$\left(\frac{\overline{L_{\Delta}}}{\rho}\right)_{\text{gas}}^{\text{med}} = \frac{\int_{\Delta}^{E_{\max}} \Phi_e^{\text{tot}}(E)[L_{\Delta}(E)/\rho]_{\text{med}} dE + \left\{\Phi_e^{\text{tot}}(\Delta)[S_{\text{col}}(\Delta)/\rho]_{\text{med}}\right\}\Delta}{\int_{\Delta}^{E_{\max}} \Phi_e^{\text{tot}}(E)[L_{\Delta}(E)/\rho]_{\text{gas}} dE + \left\{\Phi_e^{\text{tot}}(\Delta)[S_{\text{col}}(\Delta)/\rho]_{\text{gas}}\right\}\Delta} \tag{5.17}$$

2.4 Burlinの空洞理論

Spencer-Attixの空洞理論では，空洞内での光子の反応は無視できるほど小さいと仮定している．そのため空洞が大きくなった場合には，光子の反応が無視できなくなりこの理論を採用することができなくなる．円形の空洞部を想定した場合，壁周辺のドーナツ型の空洞部は従来どおりガス中における電子の阻止能比を考慮する必要があるが，中心部は壁からの電子の寄与が小さくなるためガスによる光子の質量エネルギー吸収係数$(\mu_{\text{en}}/\rho)_{\text{gas}}$が重要になる．

そこでこの電離箱サイズを考慮した補正を行うため，Burlinは質量阻止能比に対する重み付け係数dと，質量エネルギー吸収係数比に対する重み付け係数$(1-d)$を導入して両方の

寄与を統一的に取り扱う理論を構築した．このdは空洞のサイズについてのパラメータで，空洞中での電子の減衰に関連している．この理論により空洞理論の適用性が一段と向上した．

第3節 線量測定に関連する基礎事項

3.1 電離箱による吸収線量の導出

1）空気吸収線量と水吸収線量の関係

媒質を水と考え，そこにある壁材（たとえばグラファイト）でできた空洞電離箱を挿入して線量を測定した場合を考える．また測定位置において荷電粒子平衡が成立している場を想定する．

壁材の吸収線量と媒質である水の吸収線量は以下の式で求められる．

$$D_{\mathrm{med}} = D_{\mathrm{wall}} \left(\overline{\frac{\mu_{\mathrm{en}}}{\rho}} \right)_{\mathrm{wall}}^{\mathrm{med}} \tag{5.18}$$

一方，壁材の吸収線量は，その空洞部である空気の吸収線量から以下の式で求めることができる．

$$D_{\mathrm{wall}} = D_{\mathrm{air}} \left(\overline{\frac{L_{\Delta}}{\rho}} \right)_{\mathrm{air}}^{\mathrm{wall}} \tag{5.19}$$

これにより空気吸収線量と水吸収線量の関係は以下のようになる．

$$D_{\mathrm{med}} = D_{\mathrm{air}} \left(\overline{\frac{L_{\Delta}}{\rho}} \right)_{\mathrm{air}}^{\mathrm{wall}} \left(\overline{\frac{\mu_{\mathrm{en}}}{\rho}} \right)_{\mathrm{wall}}^{\mathrm{med}} \tag{5.20}$$

線量を表す量の一つに空気カーマがあるが，空気吸収線量と空気カーマには制動放射によるエネルギー移行があるかどうかの違いになる．

$$K_{\mathrm{air}} = \frac{D_{\mathrm{air}}}{(1-g)} \tag{5.21}$$

ここで，gは制動放射によって失うエネルギーの割合である．

3.2 電離箱に対する補正係数

前述したようにBragg-Grayの原理によって線量測定を行うことができるが，実際の測定に用いる空洞電離箱は，理想的な状態とは異なっている．通常の空洞電離箱は，空洞内にあ

る電極や電離箱内側の導電層，防水鞘，空洞部を支えるステムなど，構造的にBragg-Grayの理論と異なっている．そこで電離箱で測定する場合，いくつかの補正が必要となる．

$$D_{med} = D_{air} (L_\Delta/\rho)_{air}^{med} \, p_{wall} \, p_{cav} \, p_{dis} \, p_{cell} \tag{5.22}$$

p_{wall}は電離箱壁による擾乱，p_{cel}は電極に対する補正，p_{stem}はステムによる散乱線の影響，p_{cav}は媒質と空洞部の違いによるフルエンスの擾乱補正，p_{dis}は変位補正係数である．

1) 壁補正係数 p_{wall}

光子に対してであるが，十分に厚い壁厚を持った電離箱については，前述した式を用いて以下のように$p_{thick\text{-}wall}$を求めることができる．

$$p_{thick\text{-}wall} = \left(\overline{\frac{\mu_{en}}{\rho}}\right)_{wall}^{med} \left(\overline{\frac{L_\Delta}{\rho}}\right)_{air}^{wall} \tag{5.23}$$

しかし，実際には電離箱壁厚はそれ自体で荷電粒子平衡が成り立つような厚さを持っていない．0.5 mm厚のグラファイト壁では，^{60}Coに対しては50％，高エネルギーX線に対しては20％の二次電子しか生成していない．すなわちその外側にある媒質によって生成される二次電子の寄与が大きいことになる．この影響を考慮した補正係数が，Almond and Svenssonによって以下の式で与えられている．

$$p_{wall} = \frac{\alpha \left(\overline{\frac{\mu_{en}}{\rho}}\right)_{wall}^{med} \left(\overline{\frac{L_\Delta}{\rho}}\right)_{air}^{wall} + (1-\alpha) \left(\overline{\frac{L_\Delta}{\rho}}\right)_{air}^{med}}{\left(\overline{\frac{L_\Delta}{\rho}}\right)_{air}^{med}} \tag{5.24}$$

ここでαは，電離箱壁によって生成された電子による電離電流の割合を，また$(1-\alpha)$は空洞内の空気によって生成された電子による電流の割合を示す．

ただ実際には，電離箱壁のみではなく防水さやを使用した測定も行われており，防水さやを含めた補正が必要となる．これらp_{wall}の値については，標準計測法12に掲載されている．

電子線については，補正が必要ないように思われるが，δ線について考える必要がある．すなわち空洞部に到達する電子は，一次電子線と媒質からのδ線，および壁材からのδ線となる．また電離箱の形状に依存することも注意する必要がある．通常媒質として考えているのは水であり，それに近い組成を持つ壁材であれば大きな補正をする必要はない．

2) 空洞補正係数 p_{cav}

媒質と空洞部の違いによるフルエンスの擾乱補正である．光子の場合は，実験などにより補正が必要ないことが確認されている．一方，電子線では，通常は媒質中で生じるはずの散乱が，密度が非常に低い空洞部では生じず，そのまま空洞内を通り抜けエネルギー付与してしまう事象が起こる．この影響は，電離箱の形状によって異なっている．平行平板形電離箱では1.0であるが，保護電極などの構造に依存してMarkusおよびCapintecに対してはIAEA TRS-398では，深部量半価深R_{50}を用いて以下の式により補正係数を与えている．

PTW Markus N23343電離箱に対して，

$$p_{cav} = 1 - 0.037 \exp(-0.27 R_{50}) \quad (5.25)$$
$$(R_{50} \geq 2 \, g \, cm^{-2})$$

Capintec PS-033電離箱に対して，

$$p_{cav} = 1 - 0.084 \exp(-0.32 R_{50}) \quad (5.26)$$
$$(R_{50} \geq 2 \, g \, cm^{-2})$$

円筒型（指頭型）電離箱については電離箱空洞の半径r_{cyl}と深部量半価深R_{50}をパラメータとした次式で与えられる．

$$p_{cav} = 1 - 0.0217 r_{cyl} \exp(-0.153 R_{50}) \quad (5.27)$$

ここで，r_{cyl}はmm単位であり，R_{50}はg cm^{-2}単位である．

3) 変位補正係数 p_{dis}

この補正は，電離箱の形状に大きく依存している．光子線の場合を考えると，二次電子が主に生成されるのは電離箱壁部分であり，空洞内はその二次電子を測定しているセンサ部である．そのため実際に線量を評価している点は，空洞の幾何学的中心よりも前の位置になる．

そこで空洞部の幾何学的中心を測定位置としておいて，変位補正がp_{dis}により行われる．検出器の空洞の構造はそれぞれ異なっており，それぞれの検出器に対する補正係数は標準計測法12を参照されたい．円筒および球形の電離箱で電子線の測定を行う場合には，p_{dis}による補正ではなく，（0.5×半径）分だけ，検出器の幾何学的中心よりも線源側にセットすることとなっている．平行平板形電離箱は，前面の壁の内側を測定の実効中心とすることで光子，電子線ともに特段の補正は必要ない．

4) 中心電極補正係数 p_{cell}

円筒型電離箱は，中心電極を持つ構造になっている．通常中心電極は，直径1 mm程度のグラファイトやプラスチック，アルミでできていて，空気と異なる物質である．そのため光子の散乱やδ線の生成の状況は，空洞内のガスと異なることから補正が必要となる場合がある．モンテカルロ計算などにより，中心電極がグラファイトおよびプラスチックの場合は，この影響は無視できることがわかっている（すなわち$p_{cell} = 1.0$）．直径1 mmのアルミの電極を持つ円筒型電離箱については，補正係数が光子に対して0.993，電子線に対して0.998となっている．

3.3 再結合補正

電離箱による放射線検出では，放射線によって空洞内に生成されたイオンまたは電子の電離量を測定することによって，線量を評価している．通常，電離箱では中心電極と壁材の間に電位差を設け，これによって正または負の電荷を測定する．しかし，生成されたイオン対

がすべて測定できるわけではなく，収集する前に再結合（ion recombination）を起こして電荷損失を生じさせてしまう．そのため補正が必要となる．

一般的に，再結合には初期再結合（initial recombination）と一般再結合（general recombination）の2種類がある．初期再結合は，放射線によって生成されたイオン対が初期の段階で再結合してしまうものでLETに依存する．もう一つの体積再結合は，電離されたイオン対が電極まで移動する際に再結合してしまうもので線量率に依存する．初期再結合は印加電圧がVの場合$1/V$に，また体積再結合は電離電流Iと$1/V^2$に比例することがわかっており，以下のような式で表される．

$$k_{\text{loss}} = a \times \frac{1}{V} + b \times I \times \frac{1}{V^2} \tag{5.28}$$

a, bとも定数で，それぞれの検出器によってその値が異なる．この補正係数は，異なる線量率で印加電圧を変化させた測定を行うことによって求められる．

1) 2点電圧法

印加電圧が異なることによって，再結合の割合が異なってくることを利用して，再結合補正値を求める手法である．通常印加する電圧V_1と，それよりも低い電圧V_2でそれぞれ電流M_1, M_2を測定し，補正係数を求める．リニアックから得られるパルス放射線と^{60}Coのような連続放射線の場合では，用いる式が異なる．

(a) パルス放射線

イオン再結合補正係数k_sは

$$k_s = a_0 + a_1 \left(\frac{M_1}{M_2}\right) + a_2 \left(\frac{M_1}{M_2}\right)^2 \tag{5.29}$$

a_iを表5.1に示す．

(b) 連続放射線

$$k_s = \frac{(V_1/V_2)^2 - 1}{(V_1/V_2)^2 - (M_1/M_2)} \tag{5.30}$$

表5.1　パルス放射線およびパルススキャン放射線のイオン再結合補正係数に用いる定数

V_1/V_2	パルス放射線			パルススキャン放射線		
	a_0	a_1	a_2	a_0	a_1	a_2
2.0	2.337	−3.636	2.299	4.711	−8.242	4.533
2.5	1.474	−1.587	1.114	2.719	−3.977	2.261
3.0	1.198	−0.875	0.677	2.001	−2.402	1.401
3.5	1.080	−0.542	0.463	1.665	−1.647	0.984
4.0	1.022	−0.363	0.341	1.468	−1.200	0.734
5.0	0.975	−0.188	0.214	1.279	−0.750	0.474

2) ボーグの式による方法
(a) パルス放射線の場合
イオン再結合補正係数は,ボーグによれば以下の式で与えられる.

$$k_s = \frac{u}{\ln(1+u)}$$
$$u = \frac{\mu r d^2}{V}$$
(5.31)

$\mu = 3.00 \times 10^{10}$
$V =$ 印加電圧 (V)
$d =$ 電極間隔 (m)
$r =$ 電離箱中に発生するパルス当たりの電離密度 (C m^{-3} pulse^{-1})

この式は平行平板形電離箱に適用できるものであり,円筒型および球形の場合は,dを以下の式で置き換えることで求められる.

円筒型電離箱

$$d_{\text{cyl}} = (a-b)\sqrt{\frac{(a/b+1)}{(a/b-1)}\frac{\ln(a/b)}{2}}$$
(5.32)

球形電離箱

$$d_{\text{sph}} = (a-b)\sqrt{\frac{1}{3}\left(\frac{a}{b}+1+\frac{b}{a}\right)}$$
(5.33)

ここに,aは外側電極の半径,bは中心電極の半径である.

電離密度rの代わりに,集電極に集められる電離密度pを用いたより実用的な式がある.

$$k_s = \frac{e^v - 1}{v}$$
$$v = \frac{\mu p d^2}{V}$$
(5.34)

$p =$ パルス当たり集められる電離密度 (C m^{-3} pulse^{-1})

電離密度pは,電離箱線量計の指示値Mとコバルト校正定数N_cの積 (C kg^{-3}) で近似する.基準条件における空気密度をこのMN_cに乗じ,その値を測定時間 (s),さらにパルス繰り返し数で割った値をpの値とする.

(b) 連続放射線の場合
平行平板形電離箱に対する再結合補正係数は以下のようになる.

$$k_s = \frac{6}{6-\varepsilon^2}$$
$$\varepsilon = \frac{\tau d^2 \sqrt{q}}{V} \tag{5.35}$$

$\tau = 2.01 \times 10^7$
$V = $ 印加電圧（V）
$d = $ 電極間隔（m）
$q = $ 電離箱中で毎秒集められる電離密度（C m^{-3}pulse^{-1}）

電離密度は前項で求めたように指示値とコバルト校正定数から求められる．また円筒型，球形電離箱についても，同様に前項の式でdを求める．

3.4 ステム散乱

電離箱検出器では，実際に線量を測定する部分を支えるためのステムがある．通常プラスチックやアルミなどで構成されており，感度を有する電離箱部分に近いため，散乱体として作用してしまう．電離箱ではこのような不要な散乱線を低減させるために，ステム部分を小さくしたり，材質を測定対象物に近い素材で構成するように工夫されている．

3.5 微小電流・電荷測定（極性効果）

電離箱を用いた線量測定では，電離電流の安定した測定が重要となる．微小な電流を測定する場合，電流として測定するよりもある時間間隔の電荷量を測定するほうがばらつきの少ない測定となることから，測定する電離量に応じて測定方法を選択することが必要である．

また電離電流測定において重要な事象に，漏洩電流がある．これは有感部分である電離箱の空洞内以外で生じてしまう電流のことで，線量評価の精度を劣化させる原因の一つである．近年では，非常に空洞容積の小さい電離箱が使用される場合があり，相対的にこの漏洩電流の比率が大きくなってしまうことから特に注意が必要である．

漏洩電流が生じる原因は大きく二つに分けられる．一つは放射線が関与しない漏洩電流で，空洞容積付近やコネクタ，ケーブルなどの絶縁体周辺に起因するものである．絶縁が不十分であったり，絶縁体の劣化，あるいはコネクタ部分にゴミなどの不純物が入り込むなどの理由により，定常的に漏洩電流が発生してしまう．またケーブル配線直後など，ケーブル事態に負荷がかかることによっても漏洩電流が発生する．もう一つは，放射線によって生成される漏洩電流である．これは電離箱の空洞部分以外で，放射線によって電荷が生成され，それを信号として計測してしまうものである．空洞周辺のステム部分やケーブルの絶縁体が照射されることにより，電子が生成されそれが信号ケーブルに到達して電流として計測される．そのため線量測定において，不要なケーブル照射を避けるように配線を工夫する必要がある．通常この放射線に起因する電離電流は一方の極性の電流となることから，極性効果の

原因となる．正負の電流を測定し，その平均をとることによってこの影響を補正することができる．

第4節 電離箱の適用

4.1 自由空気電離箱

　自由空気電離箱は，エネルギーの比較的低いX線（300 kV以下）に用いられる電離箱で，照射線量［C/kg］をできるだけ定義に忠実に測定することを目的としており，絶対測定用として用いられることが多い．図5.3に示すような箱形の構造が一般的で，片側に高電圧をかける電極，もう一方は電荷を測定する収集電極，また収集電極の周りに電極間の電場のひずみを抑制するためのガード電極がある．X線が入射する面には，X線量を規定するためのコリメータが設置されている．自由空気電離箱を設計する際，入射窓から収集電極までの距離，また電極間の距離が重要となる．荷電粒子平衡を電離箱内で成立させるために，これらの距離を測定対象となる光子エネルギーに応じて，それによって生成される電子の飛程以上の距離にする必要がある．ただしあまり大きく設計してしまうと，電離箱内での吸収補正が大きくなってしまうことから，最適化が求められる．自由空気電離箱によって求められる照射線量Xは，補正係数を無視した場合以下の式で求められる．

$$X = \frac{Q}{AL\rho}\prod k_i \tag{5.36}$$

ここで，Qは収集電荷［C］，ρは空気密度［kg/cm^3］，Aはコリメータの面積［cm^2］，Lは収

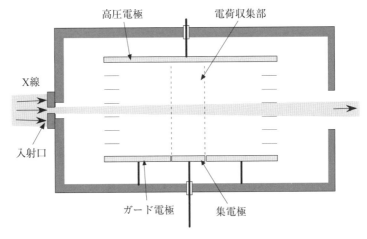

図5.3　自由空気電離箱の断面模式図

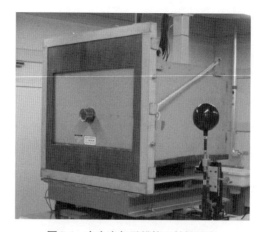

図 5.4 自由空気電離箱の外観写真
（左側ボックス）前面には入射口以外から放射線が入らないように，鉛のシールドを施している．

集電極の幅 [cm]，k_i は各種補正係数である．k_i には (1) 空気減衰補正（規定面と集電極間の空気層による減衰補正）(2) 再結合補正 (3) 電子損失補正 (4) 散乱線補正 (5) 電界歪補正（集電極のひずみによる空気体積が幾何学的体積と異なる補正）(6) 湿度補正 (7) 入射口での散乱，透過補正などがある．

4.2 空洞電離箱

空洞電離箱は，円筒，平行平板，球形といったさまざまな形状のものがある．以下に代表的な検出器の構造を紹介する．

(a) 円筒型電離箱

円筒型電離箱は，エネルギーの高い光子に通常用いられる線量計で，図 5.5 のような構造となっている．空洞内に中心電極があり，その周りは壁で覆われている．そして空洞は大気（空気）で満たされている．空洞内で生成された電離電流を収集するために，中心電極と壁の間に電位差を作る必要があり，中心電極，壁材に導電性の素材を使用したり，表面を導電性塗料などでコーティングしている．測定する線量が照射線量や，水吸収線量であることが多いことから，中心電極や壁材には，空気や水に組成や原子番号が近いグラファイトやアルミニウム，PMMA や PET が一般的に用いられている．空洞内で荷電粒子平衡が成立する必要があることから，測定対象の光子エネルギーに応じて壁厚を選定しなければならない．

(b) 平行平板型電離箱

平行平板型電離箱は，前述した円筒型電離箱の壁と中心電極を平板にして平行に並べた形の線量計である（図 5.6）．自由空気電離箱と同様に，電極間に電位差を生じさせることによって空洞内の電離電流を測定する．入射面の壁厚が厚い γ 線や高エネルギー X 線，電子線測定用のものや，壁が薄い PMMA の膜などで作られている低エネルギー X 線や β 線線量測定用のものがある．

第5章　電離箱による線量測定

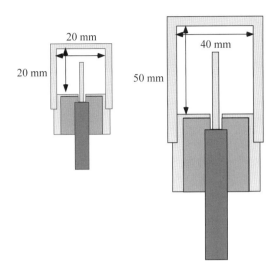

図5.5　円筒型電離箱の構造図

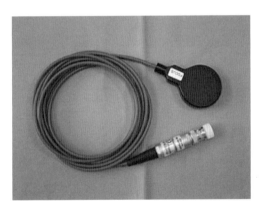

図5.6　平行平板形電離箱

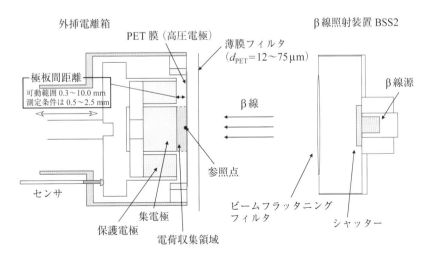

図5.7　外挿電離箱

4.3 外挿電離箱

外挿電離箱は，β線に対する組織吸収線量の絶対測定に用いられるもので，図5.7のような構造となっている．β線であることから，線量は70 μm線量当量が評価対象となる．β線の入射窓はPMMAの薄膜で，収集電極が薄膜に対して平行移動することができる．異なる電極間隔に設定して電離電流を測定し，フィッティングによって外挿して0 mm厚に対応する電離電流を決定し，組織吸収線量を評価する．また薄膜に付加膜を用いた測定を行い，内挿によって人体の皮膚膜の70 μmに対する組織吸収線量を評価する．

第5節 電離箱の校正，測定プロトコル

5.1 標準校正

線量計の校正は，通常校正済みの基準となる線量を用いて，置換法によって行われることが多い．これは基準線量計によって照射場のある点の線量を求め，同じ位置に被校正器を設置してその出力を測定し比較する方法である．校正定数は一般的に以下のように求められる．

$$N = X/R \qquad (5.37)$$

Nは校正定数，Xは基準線量計によって求めた線量率，Rは被校正器の読取り値である．基準線量計は，測定しようとする量（照射線量，空気カーマ，水吸収線量など）と放射線の種類（γ線，X線，電子線など），照射条件（コリメートビーム，照射野，空中，水中）に対して校正されている必要があり，またそれを用いた校正もそれに準じた状態で行うことが求められる．また通常線量計は照射室内の温度，気圧，湿度によって空洞内の空気密度が変化することから，基準の大気条件への補正が必要となる．

5.2 測定プロトコル

吸収線量を精度よく評価するには，トレーサビリティ（後述）が確保された計測器とともに標準的な線量評価法（測定プロトコル）が必要となる．特に放射線治療では，投与した吸収線量が直接的に治療結果を左右することから，国際機関や学会により吸収線量評価のための測定プロトコルが出版されている．

わが国では，放射線治療においては日本医学物理学会編「外部放射線治療における水吸収線量の標準計測法（標準計測法12）」が測定プロトコルとして広く利用されている．これは国際原子力機関（IAEA）が出版した「Absorbed Dose Determination in External Beam Radiotherapy: An International Code of Practice for Dosimetry based on Standards of

Absorbed Dose to Water」(IAEA TRS398) に準拠しており,さらに最新のデータが掲載されている.

これらの測定プロトコルでは,水吸収線量 $D_{w,Q}$ は一般に次式で与えられる.

$$D_{w,Q} = M_Q N_{D,w,Q_0} k_{Q,Q_0} \tag{5.38}$$

ここで,添字 Q,Q_0 および w は,測定対象の放射線の線質,トレーサビリティ確保のために使用される線質(通常は ^{60}Co γ 線)および媒質が水であることをそれぞれ示す.また M_Q は線質 Q の放射線を校正点にて照射した際の線量計の表示値,N_{D,w,Q_0} は国家標準にトレーサブルな水吸収線量校正定数,そして k_{Q,Q_0} は線質変換係数(線質 Q_0 に対する線質 Q の線量計の応答の違いを補正する係数)である.

ここで k_{Q,Q_0} は,以下の式で与えられる.

$$k_{Q,Q_0} = \frac{[(\overline{L}/\rho)_{w,\text{air}} P]_Q}{[(\overline{L}/\rho)_{w,\text{air}} P]_{Q_0}} \tag{5.39}$$

ここで $(\overline{L}/\rho)_{w,\text{air}}$ は平均制限質量阻止能比,また P は 3.2 項で示したそれぞれの補正係数の積である.

測定プロトコルには,式 (5.38) の各項の求め方のほか,校正点等の定義,推奨される測定法などについても記述されており,こうした測定プロトコルの使用により治療線量の斉一性が確保できる.

5.3　測定のトレーサビリティ

放射線の線量測定に限らず,さまざまな量の測定ではトレーサビリティが重要である.一般に用いられている測定器は,基準となる測定器で校正されることによって指示値が正しい値を示すことを保証することになる.また基準測定器も,さらに上位の基準測定器によって校正され,最終的には国家標準につながっていることになる(図 5.8).この測定器の校正の連鎖を「測定のトレーサビリティ」といい,これによってさまざまな測定器の指示値が同等となることが保証される.

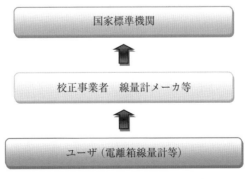

図 5.8　放射線線量に関するトレーサビリティ

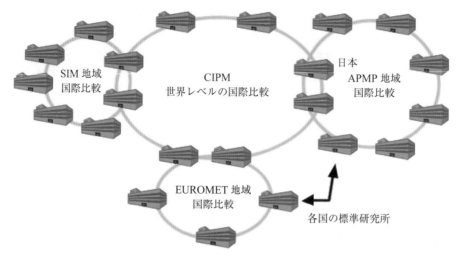

図5.9 国家間のトレーサビリティ体系図

日本は基幹比較として，BIPM（国際度量衡局）をリファレンス機関として各国標準研究所との相互比較を行っている．またアジア太平洋域での国際比較にも参加し，各国の標準との同等性を確保している．CIPM…国際度量衡委員会，SIM…アメリカ全体陸計量システム，EURAMET…欧州国家計量標準機関協会，APMP…アジア太平洋計量計画．

5.4 国家標準

　計量に関する国家標準は，独立行政法人産業技術総合研究所（以下産総研）が担っており，放射線の線量標準についても，産総研において開発・維持・供給が行われている．γ線の照射線量，空気カーマについては，グラファイト壁空洞電離箱が，X線については自由空気電離箱が国家標準となっている．またγ線，高エネルギーX線の水吸収線量ではグラファイトカロリーメータが，β線の組織吸収線量では外挿電離箱が国家標準器として用いられている．

　産総研では，国家標準の開発のほかに，他国との比較も行っており，自国の標準が技術的に妥当であることを確認している．また各国の標準機関の間ではお互いの標準を認め合うために，CIPM-MRA（国際相互承認協定）が締結されており，産総研もこれに参加している．日本での校正証明書を他国でも認められることになり，これによって世界中の測定結果について統一性が確保されることになる（図5.9）．

（黒澤忠弘，福村明史）

参考文献
- J R Greening "FUNDAMENTALS OF RADIATION DOSIMETRY", 2nd ed. Medical physics handbooks, ISSN 0143-0203;15
- 日本医学物理学会編「外部放射線治療における水吸収線量の標準計測法（標準計測法12）」
- "Absorbed Dose Determination in External Beam Radiotherapy: An International Code of Practice for Dosimetry based on Standards of Absorbed Dose to Water"（IAEA TRS398）

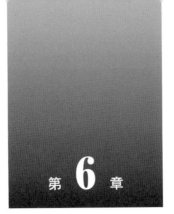

第6章
エネルギーの測定

本章では，放射線量子（X線，γ線，陽子線，α線など）一個一個のエネルギーを測定する手法について述べる．個々の量子のエネルギー，あるいはエネルギー分布を測定することは何も特殊なことではない．可視光域の光子一個一個のエネルギーの分布は，光の波長分布としてしばしば計測されている．一方，高エネルギーの光子であるX線，γ線や高エネルギー荷電粒子といった電離放射線と呼ばれるものの多くは，可視光のように，波長あるいはエネルギーを選別する事が困難であるため，放射線量子一個一個のエネルギーを測定するという方法がとられる（ただし，X線，低エネルギーの中性子などでは，波長選択することも可能である）．このように，エネルギー分布を測定することをスペクトロメトリと呼ぶ．放射線のエネルギーを測定する方法として最も一般的なのは，放射線によって引き起こされた電離あるいは励起の量を観測する方法である．おのおのの放射線量子によって引き起こされる電離作用によって生じる電荷（電子，イオン，正孔）あるいは励起作用の結果として発生するシンチレーション光子の量を観測することで，その放射線量子のエネルギーを測定することができる．

第1節　エネルギー測定の手法

　光子一個のエネルギーと波長は逆数の関係で一対一対応しているため，波長分布はすなわち光子のエネルギー分布となる．可視光の場合，プリズムや回折格子といった波長選択素子が存在し，光子の波長，すなわちエネルギーによって選別することが可能（プリズムであれば，波長によって屈折する角度が異なるため，おのおのの波長の成分を分離可能）であるため，必ずしも光子一個一個のエネルギー自体を測定しなくとも，エネルギー分布を測定することが可能である．

　一方，放射線量子一個一個のエネルギーを測定する場合には電離箱による線量測定などで用いられる電流モード（current mode）による測定ではなく，個々の放射線量子をパルスモード（pulse mode）で測定することとなる．どちらにしても，エネルギー分布を測定することをスペクトロメトリ（spectrometry）と呼び，これを行う機器をスペクトロメータ（spectrometer）と呼ぶ．

　エネルギーを測定する方法として，中性子や高速イオンなどでは，その速度（実際には一定距離を飛行する飛行時間，time-of-flight：TOF）を測定する方法や，後に述べる熱量（物質の温度上昇）を測定する方法も存在するが，放射線のエネルギーを測定する方法として最も一般的なのは，放射線によって引き起こされた電離，あるいは励起の量を観測する方法である．これは，放射線が一個の原子・分子を電離する，あるいは励起するのに必要なエネルギー平均値が，とある条件の下ではほぼ一定であることを利用したものである．おのおのの放射線量子によって引き起こされる電離作用によって生成される電荷（電子，イオン，正孔）あるいは励起作用の結果として発生するシンチレーション光子の量を観測することで，その

第6章 エネルギーの測定

放射線量子のエネルギーを測定することができる．

　ここで，放射線計測装置，つまり放射線検出器で得られる信号についてもう一度確認しておく．一般的な放射線検出器では，前述したように放射線と物質の相互作用の結果生じた電荷あるいはシンチレーション光を信号として観測することとなる．つまり，計測装置の検出器媒質中の物質が電離および励起されてはじめて信号が生成されることとなる．これを言い換えると，検出器媒質中で放射線が相互作用を起こした結果として信号が生成されるのであり，逆にいうと，相互作用を起こさない限り信号は出力されないこととなる．例を挙げると，X線やγ線といった高エネルギー光子は相互作用することなく物質中の比較的長い距離を通過することができる．これらの高エネルギー光子が物質との間で起こす代表的な相互作用としては，光電効果（photoelectric effect），コンプトン散乱（Compton scattering），電子対生成（electron pair production）が挙げられるが，これらの相互作用確率は，本章で取り扱うエネルギー範囲では，決して高くはなく平均自由行程（mean free path）の長い相互作用であるといえる．結果として，これらの高エネルギー光子は相互作用することなく物質中の長い距離を素通りしていくことが可能となる．X線，γ線は，たとえ放射線検出器内に入射したとしても，先に挙げた光電効果などの相互作用を起こさない限り，信号を生成することなく素通りしていくこととなる．一方で，高いエネルギーを持った電子や陽子などの荷電粒子は，周囲の物質から常にクーロン相互作用を受けつづけており，周囲の物質を電離または励起させながら進んでいくため，検出器の有感領域に入射すると必ず信号を生成する．このように，電子や陽子，α線といった高エネルギー荷電粒子は，周囲の物質を直接電離・励起することが可能であるため，直接電離放射線（direct ionizing radiation）と呼ばれる．反対に，X線，γ線，これに中性子線も加わるが，それ自体の平均自由行程が長く物質内をある程度の距離を素通りすることができ，何らかの相互作用を介して荷電粒子にそのエネルギーを受け渡し，その荷電粒子により間接的に周囲の物質を電離・励起するものは間接電離放射線（indirect ionizing radiation）と呼ばれる．

　いま一度，本章で取り扱う「放射線のエネルギーを測定するということ」に立ち戻って考えてみる．放射線検出器で生成される信号は，あくまで検出器有感部内で生成された電離量あるいは励起量を反映したものであって，必ずしも放射線量子そのもののエネルギーではない．繰り返しになるが，放射線の持っているエネルギーの一部あるいはすべてが検出器有感部の物質中に付与され，そのエネルギーにより引き起こされた電離・励起を介して信号が生成される．ここまで述べた放射線により信号が形成される過程を図6.1にまとめる．放射線検出器の出力する信号が，必ずしも入射した放射線のエネルギーを反映するわけではなく，あくまで放射線により検出器物質中に付与されたエネルギー（deposited energy）を反映することを念頭に置くと，できるだけ放射線の持つエネルギーのすべてを検出器有感領域に付与できる構成の検出器が，エネルギー測定を行うには理想的であるといえる．

　放射線のスペクトロメータでは，個々の放射線量子により物質中に付与されたエネルギーをパルスモード測定していくわけであるが，エネルギー測定を行う検出器としては，出力されてくる信号パルスのパルス波高値（pulse height）が，検出器内に付与されたエネルギーを反映した値を示すことが必要となる．測定結果として得られるのは，図6.2に示されるような，横軸にパルス信号の信号波高値，縦軸にその波高値の信号パルスの出力された回数をプ

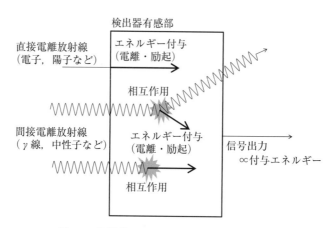

図6.1 放射線により信号が形成される過程

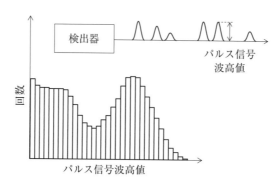

図6.2 信号波高スペクトル

ロットした信号波高スペクトル（pulse height spectrum）と呼ばれるものである．この信号波高スペクトルから，どれくらいのエネルギーの放射線が何個検出器に入射しているかという情報を得ることができる．ただし，何度もいうように，直接得られる信号波高スペクトルはあくまで検出器内に付与されたエネルギーの分布であり，検出器に入射してくる放射線量子自体のエネルギー分布ではない．入射してくる放射線量子自体のエネルギー分布を求めるには，検出器の応答関数（response function：単一エネルギーの放射線が入射した際に得られる波高スペクトル）を加味して，入射した放射線量子のエネルギー分布を推定するという手順（アンフォルディング：unfoldingとも呼ばれる）が必要となる．ただし，測定したい対象ごとに適切な検出器を選択すれば，実測で直接的に得られる信号波高スペクトルからであっても多くの有用な情報を抽出することは可能であるため，元の放射線量子のエネルギースペクトルまで求めることはまれである．

　ここまで，放射線のエネルギーを測定するために必要な基本的な事項について説明してきた．すでに述べたように，β線，α線，陽子線などは直接電離放射線であり，検出器の中だけでなく，放出点から検出器に至る途中の経路においても，たとえ空気であっても物質が存在すれば，そこでクーロン相互作用によりエネルギーを奪われ，放出時点のエネルギー情報の一部を失ってしまう．そういった意味では，間接電離放射線は相互作用さえしなければ，放出時のエネルギー情報を保持したまま，検出器まで飛んでくることができる．さらに，間

接電離放射線である特性X線，γ線は，放出源である原子や原子核に特有のエネルギーを有しており，エネルギーを測定することで，放出源を特定することができる．

以上のような観点から，本章ではまず，エネルギー測定を行える放射線検出器の中でも，X線，γ線測定を主たる測定対象としているシンチレーション検出器とHigh Purity Germanium（HPGe）半導体検出器によるエネルギー測定について述べる．また，粒子線治療や天然に存在する放射性同位体であるラドンの線量評価などでは荷電粒子のエネルギー測定も重要な役割を果たすため，最後に荷電粒子のエネルギー測定についても述べる．

第2節 シンチレーション検出器による測定

2.1 検出器の基本構成

本節では，シンチレーション検出器（scintillation detector）を例にとりγ線のエネルギー測定について詳しく述べる．シンチレーション検出器としては，NaI(Tl)が最も代表的な検出器である．シンチレーション検出器の基本的な構成を図6.3に示す．現在，最も一般的な光検出素子は光電子増倍管（photomultiplier tube: PMT）であり，その受光面にシンチレータ結晶（scintillator）を接続している．受光面との接続面以外の面に関しては反射材が塗布されている．効率よく集光するためには，鏡面反射材を用いるより乱反射材を用いるほうがよいといわれており，多くのシンチレーション検出器で乱反射材が採用されている．また，NaI(Tl)シンチレータは潮解性があり，湿気にさらされると溶解してしまうため，シンチレータが密封されており外気に触れないようになっている．

光電子増倍管内では，シンチレーション光子が光電変換面で電子に変換され，その後段の電子増倍部で増幅され，電気信号として出力される．光電子増倍管から出力される電流パルスは，通常，前置増幅器（preamplifier）の入力段にあるコンデンサで積分され，1パルス分の積算電荷に対応する電圧パルスとして後段の線形増幅器（linear amplifier）へ送られる．線形増幅器で波形整形されたパルスは，マルチチャネルアナライザ（MCA）内でアナログ-

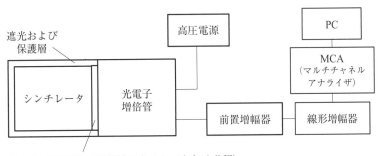

図6.3 シンチレーション検出器の基本構成

ディジタル（AD）変換され信号波高分布スペクトルが形成される．

2.2　典型的な信号波高スペクトル

　前述のとおり，放射線検出器から出力される信号は，検出器内で生成される電離量・励起量を反映している．シンチレーション検出器の場合，放射線により誘起された励起の後に生じるシンチレーション光により信号が生成されている．生成されるシンチレーション光子の数は，放射線とシンチレータ物質の相互作用の結果，シンチレータ内に付与されるエネルギーにおおよそ比例している．そのため，出力されるシンチレーション信号パルスの信号波高値は，その信号パルスを生成した放射線によりシンチレータ内に付与されたエネルギーに比例したものとなる．ここで注意しなければならないのは，放射線量子そのもののエネルギーではなく，あくまでその放射線によりシンチレータ内に付与されたエネルギーであるという点である．

　シンチレーション検出器の主たる測定対象であるγ線を例に，典型的な信号波高スペクトルが形成される過程について詳細に述べる．γ線は，前述したように間接電離放射線であるので，何らかの相互作用を通して直接電離放射線である荷電粒子にエネルギーを与えてやる必要がある．γ線の場合，最終的に物質内にエネルギーを与える荷電粒子は電子である．シンチレーション検出器で重要となる物質とγ線の相互作用は，光電吸収，コンプトン散乱，電子対生成である．

　光電吸収では，γ線のエネルギーは実質的にはほぼすべて光電吸収した電子へ移される．ほぼすべてと記述したのは，厳密にいうとすべてではないからであるが，実際にはγ線のエネルギーのうち，一部は軌道電子の結合を切るために使われ，残りのエネルギーが電離された電子の運動エネルギーとなる．つまり，γ線のエネルギーから電子の結合エネルギーを引いた分のエネルギーを持つ高速電子が発生することとなり，この高速電子がシンチレータ内で電離・励起を引き起こし，最終的にはシンチレーション光を発生させる．一方，光電吸収により直接電離された原子は，電子の結合エネルギー分だけ励起された状態となるが，この励起状態を緩和するため，オージェ電子（Auger electron）あるいは特性X線（characteristic x-ray）を放出する．オージェ電子を放出した場合，このオージェ電子によってもシンチレーション光が生成される．オージェ過程は，シンチレーション過程の減衰時間と比べ，十分短い時間内に起こるため，光電吸収で生成された高速電子によるシンチレーション光と合算されたシンチレーション光パルス信号を形成する．このとき，γ線のエネルギーはすべてシンチレーション光生成に費やされているので，γ線エネルギーに対応した波高の信号が出力されることとなる．線スペクトルを有するγ線がシンチレータに照射されている場合，この光電吸収が起こると，いつもそのエネルギーに対応する波高の信号が生成されるため，信号波高スペクトル上ではピークが形成される．このピークのことを光電ピーク（photoelectric peak）あるいは全エネルギー吸収ピーク（full energy peak）と呼ぶ．光電吸収の後，オージェ電子でなく特性X線を放出した場合，その特性X線が再び光電吸収などの相互作用によりつかまえられれば，そのエネルギー分のシンチレーション光が生成され，全エネルギー吸収ピークの波高を有する信号が生成されるが，特性X線がシンチレータの外に逃げてし

まった場合は，そのエネルギー分はシンチレーション信号に寄与できなくなる．つまり，γ線エネルギーから結合エネルギー分だけ低い波高値の位置にピークが形成される．このピークのことを特性X線エスケープピークと呼ぶ．ただし，シンチレーション検出器の場合，エネルギー分解能が結合エネルギーに比べ大きいことが多いため，エスケープピークと全エネルギー吸収ピークが分離されないことが多く，実質的には，ほぼすべて全エネルギー吸収ピークとみなされる．

コンプトン散乱は，物質内にある電子によってγ線が散乱されるという相互作用である．入射したγ線のエネルギーは，散乱されたγ線と散乱の結果反跳される電子の運動エネルギーに分配される．シンチレータ内に付与されるエネルギーは，直接電離放射線である反跳電子（recoil electron）の運動エネルギー分であり，散乱γ線が再びシンチレータ内で相互作用せずシンチレータ外へ逃げ出す場合，入射γ線のエネルギーから散乱γ線のエネルギーを引いたものとなる．散乱γ線と反跳電子へのエネルギーの配分比率は散乱角度により連続的に変化し，反跳電子のエネルギーE_eと散乱角θの関係は以下のように表される．

$$E_e = E\left[\frac{\dfrac{E}{m_0 c^2}(1-\cos\theta)}{1+\dfrac{E}{m_0 c^2}(1-\cos\theta)}\right] \tag{6.1}$$

ここで，Eは入射γ線のエネルギー，m_0は電子の静止質量，cは光速である．この式からわかるように，反跳電子のエネルギーは散乱角が0°のとき最小の0となり，180°のとき最大値をとる．180°の場合であっても，必ず入射エネルギーよりいく分か低い値となることに注意してほしい．以上のように，コンプトン散乱が起こった場合，信号波高分布は0から入射γ線エネルギーよりいく分か低いエネルギーまでの連続分布となる．この連続分布のことをコンプトン連続部（Compton continuum）と呼び，その上限の端をコンプトン端（Compton edge）と呼ぶ．

電子対生成は，γ線のエネルギーが電子と陽電子の静止質量の合計と等価なエネルギー（おのおの511 keVなので合計1,022 keV）を超えたときのみ起こり得る相互作用である．γ線のエネルギーのうち1,022 keVは，電子と陽電子の電子対を生成するために費やされ，残りのエネルギーは電子と陽電子の運動エネルギーとして分配される．電子と陽電子は，その運動エネルギーがなくなるまでは周囲の物質を電離・励起しながら進み，運動エネルギーがなくなった時点で停止する．この段階でシンチレータ内に付与されているエネルギーは，入射したγ線のエネルギーから1,022 keV引いた値となる．しかしながら，陽電子は停止した後，周囲にある電子と対消滅し2本の511 keVの消滅γ線（annihilation gamma-ray）を180°反対方向に放出することとなる．これら2本の消滅γ線が，シンチレータ内で再び相互作用し，そのすべてのエネルギーが付与されると，入射γ線のすべてのエネルギーが付与されることとなり，シンチレーション発光は入射γ線のエネルギーを示すこととなり，全エネルギー吸収ピークを形成する．しかしながら，2本の消滅γ線のうち，1本あるいは2本がシンチレータ外に逃げ出してしまうと，入射γ線のエネルギーから消滅γ線のエネルギー1本あるいは2本分，つまり511 keVか1,022 keV少ないエネルギーを示すこととなる．これら両者の場合

もピークを形成し，おのおのシングルエスケープピーク（single escsape peak），ダブルエスケープピーク（double escape peak）と呼ばれる．

これまで，光電吸収，コンプトン散乱，電子対生成というおのおのの相互作用について詳しく述べてきたが，実際にはこれらの相互作用を組み合わせた結果が得られる．図6.4にNaI(Tl)シンチレータにおけるおのおのの相互作用確率のエネルギー依存性を示す．縦軸の線減弱係数（linear attenuation coefficient）とは相互作用により光子が失われ，その物質中で$1/e$に減衰するまでに必要な厚さの逆数を示したもので，この値が大きいほど相互作用確率が高いことを示す．また，NaI(Tl)シンチレータで得られる信号波高スペクトルの例を図

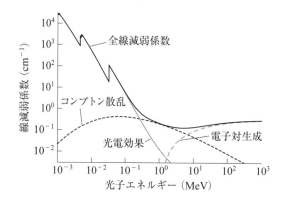

図6.4　NaI(Tl)シンチレータにおける相互作用確率

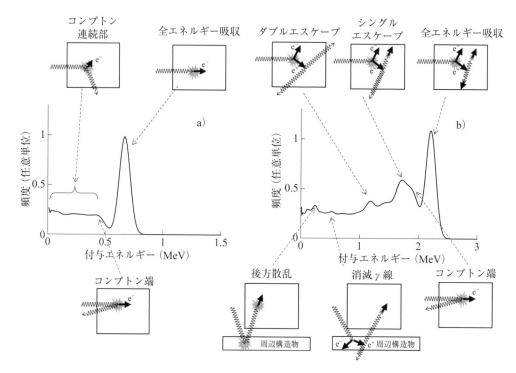

図6.5　NaI(Tl)シンチレータで得られる信号波高スペクトルの例
a) 662 keV，b) 2,200 keVのγ線を入射した場合．

6.5に示す.

信号波高スペクトルに影響を与える他の効果として，加算ピーク効果（sumpeak effect）がある．γ線は放射性崩壊に伴い発生するが，1回の崩壊で，複数のγ線を放出することがある．このような崩壊形式をカスケード崩壊と呼ぶが，これら複数のγ線が同時に検出器に入射し，そのすべてが全エネルギー吸収されると，これら複数のγ線のエネルギーの和のエネルギーに対応した位置にピークを形成する．これを加算ピークと呼ぶ．標準γ線源としてよく用いられる ^{60}Co γ線源は，1,173 keV と 1,332 keV のγ線を同時に放出するため，特に線源と検出器の間の距離が近いときには，両者を足した 2,505 keV に加算ピークを形成する．この加算ピークカウントは，本来 1,173 keV と 1,332 keV のピークに1カウントずつ加算されるべきものであり，これらのピークカウントとしては損失となる．そのため，定量する場合には，加算ピークの形成に伴う損失効果を考慮に入れる必要がある.

2.3　エネルギー分解能

入射するγ線は線スペクトル（デルタ関数的なエネルギー分布）を有しているので，全エネルギー吸収ピークに対応する事象の信号パルスは同一の波高値を示し，信号波高分布でもデルタ関数分布を示すと考えられるが，実際にはデルタ関数的にはならず，ある程度の幅を持つガウス分布（Gauss distribution）をとる．シンチレーション検出器の場合，信号波高値はγ線によって誘起されたシンチレーション光子の数を反映したものである．シンチレーション光子の発生機構は，高速電子が細かい散乱を繰り返しながら進んでいく過程で，とある確率でシンチレーション光が誘起されるという機構である．個々の散乱でシンチレーション光が誘起される確率は必ずしも大きくなく，比較的確率の小さい試行が多数回繰り返された結果，平均的にある有限個のシンチレーション光子が発生されるという機構であり，発生するシンチレーション光子数は，まさにポアソン分布（Poisson distribution）に従う．実際には，シンチレーション光子の数を数えているわけでなく，光電子増倍管の光電変換面で生成する光電子の数を数えていることとなり，発生したシンチレーション光子の数に，集光効率および光電変換面での量子効率を乗じた値が，ポアソン分布の期待値となる．ポアソン分布の期待値が30以上の場合，期待値が等しく標準偏差が期待値の平方根となるガウス分布とほとんど変わらなくなるため，実際にはガウス分布として考えて問題はない．たとえば，NaI(Tl)シンチレータでCs-137からの662 keVのγ線を測定することを考える．NaI(Tl)シンチレータの発光量（light yield）は38,000光子/MeVといわれており，662 keVγ線であれば，およそ25,000光子となる．集光効率を50%，量子効率を20%とすると，平均2,500光電子が生成される．ポアソン分布に従えば2,500光電子に対する標準偏差は50光電子となる．γ線のエネルギー測定におけるエネルギー分解能（energy resolution）は，図6.6に示されるように波高スペクトル上のピークの半値幅で定義される．ガウス分布では半値幅は標準偏差の2.355倍であるので，NaI(Tl)のエネルギー分解能は，$50 \times 2.355/2{,}500 = 4.7\%$と予想される．実際には，NaI(Tl)の662 keVのγ線に対し7%程度といわれており，集光の非均一性，光出力の非線形性などの影響も少なくない.

前述の議論から，発光量の多いシンチレータは高いエネルギー分解能を示す傾向があるこ

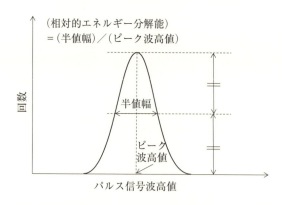

図6.6 エネルギー分解能

とがわかる．近年，NaI(Tl)に代わる高エネルギー分解能シンチレータとして，LaBr$_3$(Ce)が注目を集めており，662 keVのγ線に対し3%という高いエネルギー分解能が得られている．ただし，Laは^{138}Laという天然の放射性同位体を含んでいる．^{138}Laは半減期1×10^{11}年でβ壊変（beta decay）（34%）および軌道電子捕獲反応（electron capture）（66%）で崩壊する．β壊変では最大エネルギー255 keVのβ線放出のあと789 keVのγ線を放出し，軌道電子捕獲では，1,436 keVのγ線を放出する．1.5インチ径×1.5インチ長のサイズのLaBr$_3$で内在放射性同位体の壊変に伴う信号を約0.4 cpsの計数率で生成するため，低バックグラウンドの条件が必要な測定には不向きである．

　エネルギー分解能に影響を与える発光量以外の要因の1つとして，前述した光出力の非線形性がある．単位付与エネルギー当たりの発光量としてdL/dEと表記されることがあるが（Lが発光量，Eが付与エネルギーを表す），これが直接電離放射線である荷電粒子の衝突阻止能（stopping power）の関数になっている．比較的高いエネルギー（数百keV以上）の高速電子では阻止能のエネルギー依存性が小さく結果としてdL/dEがほぼ一定値となるため，付与エネルギーと発光量の間にはおおよそ比例関係が成り立つ．しかしながら，低エネルギーでは電子の阻止能が大きくなり，シンチレータによってはdL/dEがエネルギーに依存し，付与エネルギーと発光量の間に非線形性が現れることがある．一般に阻止能が大きくなるとdL/dEが小さくなり，つまりシンチレーション効率が低くなる傾向がある．顕著な例として，高速中性子測定で用いられているプラスチックシンチレータにおいては，中性子と水素原子との散乱によって生じる反跳陽子による発光量は，γ線起因の高速電子による発光量に比べ，同じエネルギーでも半分程度である．

第3節 半導体検出器による測定

3.1 基本的事項

γ線のエネルギー測定を行う半導体検出器としては，高純度ゲルマニウム（high purity germanium: HPGe）検出器が最も代表的である．HPGe検出器の基本的な構成を図6.7に示す．HPGe検出器のバンドギャップは0.7 eVと小さく，これが高いエネルギー分解能を示す1つの要因になっているわけであるが，常温では熱励起による漏れ電流が大きく使用することができない．そのため，漏れ電流を減らすために冷却することが必要となる．一般的には，液体窒素により77 Kまで冷却して使用される．近年では，電子冷却式のHPGe検出器も利用可能になっている．

半導体検出器では，放射線によって引き起こされた電離により生成される電子-正孔対（electron-hole pair）を収集することで信号パルスを形成する．一対の電子-正孔対を生成するために必要とされる平均エネルギーは放射線のエネルギーによらずほぼ一定であるため，電子-正孔対の数を数えることで，検出器内に付与されたエネルギーを測定することが可能となる．実際には，伝導電子あるいは正孔を電界により掃引し，それに伴い誘起される誘導電荷（induced charge）を測定することとなる．電子-正孔対が生成されても，周囲に伝導電子あるいは正孔が存在すると再結合され，誘導電荷の生成に寄与できなくなるため，空乏層（depletion layer）と呼ばれる伝導電子-正孔濃度の低い領域が形成される必要がある．空乏層以外の伝導電子-正孔濃度の高い領域では，電子-正孔対が生成されても，すぐさま再結合され誘導電荷生成には寄与できないため，この空乏層が実質的に電離放射線に対する有感層となる．半導体検出器でγ線のように透過力の高い放射線を測定するには，ある程度の体積の有感部が必要となるため，大きな空乏層を形成できることに加え，その大きな空乏層中で生成される電子-正孔を効率よく収集するため，それらが高い移動度（mobility）および長い寿命（carrier lifetime: 再結合されたり欠陥に捕獲されたりしづらいことを意味する）を持つ

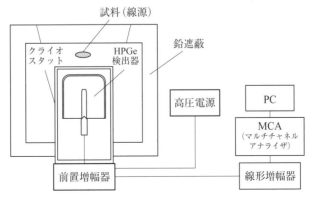

図6.7 HPGe検出器の基本構成

ことが必要条件となる．このような条件を満たす半導体検出器のひとつがHPGe検出器である．

3.2 エネルギー分解能

　半導体検出器による放射線のエネルギー測定で最も特徴的であるエネルギー分解能について述べる．放射線のエネルギー測定をする際，そのエネルギー分解能を決定するうえで，最も重要なのは，検出器内における付与エネルギーを示す情報担体（information carrier）の単位付与エネルギー当たりの生成数である．情報担体とは，シンチレーション検出器でいえばシンチレーション光子であり，半導体検出器であれば電子-正孔対で，その生成数が直接検出器内での付与エネルギーに対応するものである．代表的なシンチレーション検出器であるNaI(Tl)検出器であれば，1 MeV当たり38,000個の光子が生成される．HPGe検出器では，電子-正孔対を1個生成するために必要な平均エネルギーεが3 eVであるため，1 MeV当たり333,000個の電子-正孔対が生成されることとなる．シンチレータの節でも述べたように，生成される情報担体の数がポアソン分布に従うと仮定すれば情報担体の生成数の相対的標準偏差は，平均値の平方根に反比例するため，情報担体の生成数が多いほどエネルギー分解能は高くなる．HPGe検出器の場合，シンチレータとは異なり情報担体の生成効率が高いため，小さな確率の試行を非常に多くの回数繰り返すというポアソン分布の前提条件とは合わず，どちらかというと2項分布に近い分布をとる（ポアソン分布のようにおのおのの試行での発生確率は小さくない）．情報担体の生成数が多いほどエネルギー分解能が高いことには変わりはないが，2項分布の場合，期待値（平均値）が同じであっても，その分布幅はポアソン分布より狭くなる．どちらにしても，HPGe検出器では生成されるイオン-正孔対の数の分布幅は，ポアソン分布で予想されるものより小さく，その度合いを表す指標はファノ因子（Fano factor）と呼ばれる．HPGe検出器ではファノ因子は0.1程度である．

　このように潜在的に高いエネルギー分解能を有する半導体検出器の特性を最大限生かすためには，エネルギー分解能を劣化させないようにノイズの少ない信号回路系を用いる必要がある．ノイズを減らす目的で，検出器と前置増幅器間の浮遊容量を減らすために検出器－前置増幅器間距離を短くすることが行われる．これに加え前置増幅器の入力段の熱的な電子ノイズを減らすために，前置増幅器の初段回路までをクライオスタット内に収め冷却するタイプのHPGe検出器も使用される．また，高いエネルギー分解能を維持するためには，生成された電荷をすべて収集することも重要である．HPGe検出器における情報担体である電子-正孔の高い移動度および長い寿命が，比較的大きな空乏層内で完全な電荷収集を実現する一因となっている．

　結果として，HPGe検出器は非常に高いエネルギー分解能を有し1.33 MeV γ線に対し2 keV程度を実現している．この高いエネルギー分解能は，多くの放射性同位元素から放出されるγ線を，そのエネルギーによって同定することを可能としている．また，とある放射性同位体を定量する際には，信号波高スペクトルの中での着目範囲を極限まで狭く設定しバックグラウンド成分の寄与を小さくすることもできるため，結果として定量下限も小さくなる．このため，放射性同位元素の定性分析・定量分析をするための手法として広く利用さ

れている．

3.3 HPGe検出器による放射性同位元素の測定―検出効率―

これまで述べたように，非常に高いエネルギー分解能と多くの応用で実用上十分な検出効率が得られるため，HPGe検出器は放射性同位元素の測定にしばしば用いられる．その高いエネルギー分解能は，さまざまな放射性同位体から放出されるγ線のエネルギーを同定するときには非常に有用である．

また，HPGe検出器の絶対検出効率（＝HPGe検出器での検出数／線源からの放出γ線数）は，基本的にはGeとγ線の相互作用確率と検出器の幾何形状に依存するため，幾何形状さえわかっていればモンテカルロシミュレーション計算により求めることも可能である．一般的には，強度が既知の標準γ線源を用いて効率曲線を求めることにより，検出効率（detection efficiency）を求めることが多い．一言で検出効率といっても，検出効率を定義するためには，まず，何をもって線源から放出されたγ線が検出されたといえるかを定義する必要がある．HPGe検出器やNaI(Tl)シンチレータといったγ線スペクトロメータでは，γ線が検出器有感部と種々の相互作用をした結果，複雑な検出器応答を示す．コンプトン連続部などは，広いエネルギー範囲にわたり存在するため，これによりどの放射性同位体から放出されたγ線かを同定することは困難である．これらの検出器応答の中で，線源から放出されるγ線のエネルギー情報を直接的に示すものが，全エネルギー吸収ピーク（光電ピーク）である．そのため，一般的にはγ線スペクトロメータにおける検出効率を算出する際に定義されるγ線検出数としては，図6.8に示すような全エネルギー吸収ピークのカウントが用いられる．

多くの場合，γ線ピークの下には，それより高いエネルギーのγ線が引き起こしたコンプトン散乱の結果として生じるコンプトン連続部が存在しているが，これらの連続部はピークカウントに含めず，連続部の上に存在するピークの部分のみのカウントの合計値をγ線検出数とする．多くのγ線スペクトロメータに付属のソフトウェアには，ROI（region of interest：ピーク着目範囲）を設定することで，ピークカウントをNetカウントとして，ピーク下の連続部を含めた合計のカウントをGrossカウントとして自動的に計算する機能がある．ピークカウントは，Grossカウントから連続部のカウントを引いたものとなるため，連

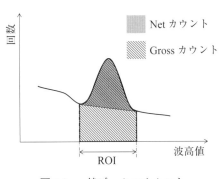

図6.8 γ線ピークのカウント

続部の不確かさはピーク部のカウントの不確かさに影響を与える．そのため，連続部の寄与が小さければ小さいほど望ましい．連続部のカウントを減らすためには，検出器および測定試料を鉛などのγ線遮蔽で覆って外部からのバックグラウンドγ線を抑制することや，周囲に設置したVeto検出器（BGOシンチレータなどが用いられる）との反同時計数（anticoincidence）を行う（コンプトン散乱γ線が周囲のVeto検出器でカウントされる事象を取り除く）ことが効果的である．電子対生成が高い確率で生じるエネルギーでは，全エネルギー吸収ピークに加え，シングル・ダブルエスケープピークのカウントを合算し，検出されたγ線数とすることもある．

全エネルギー吸収ピーク（光電ピーク）で定義される検出効率のエネルギー依存性の一例を図6.9に示す．

図6.9のようなグラフを検出効率曲線（efficiercy curve）と呼ぶ．全エネルギー吸収ピークが形成されるためには，γ線のすべてのエネルギーが検出器有感部内に付与される必要がある．最も単純なパターンは光電吸収される場合であるが，そのほかに，複数回コンプトン散乱を起こし最終的にすべてのエネルギーが付与される場合，電子対生成に続き発生する消滅γ線が両方とも吸収される場合，などが挙げられる．検出器有感部の寸法にもよるが，数百keV以上のエネルギーの高い領域では，検出効率εとγ線エネルギーEの関係は，

$$\ln \varepsilon = a + b \ln E \tag{6.2}$$

で表される．言い換えると，両対数のグラフ上でエネルギーの増加に伴い直線的に減少する．100 keV付近で検出効率が頭打ちになっているのは，このエネルギー領域では，γ線が検出器有感部に入射しさえすれば，ほぼ100％すべてのエネルギーを付与する（つまり光電吸収される）ためで，この領域の絶対効率は線源から見込まれる検出器有感部の立体角で決定される．さらに低エネルギー領域で検出効率が低下しているのは，線源と検出器有感部の間に存在する物質（図6.9ではアルミニウムエンドキャップ）で吸収され，γ線が有感部まで到達できなくなるためである．低エネルギーγ線を測定するために，検出器の入射窓としてベリリウム薄膜を採用したものなども存在する．

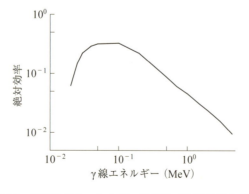

図6.9 検出効率のエネルギー依存性（検出効率曲線）
直径2インチ×長さ2インチの円筒同軸型HPGe検出器の検出効率をモンテカルロ計算コードEGS5[1]で計算．アルミニウムエンドキャップ厚1.27 mm．線源をエンドキャップ中心の表面より1 mmの位置に設置した際の絶対検出効率．

第6章　エネルギーの測定

　HPGe検出器の検出効率を示す指標の1つとして，相対効率がある．相対効率は，^{60}Coから放出される1.33 MeVのγ線に対する検出効率で，直径3インチ×長さ3インチのNaI(Tl)シンチレーション検出器の検出効率に対する相対値として定義される（つまり，1.33 MeVのγ線に対し，この寸法のNaI(Tl)シンチレータと同じ検出効率であれば100%）．ただし，この検出効率は検出器と線源間距離がともに25 cmで得られる値である．現在，相対効率が150%といったHPGe検出器も入手可能である．

　最後に，HPGe検出器を用いて放射性同位元素の測定を行う手順について，簡単に述べる．ここで述べる手順は，NaI(Tl)シンチレーション検出器で測定を行う際にも，共通する部分が多いので参考とされたい．まずは，HPGe検出器特有の手順であるが，検出器を十分冷却した後，ゆっくりとバイアス電圧を印加する．バックグラウンドγ線の影響を抑制するため，検出器ヘッドを鉛遮蔽体で覆うことが望ましい．ここまでが測定前の準備手順となる．次に，信号波高値をγ線エネルギーと対応づけるため，エネルギーが既知の標準γ線源を用いてエネルギー校正（energy calibration）を行う．標準γ線源としては，^{137}Cs（661.6 keV〈85.1%〉，半減期30.1年），^{60}Co（1,173.2 keV〈99.97%〉，1,332.5 keV〈99.99%〉，半減期5.27年）などがしばしば用いられる．エネルギー校正を行うことで，着目するピークの波高値がどのγ線エネルギーに対応するかを知ることができ，観測したγ線のエネルギーを同定することができる．次のステップとして，図6.9に示すような検出効率曲線を作成するため，強度（対応するエネルギーにおける単位時間当たりのγ線放出数）が既知の標準線源を用い，それらのγ線エネルギーにおける検出効率を校正する．しばしば，エネルギー校正と検出効率の校正は同時に実施される．検出効率を求めるために用いられる標準γ線源として，上に挙げた^{137}Cs，^{60}Coのほかに^{152}Euがある．^{152}Eu（半減期13.5年）は複数のγ線を放出しているため，一度に複数のエネルギー点における検出効率を校正することができる．表6.1に^{152}Euより放出されるγ線をまとめて示す．

　表6.1では，放出率（^{152}Eu 1壊変当たりにそのエネルギーのγ線を放出する割合）の高いγ線のみを示した．^{152}Euは非常に多くのγ線を放出しており，おのおののエネルギーも近接しているため，HPGe検出器以外のシンチレーション検出器などでは，おのおののピークを分離することが困難であるため，^{152}Euは検出効率曲線を作成することには向かない．検出効率を知ることで，測定試料から放出されるγ線発生量を定量することが可能となる．

　天然に存在する放射性同位体からのγ線の入射を抑制するため，前述のように検出器ヘッドを鉛遮蔽で覆うことがしばしば行われる．しかしながら，完全に外部からのγ線入射を遮

表6.1 ^{152}Euから放出されるγ線[2]

エネルギー（keV）	放出率（%）	エネルギー（keV）	放出率（%）
121.78	28.6	867.38	4.2
244.7	7.6	964.08	14.6
344.28	26.5	1,085.87	10.2
411.12	2.2	1,112.07	13.6
443.97	2.8	1,408.01	21.0
778.9	12.9		

断できるわけではないので，バックグラウンド測定を行うことが望ましい．仮に鉛遮蔽などを用いない測定の場合は，天然の放射性同位体からのγ線の影響を受けるため，これらの代表的なものを知っておくことは重要である．天然の放射性同位体として重要なものには，^{40}K（1460.8 keV）やトリウム系列の^{208}Tl（2,614.5 keV）などがある．また，長時間バックグラウンド測定を行うとウラン系列，トリウム系列の多くの天然の放射性同位体からのγ線も観測される．

3.4 CdTe検出器―常温化合物半導体検出器―

HPGe検出器は，放射性同位体などからのγ線を測定するには最も適した計測機器であるといえる．しかしながら，その最大の欠点は検出器を冷却する必要があることであろう．このため，冷却を必要とせず，常温で動作可能な半導体検出器の開発が続けられてきた．その中で，現在最も有力視されているものの1つがCdTe化合物半導体検出器である．CdTeを含む半導体検出器の諸特性を表6.2に示す．CdTeは1.52 eVというバンドギャップを有し，十分に室温動作可能であることに加え，高い原子番号を有している．高い原子番号は，γ線との高い相互作用確率，特に，γ線のエネルギー測定で最も重要となる光電吸収において高い相互作用確率を示すことにつながる．現状では，実用化されているCdTe検出器は，その厚みが数 mm 程度に限られHPGe検出器のような大体積のものは得られないが，その高い原子番号により，小型でポータブルなγ線スペクトロメータなどへの応用が進められている．

室温動作可能で高い原子番号を有するという利点に対し，欠点としては，正孔の移動度が低く，正孔の収集効率が低いことが挙げられる．低い収集効率のため，そのエネルギー分解能はSiやGe検出器に比べると高くない．662 keVのγ線に対し，HPGe検出器のエネルギー分解能が0.2％以下であるのに対し，CdTe検出器ではよいものでも1.5％程度である．また，厚みのある結晶における電荷収集が困難であるため，結果として検出器の厚みが制限される．

また，電子に対して正孔の移動度が極端に小さいことに起因して，CdTe検出器から出力される信号波形は，γ線の相互作用位置（陰極あるいは陽極からの距離）に依存して変化する．陰極に近い位置で相互作用すると，電子の走行距離が長くなり，出力信号に寄与する誘

表6.2 半導体検出器の諸特性

物質		Si	Ge	CdTe
原子番号		14	32	48/52
密度　g/cm^3		2.33	5.32	5.86
バンドギャップ　eV		1.12	0.74	1.47
電子正孔対を生成するために必要な平均エネルギー　eV		3.61	2.98	4.43
移動度	電子　cm^2/Vs	1,350	36,000	1,000
	正孔　cm^2/Vs	480	42,000	80
寿命	電子　μs	20	20	1,000
	正孔　μs	20	20	50

起電荷は電子によるものが支配的となり，立ち上がりの速い信号波形が得られる．一方，陽極の近くで相互作用すると，正孔の走行距離が長くなり，正孔による誘導電荷で信号が形成されるため，ゆっくりした立ち上がりの信号波形が得られる．以上のような信号波形の違いを逆手にとり，信号波形によって信号波高値を補正することで，高いエネルギー分解能を得ることも可能である．

　もう1つのCdTe検出器の問題点は，分極（polarization）効果である．これは，CdTeの深いアクセプタ準位に電子が捕獲されていくことに起因しており，これらの空間電荷効果により，電子-正孔の収集に影響を与えるばかりでなく，空乏層の実効的な厚みを徐々に減少させていき，検出器の出力信号波高および計数率を時間とともに減少させていく現象である．ただし，この現象はバイアス電圧をリセットすることで回復するため，定期的にバイアス電圧をリセットすることで，長期間安定して使用することも可能である．

第4節　荷電粒子の測定

　これまで述べてきたX線・γ線検出器と荷電粒子検出器との最大の違いは，図6.10に示すように測定対象となる放射線量子が，直接電離放射線か間接電離放射線なのかという違いである．ここまで述べてきたX線，γ線のような間接電離放射線は，何らかの相互作用をして直接電離放射線である電子にエネルギーを移さない限り，物質中をエネルギーを落とすことなく通過していくことが可能である．一方，直接電離放射線は物質中を，周囲の物質に少しずつ，しかしながら絶えずエネルギーを付与しながら進んでいく．ほとんどの放射線検出器，特に固体検出器では，検出器の有感部の周囲に不感層（dead layer）が存在する．この不感層の存在が，荷電粒子のエネルギーを測定する際には問題となる．間接電離放射線であるX線，γ線の場合，ある程度この不感層が薄ければ，エネルギーが全く変化することなくこの層を素通りできるので，放射線量子そのもののエネルギーを測定することが可能である．しかしながら，直接電離放射線である荷電粒子の場合，検出器有感部に達する前に，この不感

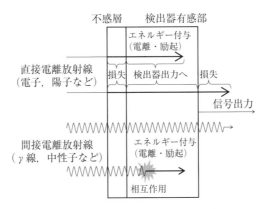

図6.10　直接電離放射線と間接電離放射線の違い

層を通過する必要があり，ここでもエネルギーを損失してしまうため，検出器有感部に達した際には，入射前のエネルギーより低いエネルギーになってしまう．結果として，放射線量子そのもののエネルギーを測定することはできない．特に阻止能（直接電離放射線が単位距離当たりに失うエネルギー）が大きい荷電粒子では，この不感層で失うエネルギーも大きく，特に注意が必要で，場合によっては荷電粒子がこの不感層を通過することすらできず，全く検出できないようなこともあり得る．

　本節で取り上げる荷電粒子とは，主として軽元素の原子核，つまり陽イオンである陽子線，α線（ヘリウム原子核），炭素線，重イオン線といったものである．電子も荷電粒子であるが，これらの陽イオンと比較すると阻止能が小さいため，前述の不感層がいく分問題となりにくい．また，電子の場合，エネルギーにもよるが，特に低いエネルギーでは多重散乱の個々の散乱において大きく進行方向が変わり，結果としてランダムウォークに近い飛跡をとるのに対し，これら軽元素原子核イオンでは，個々の散乱においても大きく進行方向が変わることはまれで比較的直線的な飛跡をとることも，両者の特徴的な違いとして挙げられる．

　α粒子，陽子，重イオンなどの荷電粒子の測定に使われる検出器としては，不感層がないことが理想的である．しかしながら，シンチレーション検出器では，透明なシンチレータに高感度の光検出器が接続されているため，外部からの光子の混入を防ぐため周囲に遮光を施す必要があり，この遮光層が不感層になる．一方，半導体検出器では，有感部である空乏層の周囲には，逆バイアスを印加し，さらに信号となる誘導電荷を読み出すための電極が必要となり，これらが不感層となる．また，いわゆる全空乏層半導体検出器といっても，わずかながら空乏層化していない不感層が表面に存在する．このように，固体検出器には不感層が必ず存在しているので，荷電粒子検出器としては，この不感層が可能な限り薄いことが求められる．一方，間接電離放射線とは異なり，エネルギー付与をせずに検出器を通過していくことはないので，検出器を通過しさえすれば，信号は100％生成されるため，検出器有感部の厚みは，対象となる荷電粒子の飛程以上あれば十分で，比較的薄い検出器しか構成できないSi半導体検出器であっても，その役割を十分に果たすことができる場合が多い．以上のような観点に，エネルギー分解能の高さを加味した結果，荷電粒子の測定には平行平板型のSi半導体検出器が用いられることが多い．

　前述のとおり，荷電粒子測定用のSi半導体検出器に求められるのは，入射側の不感層が薄いことである．このことから，主として用いられているのは，表面障壁（surface barrier）型とイオン注入（ion implantation）型のSi半導体検出器である．詳細については専門書に譲るが，どちらも入射面側の不感層を非常に薄くでき，表面障壁型で80 nm程度，イオン注入型で50 nm程度にすることが可能である．イオン注入型の特徴は，表面障壁型検出器に比して頑丈であることで，表面障壁型が雰囲気条件に影響を受けやすく，また表面を直接手で触れることは厳禁であるのに対し，イオン注入型はきわめて安定で，表面をクリーニングすることも可能なものもある．また，厚さ100〜500 μm程度のものが入手可能である．一方，表面障壁型検出器は，イオン注入型に比べ厚みの自由度が高く，10 μm〜数mmといった厚さのものが入手可能であり，比較的エネルギーの高い荷電粒子の測定にも用いることができる．また，全空乏層検出器も市販されており，透過型検出器としても利用可能で，イオン加速器施設のビームモニタとして利用されることもある．

荷電粒子のエネルギー測定の応用として，一般的なものの1つは，α線のスペクトロメトリである．この応用の目的は，α線放出核種の同定と定量である．天然の放射性同位体であるラドン（^{222}Rn），トロン（^{220}Rn）は，自然放射線から受ける線量の半分程度を占めており，これらを評価するため，これらの放射線同位体およびその娘核種から放出されるα線のスペクトロメトリが行われることがある．また，もう1つの重要な応用例は，核施設でのα線放出放射性同位体の汚染検査である．このときも，α線スペクトロメトリにより放射性同位体を同定・定量することが求められる．

（渡辺賢一）

引用文献
1) Hirayama H, et al.: The EGS5 Code System, SLAC-R-730 and KEK Report 2005-8, 2005
2) 村上悠紀雄，他編集：放射線データブック，1982, 地人書館

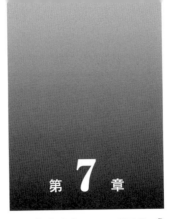

第7章 放射能の測定

画像診断や，治療，研究などのため，放射性核種が利用されている．これらの放射性核種の放射能を測定することで，適切な量を使用でき，事故を防ぐことができるとともに，有用な学術的知見を得ることができる．測定対象とする核種，線源形状によって，使用するべき放射能測定装置，放射能測定方法は異なってくる．本章では，さまざまな放射能測定装置とそれを使用した放射能測定方法について述べる．PET装置やSPECT装置も放射能測定装置と考えることもできるが，他の分冊で詳しく触れられているため，これらについてはそちらを参照されたい（『核医学物理学』のPET装置，SPECT装置の章を参照）．本章で述べられている放射能測定装置の中には，医学物理の学問領域ではあまり使用されていないものも含まれているが，それらは，標準線源の放射能を決定するためのものや，使用施設の管理をするためのものであるため，あえて触れている．また，本章においての放射能測定に関する式では，煩雑さを避けるため半減期補正をしていないので，放射能と測定量は同時刻のものとする（半減期に関する章を参照）．

第 1 節　電離箱

1.1 電離箱による放射能測定

治療や診断，研究を目的として，人体，実験動物に放射性核種（radionuclide）を注入することがある．この場合，被ばく管理や事故防止，あるいは，定量分析のため，事前に注入する放射性核種の放射能（radioactivity）を測定する必要がある．これらに用いられる核種は，γ線を放出する核種がほとんどであり，かつ，放射能の強度が高いため，高強度のγ線を測定できる電離箱（ionization chamber）による測定が適している．図7.1に市販されてい

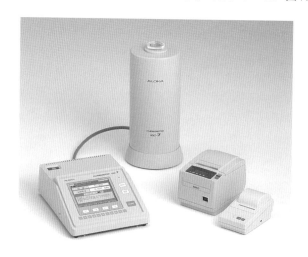

図7.1 電離箱の例（口絵参照）
（提供：日立アロカメディカル(株)）

第7章　放射能の測定

る電離箱の例を示す．また，β線のみを放出する核種で治療に用いられるものもあるが，この場合は制動放射（bremsstrahlung）があるので，電離箱で測定することも可能である．電離箱の商品名としては，キュリーメータ，RIキャリブレータ，ドーズキャリブレータなどがある．放射線の分野では，ドーズとはGyやSvの単位で表される量を指すが，ここでのドーズキャリブレータはBq単位の量を測定しているので，若干の注意が必要である．

電離箱においては，入射したγ線またはX線のエネルギーによって，発生する電離電流（ionization current）が変化するので，標準線源（standard source）を用いて，エネルギーごとの単位時間当たりの発生光子数に対する電離電流をあらかじめ測定しておくことにより，さまざまな核種の放射能を測定することができる．また，測定したい核種と同じ核種の標準線源により，あらかじめ電離電流と放射能の比である応答を求めておけば，この値を用いることでも放射能を測定することができる．放射能Aは応答（response）Rと電離電流I_γにより式（7.1）で求められる．ただし，線源の形状により，電離電流は変化するので，測定対象物と同じ形をした標準線源を用いる必要がある．市販の電離箱では，核種をボタンなどにより選択し，線源を電離箱に装荷すると，自動的に放射能が表示されるようになっているが，上記のような方法で，放射能が求められている．

$$A = I_\gamma / R \tag{7.1}$$

1.2　電離箱の応答

一般的には，1つの核種が複数のγ線を放出することが多いので，あらかじめ標準線源により，単位時間当たりの発生光子数に対する電離電流$C(E)$をエネルギーの関数として求め，放出されるγ線ごとの電離電流の総和を求めることにより，応答が求められる．また，目的とする放射性核種の標準線源がある場合は，標準線源の放射能と電離電流により，応答が求められる．

1.2.1　発生光子数に対する電離電流より応答を求める方法

標準線源を電離箱に装荷し，電離電流Is_γを測定し，標準線源の放射能As，γ線放出率Yを用いて単位時間当たりの発生光子数に対する電離電流$C(E)$を求めることができる（式（7.2））．複数の標準線源を測定することにより，γ線エネルギーEに対する発生光子数に対する電離電流のグラフを得ることができる（図7.2）．多項式などで実験点を補間することにより，複数のγ線エネルギーを放出する核種の応答Rを求めることができる．複数のγ線を放出する核種の応答は式（7.3）のように，それぞれのγ線の寄与を加算することで得られる．ここで，添字iは放出されるγ線を表す．

$$C(E) = \frac{Is_\gamma}{As\,Y} \tag{7.2}$$

$$R = \sum C(E_i) \cdot Y_i \tag{7.3}$$

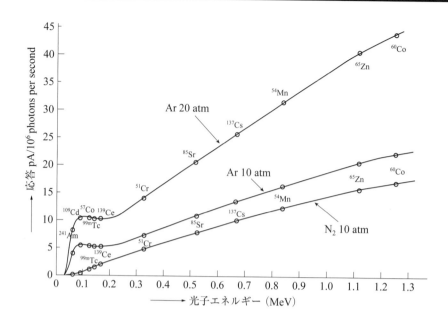

図7.2 単位時間当たりの発生光子数に対する電離電流の例
(檜野, 1998, 提供：(独)産業技術総合研究所)

電離箱に充填されているガスの種類，圧力により，グラフの形状が変わるが，これは，ガスの種類，圧力によって，放射線との相互作用断面積 (interaction cross section) が異なることに起因している (放射線の相互作用のページを参照).

1.2.2 測定対象核種と同じ核種の標準線源により応答を求める方法

前記と同様に，標準線源を電離箱に装荷し，電離電流 Is_γ を測定し，標準線源の放射能 As により直接応答 R が求まる (式 (7.3))．しかし，短寿命核種など標準線源が手に入りにくい核種があるので，すべての核種について，この方法を適用することは難しい．

$$R = \frac{Is_\gamma}{As} \tag{7.4}$$

第2節 NaI(Tl)シンチレーションカウンタ

NaI(Tl)シンチレーションカウンタは，放射標識測定法 (radioassay) を用いた試料検査における放射線検出器として，血液や尿中の標識化合物 (labeled compound) の放射能測定するなどに用いられている．本装置は，γ線を放出する核種に用いられる．検出器に井戸があり，そこに試料を入れる形状をしているので，ウェルカウンタ (well counter) と呼ばれるこ

とや，あるいはγ線を測定することからガンマカウンタ（gamma counter）と呼ばれることも多い．近年では，核医学用途のほかに，食品検査用ウェルカウンタも一般に多く使用されている．

放射能測定方法としては，あらかじめ標準線源で求めておいた，検出効率を用いて，試料の放射能 A を求めることができる．

$$A = C/\varepsilon \tag{7.5}$$

ここで，A は放射能，C は計数率，ε は検出効率である．検出効率は，線源から放出されるγ線のエネルギー，および線源形状により変化するので，複数の標準線源で検出効率を求めておく必要がある．

検出効率（detection efficiency）ε は，標準線源の放射能を As，標準線源による計数率を Cs として

$$\varepsilon = Cs/As \tag{7.6}$$

と表される．

また，I-125 に関してはサムピーク（sum peak）法という方法により，放射能の絶対測定（standardization）が行える．I-125 は 27～32 keV の特性X線（characteristic x-ray）を放出するとともに 35.5 keV のγ線を放出するので，スペクトルでは，シングルピークとサムピークが現れる．これらのピーク面積を用いることで，I-125 の放射能の絶対測定が可能である．

シングルピークとサムピークの計数率を N_{si}, N_{su}，軌道電子捕獲（orbital electron capture）による特性X線の放出率（emission rate）を P_1，γ線の放出率と内部転換（internal conversion）による特性X線の放出率の和を P_2，γ線，特性X線の検出効率をともに ε とすると，放射能 A は以下の式（7.7）から式（7.9）で表される．

$$N_{si} = A(P_1\varepsilon(1-P_2\varepsilon) + P_2\varepsilon(1-P_1\varepsilon)) \tag{7.7}$$

$$N_{su} = AP_1P_2\varepsilon^2 \tag{7.8}$$

$$A = \frac{P_1P_2}{(P_1+P_2)^2}\frac{(N_{si}+2N_{su})^2}{N_{su}} \tag{7.9}$$

第3節　液体シンチレーションカウンタ

液体シンチレーションカウンタ（liquid scintillation counter）は，被験物質の未変化体や代謝物の薬物動態的情報を得るためなどの放射能測定装置として用いられている．本装置はβ線を放出する核種に対して用いられる．液体シンチレータにはクエンチング（消光）作用があるので，放射能測定においては，クエンチング補正を標準線源により行う必要がある．

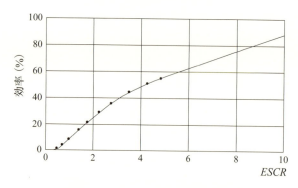

図7.3 クエンチングの補正曲線の例
（出典：LSC-6000 テクニカルマニュアル）

ここでは，一般的によく用いられている，tSIE (transformed spectral index of external standard), ESCR (external standard channel ratio method) について取り上げる．これらは，測定試料を外部の線源により照射し，得られたγ線のスペクトルを用いて，クエンチング補正をする方法である．tSIE値，またはESCR値に対して，あらかじめ複数のクエンチの度合いを持つ複数の標準線源により，これらの指標と検出効率のグラフである補正曲線を得ておくことで（図7.3），放射能は，計数率と，クエンチング（quenching）の指標から得られる検出効率により求めることができる．

$$A = C / \varepsilon(Q) \tag{7.10}$$

ここで，A は放射能，C は計数率，$\varepsilon(Q)$ はクエンチング補正により得られた検出効率である．

3.1　tSIE (transformed spectral index of external standard) 法

外部線源によるγ線スペクトルの，最大エネルギーのチャネル C_{max} から，ある下限チャネル C_L まで，以下のような式により変換して，変換スペクトルを得る．

$$N(C) = \sum_{c=C}^{C_{max}} n(c) \tag{7.11}$$

ここで，n はγ線スペクトルのチャネルごとの計数値，c はチャネル番号，N は変換されたγ線スペクトル，C は変換されたγ線スペクトルのチャネル番号である．

この変換されたスペクトル N に対して，ある a，ある b について，$N(C_L)$ の a％となる点 $(X_a, N(X_a))$，$N(C_L)$ の b％となる点 $(X_b, N(X_b))$ を求め，この2点の結ぶ直線が横軸と交わる点をtSIE値とする（図7.4）．tSIE値はアンクエンチング試料で規格化される．

$$tSIE = k \cdot \frac{X_b N(X_a) - X_a N(X_b)}{N(X_a) - N(X_b)} \tag{7.12}$$

ここで，k は規格化係数である．

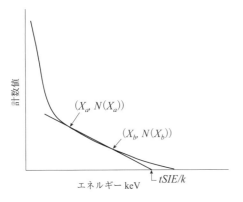

図7.4 変換スペクトラムと*tSIE*
（出典：パーキンエルマーRIインフォメーション，一部改変）

図7.5 γ線スペクトルとESCR値
（出典：LSC-6000テクニカルマニュアル）

3.2 ESCR（external standard channel ratio）法

ESCR値は，外部線源によるγ線スペクトルの，最大エネルギーから下限エネルギーまでの間の面積を3：1にするようなスペクトル位置$R\gamma$を用いて，以下の式のように定義される（図7.5）．

$$ESCR = k \cdot R\gamma \qquad (7.13)$$

ここでkは規格化係数である．

第4節 放射性表面汚染用サーベイメータ

放射性表面汚染（radioactive surface contamination）を測定するためのサーベイメータ（survey meter）には，無機シンチレータ（inorganic scintillator），プラスチックシンチレータ（plastic scintillator），GM計数管（Geiger-Muller counter），比例計数管（proportional counter），半導体検出器（semiconductor detector）を用いたものがある．表面から発生する放射線の種類に応じて，あるいは普段使用している放射性核種に応じて，これらのサーベイメータを使い分ける必要がある．本節では，放射性表面汚染用サーベイメータの種類と，放射性表面汚染の測定法について述べる．

4.1 放射性表面汚染用サーベイメータの種類

放射性表面汚染測定では，主にα線，β線を測定する．これは，対象物の表面近傍にて測定する場合，γ線に比べて，α線，β線を測定対象にしたほうが，軽量の検出器で感度よく測定できるためである．α線放出核種による汚染を測定するサーベイメータとしてはZnS

(Ag)シンチレータを用いたもの，シリコン半導体検出器を用いたもの，比例計数管を用いたものがある．β線放出核種による汚染を測定するサーベイメータとしては，プラスチックシンチレータ，GM管，シリコン半導体検出器を用いたものがある．プラスチックシンチレータ，シリコン半導体検出器を用いたものは，より大きな検出面積を持っていることが多い．これらのサーベイメータは0.15 MeV以上のβ線を測定するものであるが，より低エネルギーのβ線を発生する核種（^{3}H, ^{14}C, ^{63}Niなど）の汚染検査をするものとして，比例計数管を用いたものがある．比例計数管を用いたものについては，計数ガスを流しながら測定するガスフロー比例計数管（gas flow proportional counter）を用いたものと，封じ切の比例計数管を用いたものがある．ガスフロー比例計数管はガスの劣化による感度の低下はなくなるが，ガスのランニングコストがかかる．計数ガスとしてはPRガス（90% Ar + 10% CH$_4$）が一般的に用いられるが，Xeガスが用いられることもある．窓なし型のガスフロー比例計数管を用いて^{3}Hの検出効率を向上したサーベイメータもある．30 keV程度の特性X線，γ線を放出する^{125}Iの汚染検査のために，薄いNaI(Tl)シンチレータを用いたサーベイメータも市販されている．また，中性子を放出するプルトニウムの汚染検査のため，^{3}He比例計数管を用いたサーベイメータがある．表7.1に放射性表面汚染用サーベイメータの種類を，図7.6にサーベイメータの例を示す．

表7.1 放射性表面汚染用サーベイメータの種類

測定対象	検出器
α線	ZnS(Ag)シンチレータ，シリコン半導体検出器，PRガス比例計数管，Xeガス比例計数管
β(γ)線	GM管，プラスチックシンチレータ，シリコン半導体検出器，PRガス比例計数管，Xeガス比例計数管
低エネルギーβ線	PRガスフロー比例計数管（窓なし，あるいは薄膜窓）
I-125	NaI(Tl)シンチレータ
中性子	^{3}He比例計数管

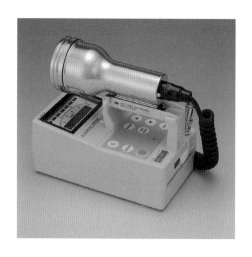

図7.6 サーベイメータの例（口絵参照）
本装置はGM管式である（日立アロカメディカル(株)提供）

4.2 放射性表面汚染の測定方法

　サーベイメータによる放射性表面汚染の測定方法には，直接測定法と間接測定法がある．直接測定法は，固定性汚染（fixed contamination）と遊離性汚染（removable contamination）を合わせて測定する場合に用いられ，間接測定法は遊離性汚染を測定する場合に用いられる．直接測定法による測定方法は以下のようである．①あらかじめ自然計数率を求めておく．②測定器と測定面との距離を接触しない程度で，できる限り近づけ，被測定面上に測定器を移動させる．③その結果，汚染が発見された場合には，その場所で測定器を停止して測定する．④正確な測定を必要とする場合には，サーベイメータの応答時間の3倍以上の時間で測定を行う．測定した物品の表面汚染密度は，式（7.14）によって求められる．

$$A = \frac{n - n_B}{\varepsilon_i \times W \times \varepsilon_s} \tag{7.14}$$

ここで，Aは表面汚染密度，nは測定器の計数率，n_Bは測定器の自然計数率，ε_iは機器効率（appliance efficiency），Wは測定器の有効窓面積，ε_sは線源効率である．ここで，汚染面積は，測定器の有効窓面積と同等または広いものとし，有効窓面積における表面汚染密度は均一であることが想定されている．

　間接測定法は以下のとおりである．①あらかじめ自然計数率を求めておく．②拭き取りろ紙，場合によっては綿布を用いて，物品などの表面100 cm²程度を適当な強さで一様に拭き取る．③拭き取り用ろ紙などの拭き取り部の面積は，測定器の有効面積と等しいか，それ以下にする．測定器の所定の位置に拭き取りろ紙などを置き，試料を測定する．遊離性表面汚染の放射能は，式（7.15）によって求まる．

$$A = \frac{n - n_B}{\varepsilon_i \times F \times S \times \varepsilon'_s} \tag{7.15}$$

ここで，Aは放射能，nは測定器の計数率，n_Bは測定器の自然計数率，ε_iは機器効率，Fは拭き取り効率，Sは拭き取りを行った面積，ε'_sは線源効率である．

　式（7.14）と式（7.15）において，線源効率が明らかでない場合は，安全側の数値として最大エネルギーが0.4 MeV以上のβ線に対しては0.5，α線または最大エネルギーが0.15 MeV以上0.4 MeV未満のβ線に対しては0.25を用いることが望ましい．間接測定法について，拭き取り効率は実験的評価がある場合はその値を，実験的評価がない場合には安全を考慮して0.1を用いなければならない．

4.3 サーベイメータの機器効率

　直接測定法の機器効率の求め方は以下のようである．実際に放射性表面汚染を測定するときの幾何条件にできる限り近いものとして，たとえば，標準線源を，測定器表面から5 mmの位置に検出器表面と平行になるように置き，自然計数率を差し引いた正味計数率を測定し，式（7.16）によって，機器効率を算出する．

$$\varepsilon_i = \frac{n - n_B}{Ps \times W} \tag{7.16}$$

ここで，ε_iは機器効率，nは測定器の計数率，n_Bは測定器の自然計数率，Psは標準線源の単位面積当たりの表面放出率，Wは測定器の有効窓面積である．

間接測定法の機器効率の求め方は，拭き取りに用いる拭き取りろ紙などと類似形状の標準線源を用い，標準線源は試料測定位置と同じ位置に置き，測定を行い，式（7.17）により機器効率を求める．

$$\varepsilon_i = \frac{n - n_B}{Ps} \tag{7.17}$$

ここで，ε_iは機器効率，nは測定器の計数率，n_Bは測定器の自然計数率，Psは標準線源の表面放出率である．

第5節 多線式比例計数管

汚染検査装置の機器効率を得るために面線源が用いられる．この面線源の表面放出率（surface emission rate）を測定するために，ガスフロー型多線式比例計数管（multi-wire proportional counter）が用いられる（図7.7）．β線表面放出率については590 eV以上のβ線

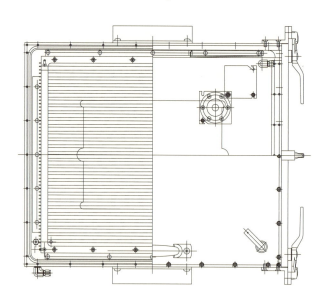

図7.7 多線式比例計数管の模式図
左半分は，計数管の中の陽極線を示し，右半分は外観を示している．右上の窓から，^{55}Fe線源による特性X線を照射することができる．（出典：Sato, 2012, 林栄精器(株)）

表面放出率について校正する．590 eVのしきい値は^{55}Feの崩壊に伴うMnのKX線の1/10エネルギーとして設定する．α線表面放出率については，電気ノイズにかからない最低レベルにしきい値を設定する．

β線源の場合，^{36}Cl，^{90}Srなどβ線のみ放出する核種がよく利用されているが，^{60}Coなどのγ線放出を伴う核種についても広く利用されている．このようなγ線放出核種の場合，β線の放出とほぼ同時に連続してγ線が放出されるため，カスケードによるβ線とγ線の同時計数分を補正する．この場合，線源窓にβ線を遮蔽できる吸収板をつけた状態でγ線のみについて測定を行い，γ線計数効率を求め，寄与分を補正する．PRガス（Ar90%＋CH$_4$10%）を計数ガスとして使用すると，^{60}Coの場合γ線の寄与について約2%補正する必要がある．

第6節 Ge半導体検出器

Ge半導体検出器（germanium semiconductor detector）は，高いエネルギー分解能を持つので，核種同定と検知された核種の放射能の測定を行うことができる．あらかじめ標準線源で求めておいた，検出効率を用いて，試料の放射能Aが求まる．

$$A = C/(\varepsilon \gamma) \tag{7.18}$$

ここで，Aは放射能，Cはスペクトルのピーク計数率，εは検出効率，γはγ線放出率である．検出効率は，線源から放出されるγ線のエネルギーにより変化するので，複数の標準線源で，検出効率曲線を作成しておく必要がある．

検出効率曲線の例を図7.8に示す．

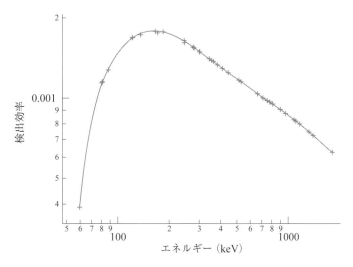

図7.8 Ge半導体検出器の検出効率曲線の例
(佐藤，放射能の測定とトレーサビリティ，2012，㈱エヌ・ティー・エスの許可を得て転載)

TDCR測定装置

　TDCR（triple to double coincidence ratio）測定装置は，液体のシンチレータと線源を混合した溶液から発生する可視光を検出することで，線源の放射能を絶対測定する装置である．測定対象となる核種は主に^{3}H，^{14}C，^{55}Feである．通常の液体シンチレーション検出器はノイズ低減のため，2本の光電子増倍管を用いて同時計数しているが，本装置は，3本の光電子増倍管を用いて，線源より放出される可視光の放出率を変化させながら，2本同時計数率と3本同時計数率を測定する．これらの計数率を用いて，以下の式のように，外挿を行うことで，放射能絶対値を求めることができる．

$$k = N_T/N_D \tag{7.19}$$

$$A = \lim_{k \to 1} N_D = \lim_{k \to 1} N_T \tag{7.20}$$

ここで，2本同時計数率をN_D，3本同時計数率をN_T，2本同時計数率と3本同時計数率の比をk，放射能をAとする．外挿は，既知のβ線エネルギー分布などの核データから得られる，液体シンチレータに付与されるエネルギーなどに基づき行われる．

 ## 4πβ-γ同時計数装置

　放射能を絶対測定する方法として，最も広く利用されている方法は4πβ-γ同時測定法であり，図7.9のような4πβ-γ同時計数装置（4πβ-γ coincidence counter）により，測定が行われる．図7.9の装置では，4πβ検出器として，比例計数管が，γ検出器としてNaI（Tl）シンチレーション検出器が用いられている．β線とγ線を同時に放出する核種，あるいは，α線とγ線を同時に放出する核種，EC崩壊をしてγ線を放出する核種に対して，この測定法が適用できる．測定には通常，薄膜（VYNS膜）に放射能溶液を少量滴下し蒸発乾固して作成した測定試料を用いる．たとえば^{60}Coのように，β線の放出に続いて連続してγ線を放出する場合，ガスフロー式4πβ比例計数管でβ線の計数率N_βを測定し，γ線の計数率N_γをその外側に配置したNaI（Tl）シンチレーション検出器などのγ線検出器によって測定する．さらにβ線とγ線が1 μs 程度の時間内に同時に検出される計数率$N_{\beta\gamma}$を測定する．β線およびγ線に対する検出器の効率をそれぞれε_β，ε_γとすると，次式が成り立つ．

$$N_\beta = A\varepsilon_\beta \tag{7.21}$$

第7章 放射能の測定

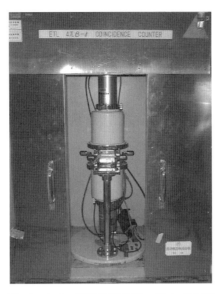

図7.9 4πβ-γ同時計数装置の例（口絵参照）
中央の金色の装置が比例計数管（4πβ検出器）であり，この中に線源を装荷して測定を行う．比例計数管の上下にNaI(Tl)シンチレータ（γ検出器）が設置してある．（佐藤，放射能の測定とトレーサビリティ，2012，(株)エヌ・ティー・エスの許可を得て転載）

$$N_\gamma = A\varepsilon_\gamma \tag{7.22}$$

$$N_{\beta\gamma} = A\varepsilon_\beta\varepsilon_\gamma \tag{7.23}$$

ここで，Aは線源の壊変率，すなわち放射能（Bq）である．上式より求められる放射能Aは，

$$A = N_\beta N_\gamma / N_{\beta\gamma} \tag{7.24}$$

となり，検出器の効率に依存することなく放射能を絶対値として求めることができる．

しかし，実際にはβ線検出器の光子に対する感度，γ遷移における内部転換電子（internal conversion electron）の放出といったβ線検出器での計数への影響や，回路系の偶発同時計数（accidental coincidence count）や不感時間（dead time）の影響などを補正する必要がある．

各国の標準機関では，本法が第一義的な方法として採用されている．そのほかにγ線を放出しないβ線放出核種は，^{60}Coや^{134}Csなどと混合して4πβ-γ同時計数装置にて放射能を測定することもできる．これは，あらかじめ放射能のわかっている線源に，β線のみを放出する核種を混合して測定すると，測定された放射能は，既知の放射能よりもβ線放出核種の放射能の分だけ大きくなることを利用している．

（佐藤泰）

参考文献
- 桧野良穂，他：電子技術総合研究所彙報 **9**: 1, 1998
- Eldridge JS, et al.: Nucleonics **22**: 56, 1964
- パーキンエルマーRIインフォメーション：http://www.perkinelmer.co.jp/products_ls/ri/ri_info/pki-ri_july_inst.html

- 佐藤泰：放射線　**38**: 9, 2012
- JIS Z 4504 放射性表面汚染の測定方法，日本規格協会，2008
- 田中守，松原昌平：Isotope news 694: 38. 2012
- JIS Z 4329 放射性表面汚染サーベイメータ，日本規格協会，2004
- 山田崇裕：放射線　**33**: 11, 2007
- Sato Y, et al.: Radioisotopes **61**: 117, 2012
- 佐藤泰：放射能の測定とトレーサビリティ，東日本大震災後の放射性物質汚染対策，齋藤勝裕監修，2012，エヌ・ティー・エス，東京
- 放射能測定シリーズ7．ゲルマニウム半導体検出器によるγ線スペクトロメトリー．文部科学省，1992
- Gilmore G, et al.: 実用γ線測定ハンドブック，2002，日刊工業新聞社
- Broda R: Appl. Radiat. Isot. **58**: 585, 2003
- 佐藤泰：放射線　**33**: 3, 2007

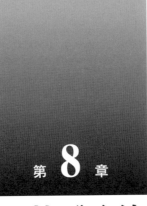

第8章
温度上昇に基づく線量およびエネルギーの測定

一般に放射線計測では，電離箱や半導体検出器などの例のように，放射線の電離現象を応用する場合が多い。しかしながら，測定の目的によっては，放射線照射による吸収エネルギーを温度上昇により観測するほうが，電離現象を応用した計測法より有利な場合がある。本章では，こうした温度上昇に基づくエネルギー測定について述べる。

第1節 基本原理・温度測定方法

1.1 吸収線量

放射線に関連する諸量やその単位にはさまざまな概念や種類があり，図8.1に示されるように，放射線場を示す放射線計測学的（radiometric）な量と，被照射物質における巨視的効果の尺度として用いられる線量測定学的（dosimetric）な量に大別される[1]．前者ではフルエンスやエネルギースペクトルなどのように，放射線そのものに関係する知見の取得に主眼が置かれているのに対し，後者は，放射線と物質の相互作用の結果，物質中に現れる多様な巨

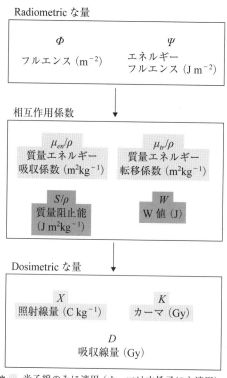

図8.1 放射線諸量の関係図

第8章　温度上昇に基づく線量およびエネルギーの測定

視的効果を定量的に評価するための物理的尺度として利用される．たとえば，放射線生物学や放射線治療の分野では，細胞生残率曲線の横軸あるいは処方線量に水吸収線量（absorbed dose to water）がそれぞれ使用される．

また図8.1に示すとおり，radiometricな量とdosimetricな量は互いに物質に固有の相互作用係数により関係づけられる．軟組織に対する各種相互作用係数は水に対するそれと非常に近い値をとるため，水は組織等価物質として扱うことができる．

吸収線量（absorbed dose）はICRUにより次のように定義される[2]．

吸収線量Dは，$d\bar{\varepsilon}$をdmで除した商である．$d\bar{\varepsilon}$は，質量dmの物質の平均付与エネルギーである．

$$D = \frac{d\bar{\varepsilon}}{dm} \tag{8.1}$$

吸収線量の単位はJ kg^{-1}で，その特別な名称としてグレイ（Gy）がある．

ある物質が放射線で照射された際の吸収線量は，前述のとおりradiometricな量の測定を行えば，その物質と放射線の相互作用係数を用いて評価することが可能である．たとえば，フルエンスΦの単色の荷電粒子線が薄い板を通過する場合，この板への吸収線量Dは

$$D = \Phi \cdot (S/\rho) \tag{8.2}$$

で与えられ，ここで(S/ρ)は荷電粒子線に対する板材質の質量阻止能である．しかしながら，入射荷電粒子が単色でかつ二次粒子などを伴わない場合は実際には非常に限られており，また確定的影響が発現する線量率レベルにおいては，放射線のフルエンス率は非常に高く，パルス計測が困難である場合が多い．このため，吸収線量の測定には5章に前述の通りしばしば空気電離箱が使用される．

もし，質量mの空気が満たされている電離箱に放射線を照射し，そこから電荷Qを得たとすると，空気の吸収線量D_gは次のように表すことができる．

$$D_g = (Q/m) \cdot (\bar{W}/e)_g \tag{8.3}$$

ここで，$(\bar{W}/e)_g$は，空気から1イオン対を生成するのに要する平均のエネルギーを素電荷で除したものである．

式（8.2）より，荷電粒子のフルエンスが変化しない場合，得られた空気の吸収線量より，質量阻止能比を用いて他の物質の吸収線量を求めることができる（ブラッググレイの空洞理論）．すなわち水（w）と空気（g）の吸収線量の比は

$$D_w/D_g = (S/\rho)_w/(S/\rho)_g \tag{8.4}$$

で得られる．よって式（8.3）および式（8.4）より水吸収線量は次式により評価することができる．

$$D_w = (Q/m) \cdot (\bar{W}/e)_g \cdot (S/\rho)_w/(S/\rho)_g \tag{8.5}$$

このように，電離箱により吸収線量を得るには各種の相互作用係数が必要であり，吸収線

量評価の不確かさは測定で得られる量だけでなくこれら相互作用係数の不確かさに依存する．また，さまざまな線質が混在する放射線場では，各線質ごとの寄与を考慮する必要があり，線量評価はさらに複雑になる．

そこで，こうした問題を回避するため，式（8.1）の定義にあわせて，温度上昇の測定によってより直接的に吸収線量を評価する目的で，カロリメータ（calorimeter）が使用される．

1.2 カロリメータの測定原理

吸収線量をその定義に基づき式（8.1）に従って評価する場合，質量が既知の物質の放射線照射に伴う昇温効果を観測すればよい．しかしながら実際にはそれは容易ではない．

たとえば，水吸収線量を水の温度上昇 ΔT [K] により評価するとしよう．D_w [Gy]（J kg^{-1}）の吸収線量が水の熱量計に与えられる場合，水の比熱を 4.2 kJ kg^{-1} K^{-1} とすると，ΔT は原理的には次式で与えられる．

$$\Delta T\,[\mathrm{K}] = \frac{D_w}{4.2 \times 10^3} \tag{8.6}$$

すなわち 1 Gy の吸収線量では，水温上昇はわずか約 0.24 mK にすぎず，これを 1% 以下の精度で測定するとなると，μK オーダでの温度管理と測定精度が求められることになる．そ

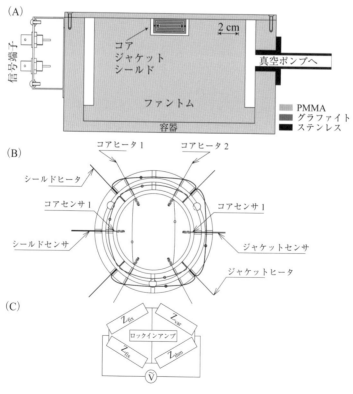

図8.2 産総研グラファイトカロリメータの構造[2]
（文献2より転載）

こで，吸収線量測定用のカロリメータでは，断熱，温度コントロールそして温度測定の3つの機能を持たせて設計されることが多い．

図8.2には，わが国の吸収線量標準となっている産業技術総合研究所（産総研）のグラファイトカロリメータシステムを示す[2]．図8.2(A)はカロリメータ本体の断面図であるが，本体内部は，外気温の変化の影響を低減するため，魔法瓶のように真空に保たれている．熱量を測定するのは質量が既知のコアと呼ばれる部分であるが，これは真空を介し同じ材質からなるジャケット，シールドと呼ばれる部分により二層で囲まれている．図8.2(B)に示すとおり，それぞれには温度センサおよびヒーターが埋め込まれ，互いの熱のやり取りをコントロールする機能を持たせてある．

1.3 温度測定

コアの温度センサには，温度変化に対し電気抵抗が大きく変化するサーミスタが使われる．放射線場の擾乱や不純物としての影響を避けるために小型のサーミスタが使用される．

放射線照射による吸収体の温度上昇は吸収線量と吸収体の比熱に依存するが，前節で述べたとおり，おおむねmKのオーダである．この温度変化は，たとえば常温で1 kΩ，温度係数100 ΩK^{-1}のサーミスタを使用した場合，$100 \times 10^{-3}/1000 = 100$ ppmの抵抗変化に相当し，これを1%の精度で求めるには，1 ppmという微小な抵抗変化をとらえる必要がある．

このため，温度測定用サーミスタは，図8.2(C)に示すとおり，通常ホイートストンブリッジの一辺に接続される．サーミスタの抵抗値（Z_{thm}）は，図中のロックインアンプの電圧が0となる条件での可変抵抗の抵抗値（Z_{var}）から決定される．

1.4 温度制御

カロリメータでは放射線照射による正味の温度上昇を検知するため，ヒーターの調節により吸収体の温度を一定に制御する必要がある．ヒーターへ投入する電力の制御にはPID（proportional-integral-derivative）制御と呼ばれる方法が使われる．

目的とする温度をT_{set}，時刻tでの吸収体の温度を$T_m(t)$とし両者の差を$\Delta T(t) = T_m(t) - T_{set}$とする．このときのヒーター出力$J(t)$はPID制御では入力$\Delta T(t)$を用いて次のように表せる．

$$J(t) = K_p \Delta T(t) + K_i \int_0^t \Delta T(t')dt' + K_d \frac{d\Delta T(t)}{dt} \tag{8.7}$$

ここで右辺第1項はP動作（入力に比例する出力を出す動作），同第2項はI動作（入力の時間積分値に比例する出力を出す動作），同第3項はD動作（入力の時間微分値に比例する出力を出す動作）をそれぞれ表す．図8.3に示すとおり，P動作だけではT_{set}に対しオフセットを生ずる場合がある．I動作を組み合わせて使用すると時間経過とともにオフセットを解消することができる．しかしながらこれらは訂正動作であり，たとえば外的要因などにより急な温度変化が生じた場合，応答が遅くなる欠点がある．そこで，D動作を加えることにより

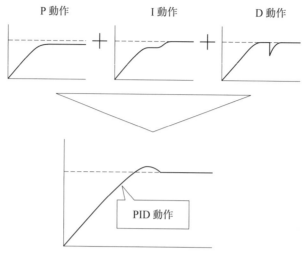

図8.3 PID制御の概念図

急激な変化に対して大きな動作を与え短時間でもとの制御状態に戻すことができる．測定系に適した比例定数K_p, K_i, K_dを選ぶことで精密な温度制御が可能となる．

1.5 準断熱モードと定温モード

カロリメータの動作モードには，大別して準断熱（quasi-adiabatic）モードと定温（isothermal）モードの2つがある．

準断熱モードでは，上述の温度制御によりコアは断熱状態に保たれる．放射線照射によりコアの温度は上昇するが，このときの吸収熱量率をP_{rad}，照射時間をt，温度上昇をΔTとすると，

$$P_{rad}t = M_{core}C\Delta T \tag{8.8}$$

となる．ここでM_{core}はコアの質量，Cはコアの比熱である．$M_{core}C$の値は既知の標準電力をコアのヒーターに投入した際のコアの温度上昇より得られるため，ΔTを得れば吸収線量率が求まる．しかし実際には，照射前から照射後に至るまでの一定の時間にわたり断熱状態が継続的に維持できない，コア内での線量分布が均一でない，あるいは温度センサへの過剰な熱付与が生ずるなどのさまざまな問題が生ずる場合がある．理想的な断熱状態が満たされない場合，図8.4に示すように照射後に温度が一定とならないことがある．

一方，定温モードでは，コアの温度が一定となるようにヒーター出力を制御する．時間経過とともにコアの温度が一定値に安定するとコアのヒーターに供給する電力は一定値を示すようになる．この状態で放射線を照射すると，引き続きコアの温度を一定にするためには，放射線によるエネルギー吸収の分だけヒーターへの供給電力を減じる必要がある（図8.5）．すなわち定温状態で照射前後の投入電力の差を求めればコアの吸収線量率を直接評価することができる．定温法ではカロリメータ内での温度が安定しヒーターへの供給電力が一定値に

第8章 温度上昇に基づく線量およびエネルギーの測定

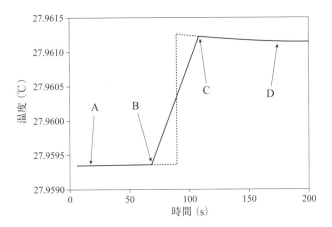

図8.4 準断熱モードでの温度測定の例[4]
AB間は照射前,BC間は照射中,CD間は照射後の温度変化をそれぞれ示す.AB間,CD間では温度の挙動が異なる.(文献4より改変して転載)

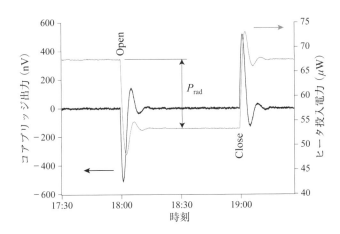

図8.5 定温モードでのコア投入電力の例[2]
Open, Closeは線源シャッタの動作.P_{rad}は照射前と照射中の投入電力の差を示す.(文献2より転載)

落ち着くような環境を作る必要があり,^{60}Coγ線場のような安定した放射線場の測定には適しているが,パルス放射線場のように線量率が時間とともに著しく変化する環境では線量評価は困難である.

水カロリメータ,グラファイトカロリメータ

2.1 水カロリメータ

医学物理分野,とりわけ放射線治療分野においては,水吸収線量がしばしば使用され,た

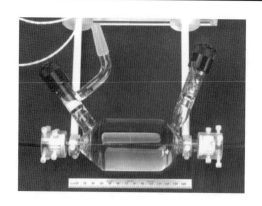

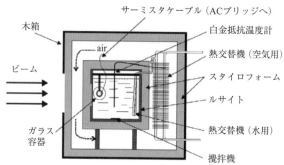

図8.6 NRC（カナダ）の水カロリメータの構造[4]
(文献4より改変して転載)

とえば放射線治療で用いられる電離箱線量計のトレーサビリティは，近年，水吸収線量が基準とされる[3]．

水吸収線量を求めるには，原理的には水カロリメータを使用するのが望ましいが，以下に述べるような観点から，水カロリメータを実際に使用するのは容易ではない．

1. 水は高い比熱を有するため，比較的温度上昇が小さい．
2. 水は化合物でありまた溶存ガス等を含むこともあるため，吸収エネルギーの一部が化学反応に使用されることに起因する熱欠損が生じる．
3. 水の熱伝導率は低く，水中に温度分布ができると対流を起こす．

こうしたことから，水カロリメータは一部の標準研究所での使用に限られているのが現状である．図8.6にはカナダの標準研究所で使用されている水カロリメータの例を示す．熱欠損の影響を低減するため温度検出部はガラス容器に封入された純水で満たされており，また対流の影響を最小限にするため水温は4℃に保たれている．このような水カロリメータを使用して水吸収線量を測定した場合の標準相対不確かさは0.35%（1σ）と見積もられている[4]．

2.2 グラファイトカロリメータ

前記1～3の問題を回避するため，水の代わりに，比熱が比較的小さく，また単体のため熱欠損の小さいグラファイトが被照射物質として使用されている[2],[5]．

グラファイトカロリメータで直接測定できるのはグラファイトの吸収線量のため，水吸収

第8章 温度上昇に基づく線量およびエネルギーの測定

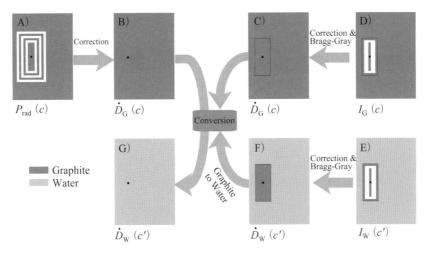

図8.7 グラファイトカロリメータによるグラファイト吸収線量率から水吸収線量率への変換[2]
(文献2より転載)

線量を得るには，式 (8.4) に示す空洞理論を用いて変換する必要がある．産総研では，グラファイトカロリメータでの測定と電離箱を用いた電荷測定を組み合わせて，水吸収線量率を決定している．図8.7にはその流れを模式的に示す．グラファイトカロリメータの熱量測定によりグラファイトの吸収熱量率 $P_\mathrm{rad}(c)$ が測定され（図8.7A），必要な補正を施すことによりグラファイト吸収線量率 $\dot{D}_\mathrm{G}(c)$ が決定される（図8.7B）．ここで c はグラファイト中の深さであり 5 g/cm² である．一方，電離箱をグラファイトカロリメータのファントム中（図8.7D）および同一条件下の水ファントム中（図8.7E）に設置し，放射線照射時の電流に対し，必要な補正と空洞理論を適用すると水吸収線量率とグラファイト吸収線量率の比 R_G^W が得られる．この比と図8.7Bの $\dot{D}_\mathrm{G}(c)$ から図8.7Gの水吸収線量率 $\dot{D}_\mathrm{W}(c')$ が決定される．ここで c' は水中での深さを示し 5 g/cm² である．産総研のグラファイトカロリメータを使用して水吸収線量を測定した場合の標準相対不確かさは 0.4%（1σ）と見積もられている．

(福村明史)

第3節　極低温マイクロカロリーメータ

3.1　マイクロカロリメータ

従来，X線やγ線のエネルギーを精度よく計測するために半導体検出器が使用されている．しかしながら，X線元素分析の校正用として標準的に使用される ^{55}Fe 線源から放射される 5.9 keV の X線に対する Si 半導体検出器のエネルギー分解能は，半値幅で 130 eV 程度とほぼ理論限界に到達している．元素分析の精度は検出器のエネルギー分解能に大きく依存しており，さらに優れたエネルギー分解能を有する検出器が要求されている．近年，米国，欧州

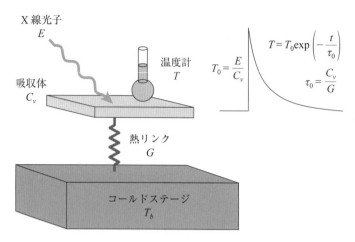

図8.8 マイクロカロリーメータの動作原理

および日本において，半導体検出器より優れた検出感度とエネルギー分解能を達成するために，超伝導現象などの超低温における特異な物理現象を応用した次世代型光子検出器の開発研究が活発に進められている．このような光子検出器の1つとして，100 mK領域の極低温に保持された物質により，個々のX線光子を吸収し，入射X線光子のエネルギーを吸収体のわずかな温度上昇として精度よく計測するマイクロカロリーメータがある．

3.2 マイクロカロリメータの測定原理

図8.8にマイクロカロリーメータの動作概念を示す．マイクロカロリーメータは入射X線光子のエネルギーを温度上昇に変換する吸収体と，入射エネルギーに比例した温度上昇を計測する温度計から構成される．マイクロカロリーメータの吸収体は熱コンダクタンスGを有する熱リンクを介して，温度T_bのコールドステージに接続され冷却される．入射X線のエネルギーを観測可能な温度上昇へと変換するためには，コールドステージを吸収体の実効的熱容量が十分に小さい値となる100 mK領域の極低温に保持すること必要がある．エネルギーEのX線光子が実効的熱容量C_vに入射すると，吸収体の温度はT_bから$T_0 = E/C_v$へ上昇し，時定数$\tau_0 = C_v/G$で温度T_bへと戻る．このようにマイクロカロリーメータは，吸収体に入射した個々のX線光子のエネルギーを吸収体のパルス的な温度変化として計測する．一方，X線光子フルエンスを吸収したことによる発熱Pに伴う温度上昇$\Delta T = P/G$として，X線光子フルエンス強度を測定する検出器をボロメータと呼ぶ．

マイクロカロリーメータのエネルギー分解能は吸収体の内部エネルギーのゆらぎによって制限される．ボルツマン定数をk_Bとすると，温度T_bにおける吸収体中のフォノン数Nは$N = C_v T_b/k_B T_b = C_v/k_B$である．フォノン数$N$の統計的ゆらぎが吸収体の内部エネルギーのゆらぎになるとすれば，吸収体の内部エネルギーのゆらぎは$\Delta U = \sqrt{N} k_B T = \sqrt{k_B T^2 C_v}$となる．入射X線の吸収による吸収体の温度変化$\Delta T = T_0 - T_b$が十分に小さいとき，マイクロカロリーメータのエネルギー分解能は半値幅で$\Delta E = 2.36\sqrt{k_B T^2 C_v}$となる．したがって，入射X線のエネルギーを高い精度で計測するには，吸収体を十分に低い温度に保持すること，吸収体における微小な温度上昇を感度よく優れた精度で測定することが重要である．

第8章 温度上昇に基づく線量およびエネルギーの測定

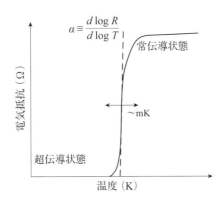

図8.9 TESの電気抵抗Rと温度Tの関係

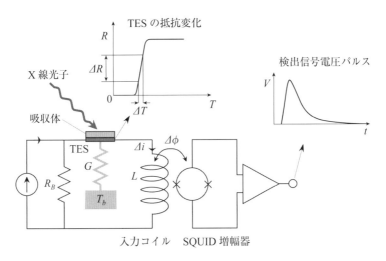

図8.10 TES型マイクロカロリーメータの検出信号出力過程

現在では,半導体の電気抵抗が示す温度依存性を利用した温度計,常磁性体の帯磁率が示す温度依存性を利用した温度計,および超伝導薄膜の相転移温度領域で電気抵抗が示す非常に急峻な温度依存性を利用した超伝導相転移端温度計(TES)などがマイクロカロリーメータの温度計として開発されている[1]. いずれの温度計を利用したマイクロカロリーメータでも,数keVのエネルギーを有するX線光子を半値幅5 eVより優れたエネルギー分解能で計測可能であることを実証している.

3.3 TES型マイクロカロリメータ

これらマイクロカロリーメータの中でも,TES型マイクロカロリーメータは温度計の感度や応答速度が他の温度計より優れているため,電子顕微鏡のエネルギー分散型スペクトル計測用検出器やX線天文衛星用検出器などとしての実用化が進んでいる. 図8.9は相転移温度領域において電気抵抗が急峻な温度依存性を有するTESの電気抵抗Rと温度Tの関係を示す. 通常,TESの相転移温度は100 mK近傍に調整される. TESの感度αは$\alpha = d \ln R / d \ln T$で定義され,数百から千程度の値となる. 図8.10にTES型マイクロカロリーメータがX

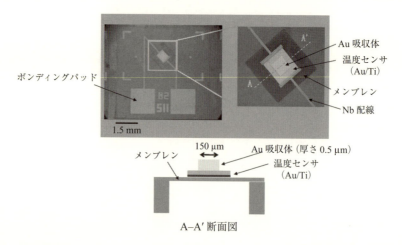

図8.11 電子顕微鏡に搭載するエネルギー分散型スペクトル計測用X線検出器として国内で開発されたTES型マイクロカロリーメータ
（文献2より転載）

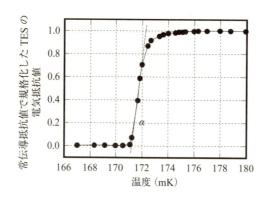

図8.12 開発されたTES型マイクロカロリーメータのRと温度Tの関係
（文献2より転載）

線光子を検出し，エネルギー情報を含む検出信号を出力する過程を概念的に示す．TESは入力コイルLと直列に接続され，バイパス抵抗R_BがTESとLに並列に接続されている．この回路に直流電流i_0を通電するが，バイパス抵抗R_BはTESの動作抵抗R_{TES}よりも十分に小さな値を選び，TESには定電圧V_Bが印加された状態にする．このとき，TESにおけるジュール発熱$P_{TES}=V_B^2/R_{TES}$と温度T_bの熱浴にコンダクタンスGを介して流れる熱流とのバランスで動作温度が決まる．X線入射による吸収体の温度上昇ΔTにより，TESの電気抵抗はΔRだけ増加するので，Lを流れる電流変化Δiに比例する磁束変化$\Delta\phi$が超伝導量子干渉素子（SQUID）を使った増幅器により電圧パルスとして出力される．一方，TESの抵抗の増加によるジュール発熱量の減少に伴い，TES型マイクロカロリーメータの温度がコールドステージ温度T_bへ戻るまでの時定数が$\tau_0=C/G$から$\tau_{eff}=n\tau_0/\alpha$に短くなる．$n$はTES型マイクロカロリーメータとコールドステージとの間の熱抵抗に依存する定数で，3～6程度の値である．このように，マイクロカロリーメータの応答時定数が短くなる効果を電熱フィードバックと

第8章　温度上昇に基づく線量およびエネルギーの測定

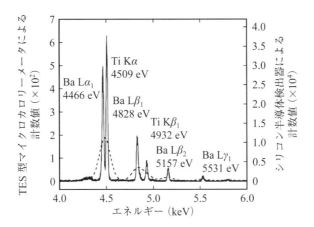

図 **8.13**　TES型マイクロカロリーメータを透過型電子顕微鏡に搭載して計測したエネルギースペクトルの例
（文献3より転載）

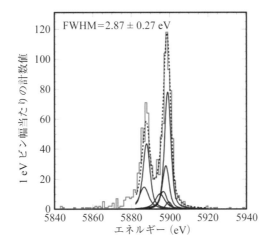

図 **8.14**　エネルギーが5.9 keVのMn Kα線を半値幅2.87 eVのエネルギー分解能で計測した例
（http://www.astro.isas.jaxa.jp/~mitsuda/labo/index.php?Calorimeter）より転載）

呼ぶ．電熱フィードバック状態で動作するTES型マイクロカロリーメータのエネルギー分解能は $\Delta E=2.36\sqrt{k_B T^2 C_v}\sqrt{8n/\alpha}$ となる．

図8.11に電子顕微鏡に搭載するエネルギー分散型スペクトル計測用X線検出器として国内で開発されたTES型マイクロカロリーメータの素子を示す[2]．AuとTiの二層薄膜構造のTESの上に厚さ0.5 μmのAu吸収体が積層されている．吸収体の有感面積は150 μm×150 μmである．TESの電気抵抗Rと温度Tの関係を図8.12に示す．縦軸はTESの常伝導抵抗値40 mΩで規格化している．TESの臨界温度は172 mKであり感度はα=330である．このTES型マイクロカロリーメータを透過型電子顕微鏡に搭載して計測したエネルギースペクトルの例を図8.13に示す[3]．図の実線はTES型マイクロカロリーメータで測定されたエネルギースペクトルで，SiのKα線ピークにおけるエネルギー分解能は半値幅で7.8 eVであった．比較のためにシリコン半導体検出器で測定されたエネルギースペクトルを破線で示

す．

　現在では，日本，米国および欧州の各国において，TES型マイクロカロリーメータのエネルギー分解能のさらなる向上を目指した研究が展開されている．通常，X線検出器のエネルギー分解能は，^{55}Fe線源から放射されるMn Kα X線に対する半値幅で比較される．米国航空宇宙局（NASA）が開発したTES型マイクロカロリーメータでは，Mn Kα X線に対して半値幅1.56 eVのエネルギー分解能が得られた[4]．日本の宇宙航空研究開発機構（JAXA）を中心とした研究グループが開発したTES型マイクロカロリーメータは，図8.14に示すように，エネルギー5.9 keVのMn Kα X線を半値幅2.87 eVのエネルギー分解能で計測し[5]，世界最高レベルの性能を実証している．

（前畑京介）

第8章の文献

第1節，第2節
引用文献
1) J. R. Greening著，森内和之・高田信久訳：放射線量計測の基礎，1988, 地人書館，東京
2) 外部放射線治療における水吸収線量の標準計測法，日本医学物理学会編，2012. 通商産業研究社，東京
3) 福村明史，他：医学物理 **32**: 182, 2013
4) Clinical Dosimetry Measurements in Radiotherapy, D.W.O. Rogers, Joanna E. Cygler, Eds., Medical Physics Monograph No. 34 Medical Physics Publishing, Madison, Wisconsin ©2009 by the American Association of Physicists in Medicine.
5) Sakama M., et. al.: Jpn. J. Med. Phys. **28**: 1, 2008

第3節
引用文献
1) Enss C, ed.: Cryogenic particle detection, 2005, Springer-Verlag, Berlin Heidelberg
2) Maehata K, et al.: Radiation Detectors and Their Uses, High Energy Accelerator Research Organization KEK Proceedings 2011-8: 1, 2011
3) 原徹　他：応用物理 **81**: 139, 2012
4) Smith SJ, et al.: J. Low Temp. Phys. **167**: 182, 2013
5) H. Akamatsu et al., AIP Conference Proceedings, 1185. 195, 2009

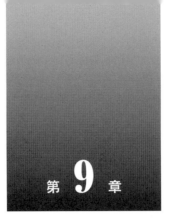

第9章
2次元分布測定器

2次元分布測定は，放射線計測の高度な応用として位置づけられるが，イメージングや線量分布などを得るうえで重要である．本章でははじめに2次元分布測定原理について概観したのち，主要な2次元分布測定器について紹介する．

第1節 2次元分布測定に要求される性能

2次元分布測定は，放射線を用いたイメージングや，線量分布などを得る目的で行われる．放射線の2次元強度分布を得るうえでは，検出器だけではなく，線源，光学系，撮像装置などに関するさまざまな要素技術が必要であり，2次元分布測定はそれらの上に成り立つものである．ここでは，2次元分布情報を直接得ることのできる検出器に注目する．検出器の高度な応用としては，位置検出器をスタックして放射線の軌跡を追跡し，各検出器の情報から線源位置を推定するような装置もある．本節では，2次元分布測定の原理，要求される事項および利用されている検出器を概観し，整理をする．

1.1 2次元分布測定の原理

放射線の2次元分布測定は，物質中での放射線の吸収，散乱，位相変化，屈折などによる放射線の強度の変化に関する情報を直接的には与えてくれるものである．このような2次元分布に関する情報を精度よく得るうえでは，検出器の種類に合わせて光学系を用意することが必要である．

まず0次元の検出器を用いる場合は，図9.1(a)に示すように放射線ビームを細く絞り，対象を走査するか，図9.1(b)に示すように小さな検出器とコリメータを用いて検出器に入射する放射線を制限するか，のいずれかの方法がある．1次元の検出器を用いる場合は，同様に図9.1(c)に示すように複数のコリメータを検出器の前面に設置し，検出器を走査するか，ビームを走査して計測すれば放射線による画像が取得できる．一方，2次元の検出器を用いる場合も同様に2次元配列したコリメータを設置すれば（図9.1(d)），今度は放射線のほうも検出器のほうもどちらも走査せずに画像が取得できる．

このため，放射線イメージングにおいては，2次元の検出器が有用である．もちろん平行度の高いビームを用いる場合や，検出器と測定対象が密着している場合は，2次元配列したコリメータは不要となる．多くの場合，2次元配列したコリメータの製作は難しいため，この部分を簡略化できるとよい．可視光を用いたカメラでは計測対象から出た光をレンズを用いて結像させて画像を得ているが，多くの放射線では有用なレンズを用いることはできない．そこで，ピンホールを用いて結像させることが考えられる．ただしピンホールカメラでは放射線の検出効率が低いという問題がある．

第9章 2次元分布測定器

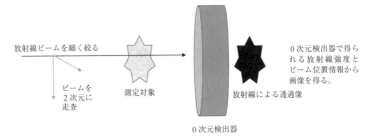

(a) 0次元の検出器を用いる場合(1)

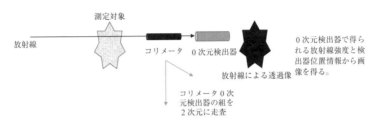

(b) 0次元の検出器を用いる場合(2)

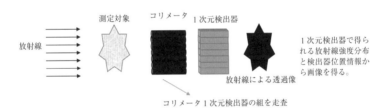

(c) 1次元の検出器を用いる場合

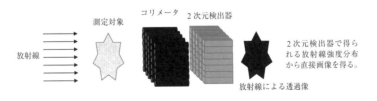

(d) 2次元の検出器を用いる場合

図9.1 放射線イメージングの原理

1.2 放射線イメージングにおける検出器に要求される性能

　放射線イメージングにおける検出器には，位置分解能，検出効率，ダイナミックレンジ，適用計数率範囲，直線性，時間分解能，一様性，有感面積など，さまざまな性能が要求される．これらの性能について，まず概観したい．位置分解能は，検出器の一点に放射線を入射させたときの検出器応答としての空間分布を点広がり関数（point spread function: PSF）と

して評価したり，その半値幅（full width at half maximum: FWHM）や標準偏差を用いて比較をすることが広く行われている．検出器の効率や線源強度が十分でない場合には，放射線ビームを細く絞ることが困難であり，PSFを求める代わりに，その積分値である，線広がり関数（line spread function: LSF），LSFの積分値であるエッジ広がり関数（edge spread function: ESF）を求め，それらから，PSFを間接的に求めることが行われる．2次元検出器の場合は，2つの軸に沿った方向の分解能は異なる場合があるので，LSFやESFを用いる際には，注意が必要となる．さらに，空間周波数の概念を用いて，PSFのフーリエ変換としての振幅伝達関数（modulation transfer function: MTF）を求め[1]，横軸を空間周波数として表現することもよく行われる．この際，空間周波数としては，2本の線を2本として区別できる基準として，LP（line pair）を用いて，これを単位距離当たりとしたLP/mmなどの単位がよく用いられる[2]．

　位置分解能と並んで重要なのは，検出効率であるが，放射線検出器の検出効率は一般に入射放射線のエネルギーによって大きく変化するので，複雑である．X線検出器の場合は，特に検出器材料の吸収端エネルギー近傍では大きく変化するので注意が必要である．逆に，これを利用して新たな情報を得ることも考えられる．

　画像検出器の検出効率に関しては，パルス計数方式の検出器の場合は入射放射線のうちどの程度の数を数えたかを求めればよいので簡単であるが，積分型検出器の場合は何個の放射線を検出したかの情報を直接得ることは難しい．このような場合は，線源の持つ雑音であるフォトンノイズなどが出力信号にどれだけ含まれるかなどを基準として，雑音をもとに検出器効率を評価する方法がある[1]．この方法は，パルス計数型検出器から，積分型検出器に至るまでの広い検出器に対して適用可能であり，検出量子効率（detective quantum efficiency: DQE）と呼ばれている．DQEを直接求めることは，一見容易なようであるが，検出系に分離不可能な雑音があると，入力のフォトンノイズなどと区別できなくなるので，雑音の多い系では検出効率を過大評価する傾向がある（DQEは本来100％が最大であるが，雑音の評価が正確にできないと100％以上の値が出ることもある）．

　ダイナミックレンジは検出器に入力される最小の信号から最大の信号までの大きさの比であるが，通常は計数率の下限と上限に相当するような量を指す場合が多い．

　計数率の上限を決めるのは，信号の大きさや，信号の処理速度などであるが，検出器の中

表9.1　放射線イメージング用検出器の比較

検出器	位置分解能	感度	ダイナミックレンジ	一様性	時間分解能	計数率	コスト
フィルム	◎	×	×	○	×	○	低
イメージングプレート	○	○	○	○	×	○	低
固体飛跡検出器	◎	△	○	○	×	△	低
半導体検出器	○	○	○	○	○	○	高
ガス比例計数管	△	○	○	△	○	○	低
位置検出型光電子増倍管	△	○	○	△	◎	◎	高
マイクロチャネルプレート	○	○	△	△	◎	△	高
イメージインテンシファイア	○	△	○	○	○	○	高

には，計数率の限界に近づくと，クロストークが大きくなり，周辺に画像のひずみを生じたりする場合もある．検出器の直線性は画像検出器では普段あまり気にならないが，定量性の高いラジオグラフィなどで高精度な計測を行う場合には，積分直線性とともに微分直線性や位置による効率の変化などが問題になることもある．

表9.1に代表的な検出器について比較を行ったものを示す．

フィルム

銀塩写真フィルムは広く用いられていた．放射線イメージングにおいてもフィルムは広く用いられてきた．ハロゲン化銀をゼラチン質中に分散させた乳剤を用いて，これをガラスやフィルムの上に塗布したものである．この乳剤を直接感光させるX線写真やフィルムバッジなどがある．フィルムにおける検出原理は，AgBrのイオン性結晶中においてBr⁻から電子を得た金属銀が，核となり蓄積されることによる．現在でもX線写真・電子線の線量分布測定，放射能の分布測定に用いられている．最近では，写真乳剤を厚く塗布した構造の原子核乾板も，放射光施設における高分解能イメージングなどに用いられている．

飛跡潜像を明らかにするには，現像液も用いる．現像液は，アルカリ性還元剤になり，フェニドンとハイドロキノンの混合物などが用いられる．現像は，AgBrにおいて感光核を中心にして銀原子が集積されるので，複数個の銀原子の塊ができる．これは飛跡現像とも呼ばれる．フィルムの問題点は画像を得るまでに時間を要すること，感度が低いこと，狭いダイナミックレンジ，非線形性などである．

しかし，放射線イメージングにおいては，画像から物体や内部構造の認識ができればよいということもあり，感度の問題さえ満足できれば有効に利用できる．フィルムの黒化度は濃度を用いて数値化できる．濃度をDとし，入射光強度をI_0，透過光強度をIとすると，透過光量比の対数をとって[3]，

$$D = \log_{10}(I_0/I) \tag{9.1}$$

となる．このように透過光量を介して読出しを行うために，入射放射線量との間の線形性は保たれず，ダイナミックレンジも狭くなる．蛍光増感紙を用いて感度を補うと，鮮鋭度が低下するが，10^{-9} C/kg程度のX線の検出が可能になるので被ばく軽減には有効である．

イメージングプレート

前述のように通常のフィルムでは，感度が十分ではないため，より高感度なフィルムが望

まれる．しかし，フィルムの場合それ単体には信号増幅作用がないため，蛍光体を組み合わせるなどの手法を用いても自ずから限界があり，X線測定の場合，照射線量で10^{-8}～10^{-7}C/kgオーダの感度となる．

この点を改良するために開発されたイメージングプレートでは，輝尽性蛍光体[4]を用いて感度を高くとっている．輝尽性蛍光は，放射線を照射した後に光を当てたときに発する蛍光である．この蛍光体をベースフィルムに塗布し，輝尽性蛍光の原理を用い，測定後に読取りのためのレーザ光を照射する．これが放射線の当たった部位の発光を誘起し，その発光を光電子増倍管を用いて検出する．光電子増倍管は，光の信号を約10^5～10^6倍に増幅するので，ごくわずかな発光であっても検出が可能となり，高感度化が達成できる．輝尽性蛍光体として，$BaFBrSO_4:Eu$を用いた場合，10^{-10}C/kg程度のX線まで計測可能であるなど感度が高い．

ただし，2次元のイメージングを行うためにはレーザビームを細く絞ってイメージングプレートを走査する必要があるため，写真フィルムよりは短時間で測定結果を得ることが可能なものの，数分程度の読取り時間が必要である．このため，原理的にリアルタイムでの測定は困難である．また，位置分解能は，レーザ光の広がりや，蛍光体層の厚さなどによって制約を受けるが，数十μm程度まで実現されている．

イメージングプレートの利点は，その広いダイナミックレンジであり，5桁以上にもわたって，入出力の線形性を維持できている．また，蛍光体フィルムを繰り返し使用することができるので，高分解能のイメージングをローコストで実現できる．このため，特に応答速度の必要とされないような応用分野において，バイオイメージングを中心に多くの研究機関においてよく普及している．紫外線や中性子も含め，さまざまな放射線に対して感度を有するため，現状での位置づけとしては，自然放射能[5]から放射光[6]に至るさまざまな強度の放射線で手軽に利用可能な汎用の放射線イメージングツールとして考えることができる．

第4節　固体飛跡検出器

固体中の損傷などを利用して，放射線イメージングを行うための検出器は，LiF結晶中の核分裂片の飛跡を観察することから始まっている[7]．高位置分解能X線検出器としては，原子核乾板やX線用レジストを用いてX線イメージングを行う試みがあり[8]，10 nm級の高分解能観察が可能である．エッチングを用いる手法はX線に限らず，イオンビーム計測や中性子計測においても，固体飛跡検出器を利用してイメージングを行うことが可能である．

このように高分解能では，レーザ顕微鏡，原子間力顕微鏡など，高分解能な表面観察ツールを必要とする場合が多い．この場合の問題点は光学系であり，微小な対象領域を設定したとしても，感度を十分保ったまま安定に微小領域を撮像するのはかなり難しい．ゾーンプレートなどのX線光学系を利用しても密着型で得られる空間分解能を超えるのは難しいと考えられる．現在密着型の顕微鏡法では，数十nm程度の物体までは観察できると考えられ

ている[9]．また，解像度は数μm程度まで落ちるが，光学顕微鏡を用いた装置の場合には，広い領域を自動測定できる装置が開発されている．

第5節 半導体検出器

　半導体の放射線検出器は，検出原理として固体物質と放射線との相互作用を用いるために，特に気体を用いた放射線検出器と比べ，単位体積当たりの原子数が大きく，検出感度が高いと同時に，放射線と物質との相互作用により生じた2次荷電粒子の飛程も短く抑えることができるので，放射線イメージングのための検出器としては原理的に優れている．しかし，固体中の電子を増幅し，これを制御することは容易ではなく，高感度で低雑音な増幅器を必要とする．半導体検出器で放射線入射位置を検出するためには，通常，検出器を複数並べてピクセル（画素）を構成するか，または単一の半導体デバイスであっても，その内部を複数のピクセルに分割して用いるなどの方法がとられる．

　検出器の有感面積に静電容量は比例するが，一般的に静電容量が大きくなると前置増幅器の信号対雑音比は小さくなるので[10]，一つあたりの前置増幅器で受け持てる検出器容量には限界があり，必然的に多数の前置増幅器が必要となる．可視光の検出器として近年，発展してきたCCD（charge coupled device: 電荷結合素子）は，この問題を素子内部で隣のピクセルから隣のピクセルへと次々に電荷を転送することでクリアしている．放射線イメージングにおいてもCCDはシンチレータと組み合わせてよく用いられているが，低エネルギーX線の測定においては，直接検出も可能である．特に冷却したCCDを用いて直接X線をとらえた場合には，計数率が低ければX線のエネルギー分析も可能となるなど，応用範囲は広い．放射光X線の計測などにおいてもX線CCDが広く用いられている[11]．

　一方，放射線イメージングにおける半導体検出器に用いられる材料としては，均質な材料で電荷の収集効率が高いことが必要となり，すでに半導体産業において実績のある半導体として，よく用いられるのがシリコンの単結晶板，あるいはアモルファスシリコンである．高エネルギー実験などでは単結晶シリコンを用いたシリコンマイクロストリップ検出器が広く用いられているが，大面積化を低コストで実現するためには，アモルファスシリコンが有利である．

　アモルファスシリコンでは電荷の輸送特性が悪く，性能は低い．しかし，個々の放射線を分離せずに，積分値としての測定を行うということであれば，比較的簡単である．1980年代後半からアモルファスシリコンを用いた大面積検出器が開発されてきており[12]，現在は，数十cm角程度の有感面積を100μm程度の分解能で検出するフラットパネルディテクタ（flat panel detector: FPD）という形で普及しつつある．

　FPDには，X線検出にシンチレータを用い，生じた蛍光をフォトダイオードで検出する間接方式（図9.2(a)）と，X線をアモルファスセレンなどの半導体で直接吸収し，生成した電荷を検出する直接方式（図9.2(b)）があるが，前者のほうが早くから実用になっている．

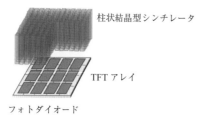 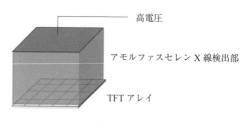

(a) フラットパネル検出器　間接変換型　　　　(b) フラットパネル検出器　直接変換型

図9.2　フラットパネル検出器

原理的には後者が明らかに優れているが，アモルファスセレンはW値が50 eV程度と大きく電荷生成量が通常の半導体に比べて1/10程度となるうえに，電荷収集の効率を示す移動度とキャリヤ寿命の積である$\mu\tau$積も10^{-6}のオーダと小さいなどの問題があるため，2つの方式が拮抗している．アモルファスセレンの代わりに，PbI_2やCdTeなどの化合物半導体を用いれば直接変換方式でさらに高感度化が達成される可能性があるが，まだ実用にはなっていない．

　FPDにおいては，暗電流の問題と同時に各ピクセルに蓄えた電荷の高速読出しの問題がある．後者の問題を解決するには，高性能の増幅器を多数用いてなるべく短時間に読出しを行う必要があり，ノイズレベルの低い高性能なモノリシックICをボード上に搭載して読出しが行われる．現在では，ビデオレートでの撮像も可能な高速センサも現れている．FPDは広い面積を高い分解能で検出することには有効であるが，内部に増幅機構がないうえに，特性の劣るアモルファス半導体を用いているので，X線光子の計数（フォトンカウンティング）には適用できず，高感度が求められたり，エネルギー分解能を有することが必要な用途には有効でない．

　一方，高エネルギーのX線・γ線では，検出器のエネルギー分解能を用いた散乱線除去，エネルギー情報を用いた内部構造物推定が可能である．このような用途には，化合物半導体検出器のアレイが適している．CdTeあるいはCdZnTeなどの化合物半導体を用いた放射線イメージング用アレイ型検出器は近年精力的に開発されており[13]，高感度な計数型のASIC（application specific integrated circuit）と組み合わせて，検出感度も分解能も優れた高性能検出器が出現しつつある[14]．

　このような検出器を医療応用に用いれば，フォトンカウンティング方式の検出システムが実現でき，被ばく線量を大きく下げられる可能性がある．そのほか，フォトンカウンティングを可能とする検出器としては，アバランシェフォトダイオード（avalanche photodiode: APD）アレイなどが開発されており低エネルギーX線に対しては，直接変換により検出が可能である．一方，アバランシェフォトダイオードは光電子増倍管の代わりにシンチレータから得られる発光を検出する役目にも用いられており，2 mm角のピクセルや1 mm角のピクセルを持つものが開発されている．アバランシェフォトダイオードの内部電場を非常に高くとり，単一光子に対しても感度がとれるようなガイガーモードのAPD（図9.3）が提案されている．本APDでは，ゲインを非常に高くとっているが，バイアス回路に直列に接続さ

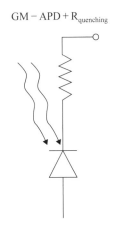
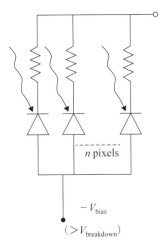

図9.3　ガイガーモードAPD　　　図9.4　シリコンフォトマルチプライヤ

れた抵抗により，光子検出後に内部電場を下げて過大な電流による損傷に至らないような工夫がなされている．図9.4に示したようにAPDを多数並列に接続した構造からなるシリコンフォトマルチプライヤ（SiPM）が出現し，従来の光電子増倍管に比べて，コンパクトアレイ化が可能・高速などの利点が追求されている．SiPMにおいては，信号読出しは各APD当たりのON/OFFの情報しか与えないため，それをディジタル的に読出すことも可能であり，そのようなデバイスも出現してきている．

第6節　気体検出器

放射線イメージングにおいては，多くの場合は放射線を直接集束させるような縮小光学系が利用できないため，測定対象物体と同程度以上のサイズの検出器が必要とされる．一方，大面積でかつ分解能の高い検出器はきわめて高価なものとなりがちである．

大面積検出器を安価に実現する方法としては，気体検出器である電離箱や多線式比例計数管（multi wire proportional counter: MWPC）がある．アレイ型の電離箱は第3世代のX線CTなどに用いられてきた実績があるが，X線CTの検出器は現在はシンチレータとフォトダイオードアレイに置き換えられている．また，診断用のX線検出器の信号記録部にアレイ型電離箱を用いた研究などの例もある．アレイ型電離箱は粒子線治療で行われる線量分布計測でも用いられている．電離箱では，個々の粒子を分解してパルス計測を行うことは難しいが，MWPCでは，パルス計測により対象放射線のエネルギー情報を得ることが可能である．MWPCは，第4章に示されているように多くのアノードワイヤを密に配置した構造をとる．

アノードワイヤ近傍にはきわめて強い電場が存在し，電子なだれによるガス増幅を生じさせ，信号の増幅を行っている．この増幅機構により，外部に要する増幅器の負担は小さくなり，また，信号の読出しチャネル数を減らすための種々のエンコーディング法が適用可能となる．

ガス比例計数管を用いた放射線イメージング用検出器は，放射線検出をガスと放射線の間の反応で行い，その検出ガス中でガス増幅を行うことができるので，比較的安価に大面積の検出を実現することができる．タウンゼントの一次係数α（1個の電子が単位長さ当たりにどれだけ増えるかを表す量に相当）は電場をE，ガス圧をpとしたとき，定数A, Bを用いて，

$$\alpha/p = A\exp(-B/(E/p)) \tag{9.2}$$

と書ける．ガス圧が上がると指数関数の中のpの項が効いてαは小さくなり，増幅度は下がるが，大きなpは検出器の検出効率を上げる．また，アノードワイヤを用いることによる問題点として，高計数率時に空間に滞留する正イオンの電荷の影響によりガス増幅度が低下することや，主に機械的な問題からアノードワイヤの間隔に制約があることなどが挙げられる．通常MWPCは2 mm程度の空間分解能と数kHz/mm^{2}程度の計数率が限界となる．

計数率特性の点では電離箱が優れているので，中性子イメージング用のパルス電離箱の開発も行われている[18]．一方，ガス比例計数管では，単純な構造で高速動作の可能なRPC（resistive plate chamber）やMWPCの欠点を補うマイクロパターンガスディテクタ（micro-pattern gas detector: MPGD）と呼ばれる新しいガス比例計数管が近年盛んに研究されている．以下これらについて述べる．

6.1　resistive plate chamber（RPC）

resistive plate chamber（RPC）は低コストで放射線の入射位置を検出することのできる検出器であり，高エネルギー物理の分野でよく用いられている．RPCは図9.5に示したような構造の対向する抵抗体からなる平行平板型気体検出器であり，1981年に開発されたシンプ

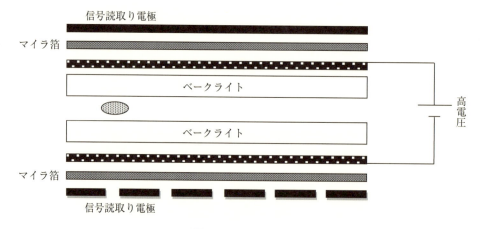

図9.5　RPCの構造

ルで高速な検出器である.

RPCにおいては,平行平板の少なくとも一方は,$10^{10\text{-}12}\,\Omega\cdot\text{cm}$程度の高抵抗のベークライトまたはガラス基板からなる.通常,アルゴン・ブタン・フレオンの混合気体が満たされた電極間の微小なギャップが有感部分となる.ギャップを保つためにスペーサが挿入される.放射線が入射すると,このギャップに局所的にストリーマ放電が生じ,非常に大きな電流が流れる.フレオンは局所的な放電にとどめて横方向への放電伝播を抑えるのに用いられる.電極の面積抵抗は通常$10^5 \sim 10^7\,\Omega/\square$と大きく,誘起電荷は背面に設置した信号取得電極で読み出されるため,特にデカップリング用のコンデンサなどは必要ない.

6.2　マイクロパターンガス検出器

マイクロパターンガス検出器(MPGD)は比例計数管のワイヤの代わりに微細加工技術を用いて製作した電極構造を用いるものであり,ラウエ・ランジュバン研究所のOedにより考案されたMSGC (microstrip gas chamber) がその始祖である[19].MSGCは,図9.6に示すように数μm幅程度のアノードストリップと数百μm幅程度のカソードストリップを一枚のガラス基板上にフォトリソグラフィ技術を用いて作製し,ガス中にこの基板をセットし,アノードに高電圧を与えて動作させるものであった.アノードとカソードを平面上に交互に配置することで,電子なだれにより生成した陽イオンを速やかに収集することが可能であり,高計数率動作が実現される.また,フォトリソグラフィ技術により,電極ピッチを狭めて高い空間分解能が実現できる.

MSGCは中性子検出器としては一部実用になっているが,高エネルギー物理学での最小電離粒子の検出において,数千倍以上の高い増幅度が必要なため,GEM (gas electron multiplier) やMICROMEGAS (micromesh gas counter) と呼ばれる検出器が用いられてい

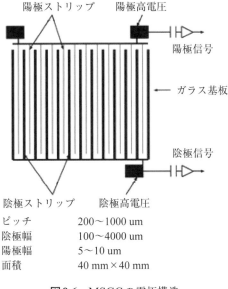

図9.6　MSGCの電極構造

る[20]．GEMは図9.7に示すように薄いカプトン箔の両面に銅を蒸着し，無数の小さな穴を開けた構造をとるもので，この箔の上下に電場を与えると，穴の中で強くなる電場により，電子が孔を抜ける際にガス増幅を行う（図9.8，口絵）．CGPC (capillary gas proportional chamber) は，マイクロキャピラリプレートを用いたMPGDである．アウトガスの影響がないため，封じ切りの検出器として利用可能であり，光による読出し法と組み合わせたガスシンチレーション検出器としても開発が進められている[21]．なお，最近ではHOYAによりガラス製のGEMも開発されている．

金属製のマイクロメッシュを陽極から150 μm以内の距離に配置したマイクロメッシュガス検出器（MICROMEGAS）は図9.9に示されたような構造により，広い領域にわたる平行電場によるガス増幅を行うが，電子なだれにおいて生成した陽イオンが抜けやすい構造でも

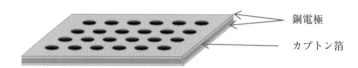

図9.7　GEMの構造

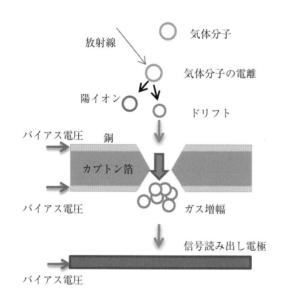

図9.8　GEMの動作原理（口絵参照）

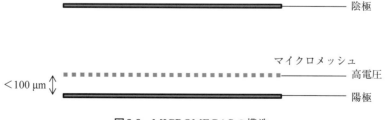

図9.9　MICROMEGASの構造

あるため，空間電荷の影響を受けにくく，高計数率動作を可能とするものである．ほかにも，マイクロドット型，マイクロウェル型，マイクロピクセル型，改良型MSGCなど[22]さまざまな方式のMPGDが提案され，放射線イメージングにおいて選択の幅が広がりつつある．また，このようなよい検出器素材を生かし，応用範囲を広げるために，高圧ガス中での動作も意識されつつある[23]．

第7節 真空中での電子増倍を利用する検出器

真空中での電子増倍を利用する検出器としては，まず第一に，光電子増倍管（photomultiplier tube: PMT）が挙げられるであろう．PMTはダイノードを多段に組み合わせることで，増幅度を10^5から10^6程度まで得ることができるため，可視光の個々のフォトンを分離して測定することも可能である．

通常のPMTでは，位置情報は得られないが，PMTを複数本用い，シンチレータとそれらのPMT間を光ファイバで接続し，入射位置に応じて異なるPMTが反応するようにすれば，各PMTの信号の現れるパターンから，逆に入射位置を特定することができる．シンチレータとしてZnS（Ag）を用いた，このようなエンコーディングタイプの中性子イメージングシステムが，イギリスのラザフォード・アップルトン研究所で用いられている[24]．メッシュ型のダイノードを用いた位置検出型光電子増倍管（position sensitive-PMT: PSPMT）（図9.10）やマルチアノード型PMT（図9.11），フラットパネル型PMT[25]などを用いると可視光の入射位置情報が得られる．

したがって，これらの位置検出型PMTとシンチレータを組み合わせることで放射線イメージングが可能となる．PSPMTにおいては，入射位置の分解能は高くとれるが，電子増倍の過程で電荷が広がってしまうため，電荷分割法などの位置演算を通して入射位置を求めることが必要になる．また，マルチアノード型PMTでは，分割したアノードに対応したピクセルの情報が得られ，計数率も高くとれるが，アノードの分割数が少なく位置分解能に制

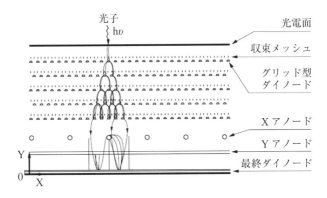

図9.10 ワイヤメッシュを用いた位置検出型PMTの原理図（提供：浜松ホトニクス(株)）

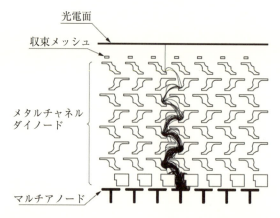

図9.11 メタルチャネルを用いたマルチアノード型PMTの原理図（提供：浜松ホトニクス(株)）

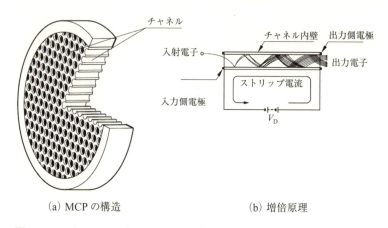

(a) MCPの構造　　　　　　(b) 増倍原理

図9.12 マイクロチャネルプレートの構造と原理（提供：浜松ホトニクス(株)）

約があることや，各アノード信号ごとに感度が大きく異なるなどの問題もある．

マイクロチャネルプレート（MCP）は，マイクロチャネルを束ね合わせた構造からなる電子増倍器であるが（図9.12），2枚あるいは3枚と重ねて用いることで，きわめて高い空間分解能と高い増幅度を併せ持つ光検出器として利用可能である．したがって微弱な放射線のイメージングには有効であると考えられる．MCPの位置読出しには，十分な大きさの信号が得られるために，電荷分割法を用いてウエッジアンドストリップ法などにより位置読出しがなされることが多く，より読出し本数を減らしたバーニア方式も試みられている[26]．MCPの問題点としては，増幅に必要な電流源として，高抵抗である鉛ガラスの壁を用いて電子を供給しているために，光量が多くなった場合にすぐに飽和してしまう点が挙げられる．

医療用に古くから用いられているX線イメージインテンシファイヤ（image intensifier）（I.I.）は，図9.13のようにCsIの柱状結晶と電子増倍器を組み合わせた構造であり，ダイナミックレンジも広く，微弱なX線のイメージングには適しているが，検出器のサイズが大きく，画像にひずみがある点が問題点として挙げられる．しかし，医療用には長く実績がある検出器であり，検出器と増幅器をうまく組み合わせて一体にしてあるために，容易に性能の高い測定系を構築することができるので，現在でも広く用いられている．そのほか，テレビ

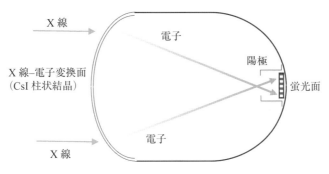

図9.13 X線イメージインテンシファイアの原理

撮像管を利用したX線TVなども古くは用いられていたが，高感度撮像管であるHARP撮像管[27]と冷陰極アレイを組み合わせたX線検出器の開発なども行われている．

第8節　イメージングスペクトロスコピー用検出器

　放射線イメージングの初期においては，フィルムが活躍してきたが，フィルムで得られる情報は，各ピクセルにおいては放射線の透過量などの単一量になる．一方，放射線量子は，さまざまな属性を有しているため，2次元イメージであっても，測定系さえ対応できれば，エネルギー情報や時間情報などを加味して3次元的，4次元的なデータを得ることができるはずである．

　このような観点から，スペクトロスコピーとイメージングを合体させたイメージングスペクトロスコピーの方向への検出器開発が進められている[28]．スペクトロスコピーという点が強調されれば，一般に半導体検出器の性能が高く，実際に高純度Geのピクセルアレイ[29]なども開発されている．MPGDなどのガス比例計数管などもある程度のエネルギー情報は得られるので利用可能ではあるし，PSPMTなどを用いたシンチレーション検出器についても，エネルギー情報を得ることができるが，イメージングスペクトロスコピーといった場合には，スペクトロスコピーにウェイトを置いており，高いエネルギー分解能が要求されていると思われる．このような中で特に宇宙X線測定などにおいては，元素分析の可能な高いエネルギー分解能とイメージング能力を併せ持つ検出器が検討されている．このような目的では，超伝導体を用いた極低温検出器が進展している．有感面積の点では制約はあるものの，これまでに超伝導トンネル接合型検出器のアレイで120ピクセル程度のものが製作されている[30]．さらに高いエネルギー分解能の実現できる超伝導転移端センサを用いたピクセルアレイとしては，6 keVのX線に対してエネルギー分解能5 eV程度，位置分解能としては数百μm程度の検出器が実現されている．

まとめ

2次元分布を得るための検出器について，概観した．2次元あるいは3次元画像を得ることのできる放射線イメージングの応用範囲は広く，医療応用において体内のさまざまな情報を得ることができるため，診断では特に重要である．また，治療においても，体内線量分布を得ることは重要である．一方，単独であらゆる要求に応えるような万能な2次元検出器は存在せず，用途に応じて適切な検出器を選択し，必要に応じて新しい検出器を開発していくことが望まれており，今後も本分野の発展の余地はきわめて大きいといえる．

（高橋浩之）

引用文献

1) Tait WH: Radiation Detection, Butterworths, 169, 1980
2) 日本医用画像工学会：医用画像工学ハンドブック 11, 1994
3) Tait WH: Radiation Detection, Butterworths, 272, 1980
4) 高橋健治，他：放射線 **14**: 80, 1987
5) Mori C, et al.: Nucl. Instrum. Meth. **A339**: 278, 1994
6) Amemiya Y, et al.: Science **237**: 164, 1987
7) Young DA: Nature **182**: 375, 1958
8) Tomie T, et al.: Science **252**: 691, 1991
9) Amemiya K, et al.: Nucl. Instrum. Meth. **B187**: 361, 2002
10) Nicholson PW: Nuclear Electronics, 1974, John Wiley and Sons
11) Miyata E, et al.: Nucl. Instrum. Meth. **A477**: 155, 2002
12) Antonuk LE, et al.: IEEE Trans. Nucl. Sci. 37: 165, 1990
13) 中澤知洋，他：電気学会原子力研究会，NE-02, 11-16, 2002
14) Nirauka M, et al.: IEEE Trans. Nucl. Sci. **49**: 2250, 2002
15) Farrell R, et al.: Nucl. Instrum. Meth. **A422**: 171, 2000
16) Kishimoto S, et al.: Nucl. Instrum. Meth. **A513**: 193, 2003
17) Sauli F: Princeples operation of multiwire propotional and drift chamber, CERN77-09, 1977
18) Yu B, et al.: IEEE Trans. Nucl. Sci. **48**: 336, 2001
19) Oed A: Nucl. Instrum. Meth. **A263**: 351, 1988
20) Sauli F: Nucl. Instrum. Meth. **A386**: 531, 1997
21) Masuda T, et al.: IEEE Trans. Nucl. Sci. **49**: 553, 2002
22) Takahashi H, et al.: Nucl. Instrum. Meth. **A477**: 13, 2002
23) Buzulutskov A: Nucl. Instrum. Meth. **A494**: 148, 2002
24) Rhodes NJ, et al.: Nucl. Instrum. Meth. **A 392**: 315, 1997
25) Pani R, et al.: Nucl. Instrum. Meth. **A505**: 590, 2003
26) Lapington JS, et al.: Nucl. Instrum. Meth. **A477**: 250, 2002
27) 谷岡健吉，他：応用物理 **71**: 1376, 2002
28) Lechner P, et al.: Nucl. Instrum. Meth. **A509**: 302, 2003
29) Oyanagi H, et al.: Nucl. Instrum. Meth. **A513**: 340, 2003
30) Verhoeve P, et al.: Nucl. Instrum. Meth. **A513**: 206, 2003

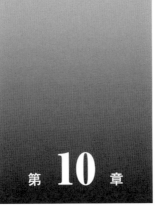

第10章 マイクロドシメトリ

放射線の生物作用は，エネルギーの移行がごく小さな体積中で局所的に行われることに特徴がある．このような局所的なエネルギーの移行は分子構造を変化または破壊してしまう．さらに，高い局所的なエネルギーの移行は，生じる事象の数はごく少なくまれにしか起きない．したがって，事象の取り扱いは確率的性質を考慮した手法でなければならない．放射線研究分野では，局所的なエネルギー移行を確率的に取り扱う手法としてマイクロドシメトリと呼ばれる手法がある．本章では，マイクロドシメトリの中でも，ロッシカウンタと呼ばれる組織等価ガス比例計数管（TEPC）を用いたマイクロドシメトリ手法について紹介する．

第1節 線エネルギー付与

線エネルギー付与（linear energy transfer: LET）は，単位長さ当たりに局所的に吸収されたエネルギーを示し，放射線の線質を表す量として広く利用されている．しかしながら，問題にする部位の外形を定義しない場合，一般的に適用することは困難である．このことは，イオンビームが生成するδ線のように比較的長い飛程を持つ二次粒子などで問題となる．

この問題を緩和するため，エネルギー制限をつけた$LET_{cut\text{-}off\ energy}$（cut-off energyとして100 eVがよく利用され，LET_{100}と表記される）が利用される．たとえば，二次電子の飛程を考えると100 eVは組織中で5 nmに相当する．また，エネルギー制限をかけないLETはLET_∞と表記され，阻止能$|dE/dx|$に一致する．

LET_∞とdE/dxの違いは，dE/dxが粒子のエネルギーを基本として考え，「単位長さ当たりいくらのエネルギーを失うか」であることに対して，LET_∞は媒質を基本に考え，「単位長さ当たりいくらのエネルギーを付与されるか」である．LETは，エネルギーの移行を連続的な過程として扱っているため，確率的な変動を考慮していない．したがって，確率的な取り扱いが必要なμmオーダーの極微小領域を扱うことには適さない．

第2節 マイクロドシメトリ

微視的な領域へのエネルギー付与を考察する場合に，一般に利用される線量に相当する量が比エネルギー（specific energy: z）である．比エネルギーは，局所的なエネルギー移行dEを問題となる小さな領域の質量dmを用いて

$$z = \frac{dE}{dm} \tag{10.1}$$

で定義される．このzは確率的な量であり，分布関数$f(z)dz$で与えられる．したがって，線

第10章 マイクロドシメトリ

量に相当するzの期待値は

$$\bar{z}_F = \int z \cdot f(z) dz \tag{10.2}$$

で与えられる.この値は,頻度の確率密度を表す$f(z)$に対して平均値を求めていることから,頻度平均比エネルギーの期待値と考えられる.同様に線量分布

$$z \cdot d(z) = z \cdot f(z) / \int z \cdot f(z) dz \tag{10.3}$$

を定義し,線量分布関数$d(z)dz$を用いて

$$\bar{z}_D = \int z \cdot d(z) dz \tag{10.4}$$

として,線量平均比エネルギーの期待値が定義できる.本来であれば,ここに単一事象(single event)の分布を定義し,多重事象の分布関数を議論することが可能であるが,通常測定においては単一事象を仮定した単一事象分布(single event spectrum)のみを取り扱う.したがって,ここでは多重事象を無視し,単一事象のみを取り扱う.

μm程度またはそれより小さな微視的領域においては,LETを利用することに問題が生じ得ることをすでに紹介した.マイクロドシメトリでは,LETに換えてリニアルエネルギー(lineal energy: y)を用いる.リニアルエネルギーは,問題とする球または円筒の体積内へ付与されたエネルギーをランダムに横切る粒子の平均コード長$\bar{l}$で除したもので定義される(代表的な形状の平均コード長を表10.1にまとめておく).したがって,単位はLETと同じ(エネルギー)/(長さ)で与えられる(keV/μmが利用されることが多い).

単一事象のみを考えたとき,yは1粒子が標的サイトを横切るときに付与されるエネルギーを平均コード長で除して得られることから,標的サイトの密度ρ,標的サイト体積Vを用いて

$$y = \frac{\rho V}{\bar{l}} z \tag{10.5}$$

で表される.標的サイトが半径rの球の場合は,$V = (4/3)\pi r^3$,$\bar{l} = (4/3)r$を代入して以下で表される.

表10.1 平均コード長

	球形	円筒形	扁長楕円体	扁平楕円体
$\bar{l}$	$\dfrac{4}{3}r$	$\dfrac{2rh}{r+h}$	$\dfrac{\dfrac{8}{3}ab}{a\dfrac{\sin^{-1}\eta}{\eta}+b}$	$\dfrac{\dfrac{8}{3}a^2 b}{a^2+\dfrac{b^2}{2\eta}\ln\dfrac{1+\eta}{1-\eta}}$

r:球または円筒の半径,h:円筒長,a:楕円体長径,b:楕円体短径,η:離心率

$$y = \frac{\rho(4/3)\pi r^3}{(4/3)r} z = \pi r^2 \cdot \rho \cdot z \tag{10.6}$$

組織等価を仮定し，$\rho = 1 \text{ g/cm}^3$ とし，z を（Gy = J/kg），y を（keV/μm），r を（μm）で表すと

$$z = \frac{0.2037}{(2r)^2} y \tag{10.7}$$

の関係が得られる．したがって，単一事象であれば，比エネルギーとリニアルエネルギーは1対1対応している．通常，実験的なマイクロドシメトリではリニアルエネルギー y が利用される．式（10.2），式（10.3）の代わりに y を使った，頻度分布 $f(y)/\int_0^\infty f(y)dy$ と線量分布 $d(y) = y \cdot f(y)/\int_0^\infty y \cdot f(y)dy$ を用いて議論する．y の頻度平均値，線量平均値は

$$\overline{y_F} = \int_0^\infty y \cdot f(y)dy = \frac{\int_0^\infty y^2 \cdot f(y)d\log(y)}{\int_0^\infty y \cdot f(y)d\log(y)} \tag{10.8}$$

$$\overline{y_D} = \frac{\int_0^\infty y \cdot d(y)dy}{\int_0^\infty d(y)dy} = \frac{\int_0^\infty y \cdot d(y)d\log(y)}{\int_0^\infty d(y)d\log(y)} \tag{10.9}$$

で与えられる．

通常，マイクロドシメトリスペクトルの線量分布を示す $d(y)$ が重要な量と考えられる．マイクロドシメトリではこの分布を対数ビンで取り扱うのが主流である．リニアルエネルギーを対数ビンでとった場合

$$d(y)dy = y \cdot d(y) \cdot d\log(y) \tag{10.10}$$

の関係が得られるため，縦軸には $d(y)$ の代わりに $y \cdot d(y)$ をとり，縦軸線形・横軸対数の semi-log で表示する．

第3節　マイクロドシメトリの諸量

　直径数 μm 程度のサイズと等価な組織中に付与されるエネルギーを模擬測定するマイクロドシメトリは，放射線計測の応用の一端を担い，保健物理学や医学物理学の分野で普及している．しかしながら，マイクロドシメトリで使用する物理量は，一般にはなじみが薄く知ら

第10章 マイクロドシメトリ

表10.2 マイクロドシメトリの諸量

物理量および記号	定義	単位
エネルギー付与 energy imported: ε	ある微小体積に放射線によって付与される全エネルギー	keV
リニアルエネルギー lineal energy: y	ある単一事象の放射線のエネルギーを微小体積の平均コード長$\bar{l}$で除した量$\varepsilon/\bar{l}$ 直径Lの球形微小体積のときは$(3/2)(\varepsilon/\bar{L})$	keV/μm
リニアルエネルギー頻度分布 probability density of y: $f(y)$	全領域の積分$\int_0^\infty f(y)dy=1$と規格化した頻度分布. リニアルエネルギーの区間$[y, y+dy]$の確率が$f(y)dy$で与えられる	—
頻度平均リニアルエネルギー frequency mean lineal energy: y_F	$f(y)$の期待値 $\overline{y_F} = \int_0^\infty y \cdot f(y)dy$	keV/μm
線量分布 probablity density of absorbed dose in y: $d(y)$	全領域の積分$\int_0^\infty d(y)dy=1$と規格化した線量確率密度分布. リニアルエネルギーの区間$[y, y+dy]$で微小体積に吸収される線量の割合を示し, $d(y)=\dfrac{y \cdot f(y)}{\overline{y_F}}$で与えられる	—
線量平均リニアルエネルギー dose mean lineal energy: y_D	$d(y)$の期待値 $y_D = \int_0^\infty y \cdot d(y)dy$ または $y_D = \dfrac{1}{\overline{y_F}}\int_0^\infty y^2 \cdot d(y)dy$ で与えられる	keV/μm

(ICRU 36, 1983)

れていないのが現状である．ここでは，マイクロドシメトリで使用される諸量の定義（ICRU 36, 1983）を表10.2にまとめておく．

第4節 組織等価ガス比例計数管

マイクロドシメトリにおいて最もよく利用される検出器は，組織等価ガス比例計数管（tissue equivalent gas proportional counter: TEPC）である．TEPCは，組織等価壁を持ち，組織等価ガス（TE-gas）を封入したガス比例計数管である．器壁は中性子に対する組織等価物質として，Shonkaらによって開発されたA-150プラスチックが利用されている（Shonka, et al., 1958）．また，γ線に対する空気等価材質として，C-552プラスチックも存在する．TEPCの例として，FWT社，LET counter 1/2 inchの測定器写真および検出部を図

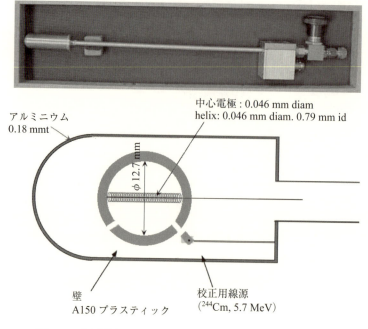

図10.1 組織等価ガス比例計数管（TEPC）の例 （口絵参照）

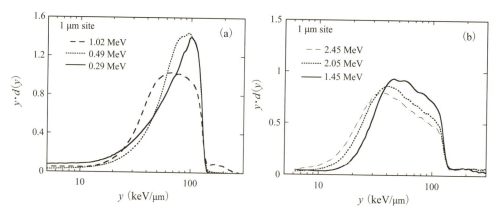

図10.2 単色中性子線のマイクロドシメトリック $yd(y)$ の例
(Endo, et al., 1999)

10.1（a），（b）に示す．また，単色中性子線の $y \cdot d(y)$ 分布の測定例（Endo, et al., 1999）を図10.2（a），（b）に示す．

　検出部である TE-gas 空洞中の原子数を組織中数 μm 球の原子数に調整することで生体組織中でのエネルギー付与分布を模擬測定する．組織のサイトサイズ（Δx_t）に付与されたエネルギーの量（ε_t）を，低圧ガス比例計数管（直径1.27 cm）を用いて測定する場合を考える．荷電粒子がサイトサイズの組織を横切るときのエネルギー付与（ε_t）は，荷電粒子の組織中における阻止能 $\{(1/\rho)(dE/dx)\}_t$ と行路長 Δx_t を用いて，式（10.11）で与えられる．ここで，ρ_t は組織の密度を示す．同様に，荷電粒子が検出器のガス領域を横切った場合のエネルギー

付与（ε_g）は，式（10.12）で与えられる．下付き添え字 g は TE-gas 中を示す．

$$\varepsilon_t = \left(\frac{1}{\rho}\frac{dE}{dx}\right)_t \rho_t \Delta x_t \tag{10.11}$$

$$\varepsilon_g = \left(\frac{1}{\rho}\frac{dE}{dx}\right)_g \rho_g \Delta x_g \tag{10.12}$$

模擬測定が成立するためには $\varepsilon_t = \varepsilon_g$ であればよいので，

$$\left(\frac{1}{\rho}\frac{dE}{dx}\right)_t \rho_t \Delta x = \left(\frac{1}{\rho}\frac{dE}{dx}\right)_g \rho_g \Delta x_{gt} \tag{10.13}$$

が成り立てばよい．ここで，測定器に組織等価物質を用いていることから，組織中の質量阻止能と質量阻止能は等しいと考えられる．したがって，組織等価ガス中と組織中に対して，次の関係が成り立っていればよい．

$$\rho_t \Delta x_t = \rho_g \Delta x_g \tag{10.14a}$$

$$\Delta x_t = \frac{\rho_g}{\rho_t} \Delta x_g \tag{10.14b}$$

つまり，組織のサイトサイズ（Δx_t）へのエネルギー付与を模擬測定するためには，式（10.14b）を満足する密度 ρ_g に下げて測定することで達成できる．たとえば，TEPC の直径 $\Delta x_t = 1.27$ cm である場合，$\Delta x_t = 1$ μm，$\rho_t = 1$ g/cm^3 とするためには，ρ_g を 1/12700 g/cm^3 とする必要がある．メタンベースの TE-gas を使用する場合，1013 hPa における密度が 1.064×10^{-3} g/cm^3（次節参照）であるので，$1/12700/(1.0641 \times 10^{-3}) \times 1013$ hPa $= 75$ hPa にすることで 1 μm サイトの模擬測定が可能である．

第5節　組織等価物質

すでに述べたように TEPC に使用する器壁やガスは，組織等価である必要がある．組織等価とは，実効原子番号，電子密度および質量密度が生体組織に近似していることを意味する．特に中性子線を扱う場合には元素組成も同等である必要がある．各種の組織等価物質が考案されている．ICRU 組織等価物質，A-150 プラスチックの元素濃度（ICRU 44, 1989）を表 10.3 にまとめる．また，封入する組織等価ガスとしては，広くメタンベースとプロパンベースの2種類が利用されている．表 10.4 に2種類の組織等価ガスの元素質量濃度を示す（Rossi and Zaider, 1996）．表 10.3, 表 10.4 に示すとおり，A-150 や組織等価ガスでは，中性子の弾性散乱に大きな寄与を持つ H 成分は，ICRU 組織と一致させてある．また，N は，熱中性子-速中性子の広い中性子エネルギーで，^{14}N (n, p) 反応を起こし，陽子を生成するため元素組成を組織近似に併せている．それに対して，O と C の元素組成比は，組織と組織

表10.3 組織等価材質の元素の重量濃度

	元素組成（質量%）						
	H	C	N	O	F	Si	Ca
軟組織	10.1	11.1	2.6	76.2	—	—	—
湿組織	10	12	4	73			
組織近似	10.0	14.9	3.5	71.6			
プラスチック	10.2	76.8	3.6	5.9	1.7	—	1.8

表10.4 組織等価ガスの元素組成およびガス成分比

	標準状態の密度 (g/cm^3)	元素組成（質量%）				ガス成分比（%）			
		H	C	N	O	CH_4	C_3H_8	CO_2	N_2
メタンベース	1.0641×10^{-3}	10.2	45.6	3.5	40.7	64.4	0	32.5	3.1
プロパンベース	1.8263×10^{-3}	10.3	56.9	3.5	29.3	0	55	39.6	5.4

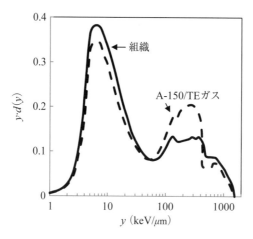

図10.3　20 MeV中性子のマイクロドシメトリスペクトル
(Caswell and Coyne, 1978)

等価物質で大きく違っている．低エネルギー中性子に対しては，OとC共に弾性散乱による反跳核が線量に寄与するのみのため，この元素組成比の違いは大きな違いとならない．しかしながら，10 MeV以上の中性子のマイクロドシメトリを行う場合，(n, α)反応や(n, n'α)反応の断面積の違いにより，顕著になる．図10.3に20 MeV中性子のマイクロドシメトリスペクトルの例を示す (Caswell and Coyne, 1978)．

第6節　測定回路

電子回路は，他の比例計数管と同様，前置増幅器，主増幅器を通し波高分析機 (multi

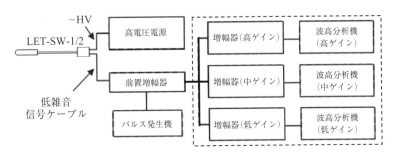

図10.4 TEPC測定回路例
(a) 主増幅器1つを利用，(b) 主増幅器を3種類のゲインで使用する例．

channel analyzer: MCA または analogue to digital convertor: ADC）に入力し波高分析を行う．近年は広いリニアルエネルギーをカバーするため，低ゲイン，中ゲイン，高ゲインの3種類に分けて波高分析することも行われている．測定回路の例を図10.4に示す．

第 7 節　エネルギー校正

　測定で得られた波高分布をリニアルエネルギーに換算するために，エネルギー校正が必要である．この中で例に挙げたFWT社LET counterは，以前のモデルでは^{244}Cmのα線源を内蔵していた．この^{244}Cmのα線源を内蔵した検出器を利用する場合，^{244}Cmからの5.7 MeVのα線は，TEPC 1/2 inch組織等価ガス空洞中で81.72 keVのエネルギー付与を行う．このエネルギー付与量を用いてエネルギー校正を行う．

　しかしながら，近年国際規制物資の規制により^{244}Cmのα線源を内蔵した検出器の入手は困難となっている．したがって，利用可能な線源でエネルギー校正する必要がある．候補としては，^{137}Cs，^{60}Co，^{241}Amなどのγ線源を利用することである．γ線は二次電子を通してエネルギー付与を行う．1 keV電子の阻止能はA-150で12.5 keV/μm，ICRU Muscleで11.9 keV/μmある．したがって，模擬直径を1 μmとすると平均コード長は直径の（3/2）であることを考慮し，おおよそ18〜19 keV/μm付近に電子端が現れると予想される．図10.5 (a) に$y \cdot d(y)$を示すように，γ線・X線の$y \cdot d(y)$スペクトル（Waker, 1995）をみると，それよりやや低い15 keV/μm程度に鋭い立下りがみられている．この電子端をエネルギー校正に利用することが可能である．また同様に，中性子線の場合，反跳陽子の最大阻止能は，tissue substituteで93 keV/μm，muscle-equivalent liquidで88 keV/μmである．したがって，陽子端を130〜140 keV/μmとして校正が可能である．図10.5 (b) に^{252}Cf核分裂中性子，Am-Be中性子の$y \cdot d(y)$スペクトルを示す．^{252}Cf核分裂中性子の$y \cdot d(y)$スペクトル，Am-Be中性子の$y \cdot d(y)$は，参考文献（Takada, 2001）中の図から作成し直したものである．また，図10.5 (b) に2 MeV単色中性子の$y \cdot d(y)$スペクトル（Endo, et al., 1999）を併せて示す．いずれの中性子に対しても，140 keV/μm近傍に陽子端が確認できる．

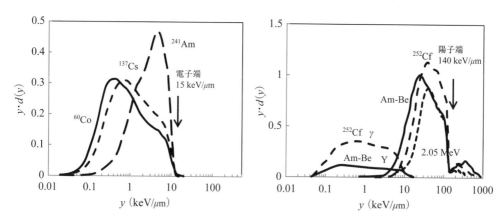

図10.5 (a) γ線および (b) 中性子線の $yd(y)$ スペクトル測定例.

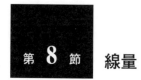

第8節 線量

マイクロドシメトリスペクトルから，1粒子入射の線量 D を求めることが可能である．式 (10.7) より，頻度平均 $\overline{z_F}$ に対して $\overline{z_F} = D$

$$D = \overline{z_F} = \frac{0.2037}{(2r)^2}\overline{y_F} \tag{10.15}$$

である．粒子束 n (particle/s) の場合，

$$D = n \cdot k \cdot \overline{y_F} \tag{10.16a}$$
$$k = \frac{0.2037}{(2r)^2} \tag{10.16b}$$

から，線量 D が得られる．ここで，k は幾何学因子と呼ばれている．

第9節 器壁効果

TEPCを用いたマイクロドシメトリにおいて，問題となる現象に器壁効果がある．組織等価壁と検出部の組織等価ガスの密度にはおおよそ4ケタの違いがあり，この大きな密度差により実際の組織1 μmに付与されるエネルギー分布とTEPCによる1 μm模擬測定には差異が生じる．これを器壁効果と呼んでいる．

器壁効果は，大きく4通りに分けられる．図10.6にそれぞれ，(a) δ線効果 (荷電粒子に

第10章　マイクロドシメトリ

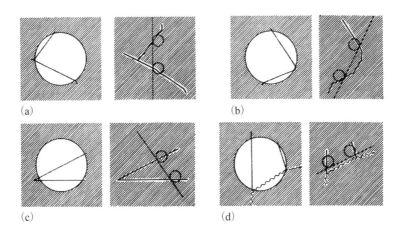

図10.6　器壁効果
(a) δ線効果。TEPC（左），組織中（右），(b) 再入効果。TEPC（左），組織中（右），(c) V効果。TEPC（左），組織中（右），(c) 散乱効果。TEPC（左），組織中（右）。(ICRU 36, 1983より転載)

より生成される電子が同時にエネルギー付与を行う効果：高エネルギー荷電粒子で問題となる），(b) 再入効果（粒子が再度入射しエネルギー付与を行う効果：飛跡の曲の大きな電子などで問題となる），(c) V効果（核反応などで生成される荷電粒子が共にエネルギー付与を行う効果），および (d) 散乱効果（非荷電粒子が生成する荷電粒子が多重にエネルギー付与を行う効果：中性子線やγ線・X線などで問題となる）を示す．(a) ～ (d) の各図で，左図はTEPCを右図は組織中のエネルギー付与の様子を表している．いずれの効果においても，組織中では2つの微小領域にエネルギーを付与するのに対して，密度の低いTEPC空洞と器壁の密度の違いが原因で，2粒子以上が1つの模擬サイト内にエネルギーを付与する事象を表している．これらの壁効果ではy_Dやy_Fを過大評価してしまう．壁効果を起さないようにするため，壁なし（Wall-less）TEPCも開発・使用されている．

（遠藤暁）

参考文献

- Caswell, RS and Coyne, JJ (1978), Microdosimetric spectra snd parameters of fast neutrons, Proc of Fifth Symposium on Microdosimetry, Report No. EUR 5452, Booz, J, Ebert, HG and Smith EGR, Eds (Comission of the European Communities, Luxembourg)
- Endo S, et al.: J. Radiat. Res. **40** Suppl: 14, 1999
- ICRU International Commission on Radiation Units and Measurements (1983) Microdosimetry
- ICRU International Commission on Radiation Units and Measurements (1989) Tissue Substitutes in Radiation Dosimetry and Measurement, ICRU Report 44, ICRU, Washington, D.C.
- Rossi HH, et al.: Microdosimetry and Its Applications, 1996, Springer-Verlag Berlin Heidelberg
- Shonka RF, et al: 1958, Conducting plastic equivalent to tissue, air and polystyrene, Second United Nations International Conference on Peaceful Uses of Atomic Energy, Vol. 21 (United Nations, New Tork)
- Takada M: Doctor thesis, 2001, Tohoku University
- Waker AJ: Nucl. Instrum. Method Phys. Res. **A234**: 354, 1985

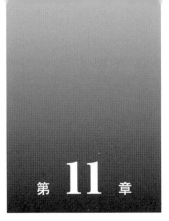

第11章 中性子の検出と測定

中性子線は，放射線医学の分野では一般的に利用されている放射線ではないが，光子線や荷電粒子線とは大きく異なる物理的・生物学的特性を有しているため，治療や診断への興味深い応用の可能性が提案されてきている．高いLETを生かした速中性子線治療や，熱中性子と特定の物質の核反応を利用した中性子捕捉療法などがその例であり，後者については現在も積極的に検討が続けられているところである．

一方では，放射線治療の高エネルギー化に伴い，二次的に中性子が発生する状況も増加しており，放射線防護の観点からも中性子の重要性が増してきている．中性子の適切な利用や防護を行ううえで，中性子を検出して必要な情報を取り出す技術は，必要不可欠のものであることは明らかであろう．本章では，中性子の検出と測定について説明する．

第1節 中性子検出の原理と方法

中性子はγ線やX線などと同様に間接電離性放射線である．電荷を持たないため，直接的に電離を生じて検出されることはない．一方，電荷を持たないがゆえに，陽子等に比べて原子核に近づくことが容易であり核反応を起こしやすい．このため，中性子の検出には中性子と原子核の間で発生する核反応を利用する場合がほとんどである．核反応の結果として即時に放出される反応生成物（荷電粒子，電磁放射線）を何らかの放射線検出器で測定することにより，間接的に中性子についての情報を引き出すことができる．あるいは，核反応の結果生じた放射性同位元素からの放射線を，少し時間がたってから測定することによっても，中性子の情報を得ることができる．

中性子はその運動エネルギーに応じて，高速中性子（fast neutron），熱外中性子（epithermal neutron），熱中性子（thermal neutron）に分類されることが多い．高速中性子は，周囲の物質と散乱反応を多数回起こしてエネルギーを失い，最終的には周囲の温度に対応する熱的な平衡状態にある熱中性子まで減速される．熱中性子の速度分布は，周囲の温度で特徴づけられるマクスウェル分布を示し，それに応じた運動エネルギーを持つ．減速過程にある中性子の総称が熱外中性子であり，そのエネルギー範囲に明確な定義はないが，おおむね0.5 eV以上，100 keV未満とすることが多い．同様に，高速中性子は，およそ100 keV以上のエネルギーの中性子を指すことが多い．室温における熱中性子の平均エネルギーは，およそ0.025 eVである．他の種類の放射線，たとえば荷電粒子では，1 keVより運動エネルギーが低くなると，もはやほとんど反応を起こさなくなる．一方，中性子が物質と核反応を起こす確率（断面積）はエネルギーの関数であり，一般的にエネルギーが低くなるにつれて大きくなる傾向がある．特に低エネルギー領域では，中性子の速度vに反比例して上昇することが知られている（$1/v$則）．このため，低エネルギーの中性子は，それ自身が持つ運動エネルギーは小さいものの，高エネルギーの中性子よりも高い確率で核反応を起こす．この核反応から放出される反応生成物のエネルギーは，核反応の種類で決まるQ値である．Q値は，低いエネルギーの中性子に対しては，しばしば中性子自身の持っていた運動エネルギーよりも

圧倒的に大きくなり，中性子が相互作用の結果として物質に与えるエネルギーの大部分を占めることになる．以上のことから，中性子の検出において非常に低エネルギーの中性子も役立つことことがわかる．このことは，測定対象となる中性子エネルギーの範囲が熱中性子領域から高速中性子領域までの10桁以上に広がっていることを示している．

1.1 中性子検出に用いられる核反応

中性子検出に用いられている核反応の種類は，吸収反応と散乱反応に大別できる．吸収反応には，(n, α) や (n, p) 反応などの荷電粒子放出反応と (n, γ) すなわち電磁放射線放出反応がある．(n, γ) 反応については，反応の際に発生する即発γ線を検出する場合や，中性子捕獲反応の結果生じた放射性同位元素から放出される放射線を介して検出する場合がある．後者は，放射化法 (activation method) として知られている．一方，中性子の検出に用いられている代表的な散乱反応は，中性子と陽子との弾性散乱 (n, p) 反応である．

すでに述べたように，実際の場で測定対象となる中性子のエネルギー範囲は，熱中性子領域から高速中性子領域までの10桁以上の広い領域に及ぶので，これらのすべての中性子に共通して適用できる核反応は存在しない．したがって，測定対象の中性子のエネルギーに応じて，最適なものを選択する必要がある．測定の目的，すなわち中性子の個数を調べるのか，中性子のエネルギーを測定するのかなどに応じて，利用できる反応は異なってくる．

1.2 低速中性子の検出

低速の中性子の検出で重要となるのは，結果として重荷電粒子を放出する吸収反応である．低速中性子の持つ運動エネルギーは低いので，その情報を直接測定することは通常難しい．しかし吸収反応の断面積は高速中性子の場合より大きくなる傾向を示すので，そのような反応の結果生じる高いエネルギーを持った重荷電粒子を検出することにより，高い効率で中性子の入射を検知することができる．反応の結果生ずる重荷電粒子の運動エネルギーは，ほとんど核反応のQ値で決定され，入射中性子のエネルギー情報は反映されない．Q値の典型的な値は数MeV程度なので，中性子場に付随するγ線の事象と波高により弁別することが容易であるという利点がある．このときに得られる典型的な波高分布を図11.1に示す．

よく用いられる中性子吸収反応には，^{10}B(n, α) 反応，^{6}Li(n, α) 反応，^{3}He(n, p) 反応がある．それぞれの反応の結果生成される2個の荷電粒子は，中性子の運動エネルギー (E_n) と反応のQ値の和 $E_n + Q$ に等しいエネルギーを分け合う．

1.2.1 ^{10}B(n, α) 反応

^{10}Bは，天然のホウ素の約20%を占める（残りは^{11}B）．比較的入手が容易であり，反応断面積が大きく，^{10}Bを含むBF$_3$ガスを気体検出器（特に比例計数管）の充填ガスとして利用することができる．この理由により ^{10}B (n, α) 反応は熱中性子の検出に最もよく利用されている反応といえるだろう．

この反応は次のように書くことができる．熱中性子が反応を起こした場合，発生した^{7}Li

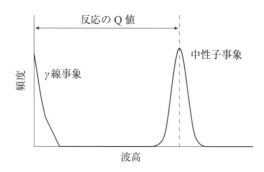

図11.1 中性子吸収反応の結果生じた重荷電粒子の波高分布

表11.1 低速中性子検出に用いられる発熱反応

反応	生成荷電粒子	Q値（MeV）	熱中性子に対する断面積（barn）
^{10}B (n, α) ^{7}Li	α, ^{7}Li	2.792, 2.310	3840
^{3}He (n, p) ^{3}t	p, ^{3}t	0.765	5330
^{6}Li (n, α) ^{3}t	α, ^{3}t	4.780	940

のうち約94％が0.482 MeVの励起状態（^{7}Li*）となり，残りの6％が基底状態になる．このため，励起状態に遷移する場合のQ値は2.310 MeVであり，基底状態に遷移する場合の2.792 MeVに比べて0.482 MeVだけ低くなる．どちらの場合も，反応のQ値は入射中性子のエネルギーに比べて十分に大きいので，観測される荷電粒子の総エネルギーは，Q値に相当するものになる．^{7}Liの励起状態に遷移する場合を考えると，Q値の2.310 MeVは運動量保存則に従って^{7}Liに0.84 MeV，αに1.47 MeVと配分される．また，励起状態の^{7}Li*は，0.482 MeVに等しいエネルギーの光子を即発γ線として放出する．このγ線も，中性子が反応を起こした証拠のひとつであり，中性子の検出に用いられる．

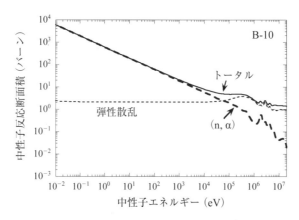

図11.2 ^{10}Bの中性子反応断面積[1]
（JNEDLE 3-3より）

第11章 中性子の検出と測定

$$_{5}^{10}\text{B} + _{0}^{1}n \rightarrow \begin{cases} _{3}^{7}\text{Li} + _{2}^{4}\alpha & \text{Q value} = 2.792\,\text{MeV（基底状態）} \\ _{3}^{7}\text{Li}^{*} + _{2}^{4}\alpha & \text{Q value} = 2.310\,\text{MeV（励起状態）} \end{cases} \quad (11.1)$$

$\sigma_{\text{th}} = 3840\,\text{barn}$

BF_3（三フッ化ホウ素）は常温常圧で気体であり，^{10}B を構成原子に含むので中性子を荷電粒子に変換するのに有効であると同時に，比例計数管用のガスとして使用できる．このため，BF_3 比例計数管はすべての中性子検出器の中で，最も一般的に使用されている装置のひとつとなっている．^{10}B の濃度を高くした BF_3 ガスを封入すれば，天然のホウ素からなる BF_3 ガスを使用した場合に比べて，中性子の検出効率を最大で5倍にまで改善することができる．ガス圧を高くすることによっても中性子検出効率を高めることは可能であるが，比例計数管としての動作特性が悪くなるので，BF_3 比例計数管は ^{3}He 比例計数管のように高圧のガスを充填することは，通常行われない．

BF_3 比例計数管で観測される核反応放出粒子は ^{7}Li と α であり，そのエネルギーの合計値は 2.310 MeV（Li の励起状態への遷移に対応）あるいは 2.792 MeV（Li の基底状態への遷移に対応）である．したがって，このエネルギーに対応する事象を比例計数管で検出することによって，中性子の事象を同定することができる．これらのエネルギーのすべてが，完全にガス中に付与される場合には，得られるスペクトルは図 11.3 (a) に示すような，2つのピークを持つ単純なものなると予想される．この状況は検出体積（計数管の内径）が十分に大きい場合には成り立つが，通常の大きさの BF_3 比例計数管では，計数管の陰極内壁の近傍で核反応を起こす場合が事実上無視できないので，観測されるエネルギースペクトルは「壁効果」で説明される特徴的な形状を示す（図 11.3 (b)）．壁近傍で中性子と ^{10}B との相互作用の結果発生した ^{7}Li と α は反応が起きた点から反対方向に放出されるが，その方向に応じて ^{7}Li と α のいずれかが壁に衝突し，エネルギーの一部を失う．一方，壁に衝突しなかった粒子は壁とは反対側に放出されて，そのほとんどすべてのエネルギーをガス中に付与する．これ以外の状況は起こり得ない．すなわち，^{7}Li の励起状態への遷移について考えると，0.84 MeV の Li が壁に衝突する場合には，1.47 MeV の α はすべてのエネルギーをガス中に

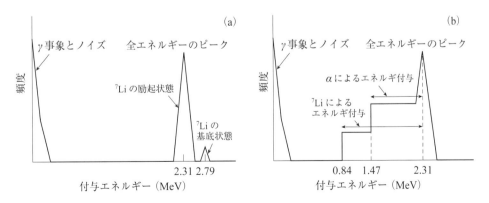

図 11.3 BF_3 計数管で予想されるパルス波高分布
(a) 大型の検出器の場合
(b) 壁効果により連続分布が加わる場合

付与するが，0.84 MeVのLiがガスに付与するエネルギーは0 MeV（壁の表面で反応が起きた場合）から，0.84 MeV（壁の表面からLiの飛程だけ離れた位置で反応が起きた場合）まで，ほぼ等しい確率で分布する．この結果，0.84 MeVのLiが壁に衝突する場合には，1.47 MeVから1.47 + 0.84 = 2.31 MeVの範囲の一様な分布がエネルギースペクトルに現れる．一方，1.47 MeVのαが壁に衝突する場合には，Liが壁に衝突する場合と類似の考察により，0.84 MeVから0.84 + 1.47 = 2.31 MeVの範囲の一様な分布がエネルギースペクトルに現れる．この結果，0.84 MeVから2.31 MeVにかけて，1.47 MeVのところに段差のある階段状の分布が得られることになる．実際には，壁から離れた場所で起こった反応に対応する，ガスへの全エネルギー付与のピークが重なるので，図11.3 (b) に示すようなスペクトルが得られる．この図は実際に観測されるスペクトルより，かなり壁効果が強調されている．^{7}Liが基底状態となる反応の寄与は相対的に小さいので，スペクトル中ではほとんど目立たない．

　以上の結果，BF$_3$比例計数管で得られる中性子検出事象のスペクトルは，計数管の寸法（幾何学的条件）とガスの圧力に支配される壁効果で決定される，ある一定の分布を示すことになる．この分布は，入射中性子のエネルギーに関する情報を全く与えないが，同一の計数管ではいつも同じ形状を示し，比例計数管として正常に動作していることを確認するのに役立ち，中性子検出器としての信頼性を高める．さらに，正常に動作しているBF$_3$比例計数管では，^{10}B (n, α) 反応の大きなQ値のお陰で，この中性子事象の分布と低波高部分に存在するγ線成分や電子雑音成分との間に事象のほとんど存在しない領域が現れることが普通である．これは，適切な波高弁別レベルの設定を容易にする．こういう場合，印加電圧の変化に対する計数率の有効なプラトー領域は，十分に広く設定できることが期待される．

　エネルギーEの中性子に対するBF$_3$計数管の検出効率$\varepsilon(E)$は，計数管の壁による中性子の吸収が無視できる場合には，近似的に次式で与えられる．

$$\varepsilon(E) = 1 - \exp\left[-\Sigma_a(E)L\right] \tag{11.2}$$

ここに，$\Sigma_a(E)$はエネルギーEの中性子に対する^{10}Bの巨視的吸収断面積 [cm^{-1}]，Lは中性子ビームの方向に沿った計数管の有効寸法 [cm] である．例として，直径1 cm，長さ30 cmの円筒状の有効領域を持つ比例計数管に0.8気圧の96%濃縮BF$_3$ガスが充填されている場合について，熱中性子に対する検出効率を考えてみよう．熱中性子に対する^{10}Bの微視的吸収断面積σ_a = 3840 barnを用いる．BF$_3$ガス中の^{10}B原子の数密度Nは，温度が0℃の気体を仮定すると，1気圧で1 molのBF$_3$分子が22400 cm^{3}の体積を有することから，アボガドロ数6.02×10^{23}を用いて，

$$N = \frac{6.02 \times 10^{23}}{22400} \times 0.8 \times 0.96 = 2.064 \times 10^{19} \text{ [n/cm}^3\text{]} \tag{11.3}$$

1 barn = 10^{-24} cm^2 の関係から，σ_a = 3840 barn = 3840×10^{-24} cm^2 = 3.84×10^{-21} cm^2．ゆえに，巨視的吸収断面積Σ_a(0.025 eV) は

$$\Sigma_a(0.025 \text{ eV}) = N \times \sigma_a = 2.064 \times 10^{19} \text{ [cm}^{-3}\text{]} \times 3.84 \times 10^{-21} \text{ [cm}^2\text{]} = 7.93 \times 10^{-2} \text{ [cm}^{-1}\text{]} \tag{11.4}$$

中性子が計数管の軸と直交する方向から入射する場合，中性子が管の有感領域を通過する有効寸法として直径を採用すると$L = 1$ cmである．

$$\varepsilon(0.025 \text{ eV}) = 1 - \exp[-7.93 \times 10^{-2} \times 1] = 0.0762 \tag{11.5}$$

となり，検出効率は約7.6%となる．中性子が計数管の軸に沿った方向から入射する場合，有効寸法としては管の長さを採用することにより$L = 30$ cmである．この場合は，検出効率は，90.7%となる．市販のBF$_3$計数管の熱中性子に対する感度(sensitivity)Sは，正味の計数率rと熱中性子フルエンス率ϕの比で定義されることが多い．すなわち，

$$S = \frac{r[\text{counts/s}]}{\phi[\text{neutrons}/(\text{cm}^2 \cdot \text{s})]} \tag{11.6}$$

Sは，しばしば単に[cm^2]の単位で記載されることがある．

ホウ素は，BF$_3$比例計数管の計数ガスとして使用されるほかに，通常の比例計数管の陰極内壁に固体のホウ素の膜を被覆したものにも用いられている[ホウ素被覆比例計数管(boron lined proportional counter)]．この場合，計数ガスには汎用の比例計数管用のガス（たとえばP-10ガスなど）を用いることができるので，比例計数管としての性能はよくなる．しかし，ホウ素の膜から放出される反応生成物のエネルギーは，0から最大エネルギーまで分布するので，低波高部分ではγ線事象との明瞭な区別はできない．したがってBF$_3$比例計数管で観測されるような計数率のプラトー領域は得られない．

^{10}B (n, α) 反応は，ガス計数管以外にも，シンチレーション検出器，半導体検出器，固体飛跡検出器などと組み合わせることにより，有用な熱中性子検出器として幅広く応用されている．

1.2.2　^{3}He (n, p) 反応

^{10}Bに比べて大きな断面積を持つ反応であり，低速の中性子検出用として重要な反応である．^{3}Heは希ガスなので，ガス検出器の計数ガスとしても優れているが，常温常圧で固体の化合物としては手に入らない．このため，応用はもっぱらHe比例計数管に限られる．BF$_3$と違って高圧にしても比例計数管としての性能が良好であるので，検出効率を稼ぐために10気圧程度まで加圧したものが使用可能である．計数ガスを加圧することは，壁効果の低減にも有効である．反応のQ値は^{10}B (n, α) 反応に比べて小さいので，中性子事象に対する小さな波高のパルスはγ線事象からの分離が困難であり，しばしば計数率プラトーを短くする原因となる．最近では，^{3}Heの入手が困難となってきており，入手できたとしてもきわめて高価である場合が多い．

$$\begin{aligned}&^3_2\text{He} + ^1_0n \rightarrow ^1_1\text{p} + ^3_1\text{t} \qquad \text{Q value} = 0.765 \text{ MeV} \\ &\sigma_{\text{th}} = 5330 \text{ barn}\end{aligned} \tag{11.7}$$

1.2.3　^{6}Li (n, α) 反応

反応断面積は^{10}Bや^{3}Heによる反応に比べて小さいが，Q値が大きいためγ線をはじめと

する他のバックグランド事象との弁別の点で有利である．気体計数管のガスとして利用できるLiを含んだガスは存在しないので，リチウム入りのシンチレータとして用いられることが多い．たとえば，LiI(Eu)シンチレータは，オリジナルのボナー球スペクトロメータで，ポリエチレンの減速材の中に配置されて熱中性子検出器として使用された[2]．この場合，^{6}Liはシンチレータ自身の内部に存在するので，BF$_3$計数管で議論した壁効果の問題は回避される．また，この反応は生成核の基底状態にしか遷移しないので，観測される波高分布は単一のピークとなる．ただし，BF$_3$計数管の場合のように，γ線がそのエネルギーのごく一部をガスに付与するのと異なり，γ線がLiI(Eu)シンチレータと相互作用を起こす確率は高く，その結果生じるパルスの波高も大きくなりうるので，バックグラントとして問題となる．この結果，γ線の弁別能力は，ガス計数管の場合に比べて劣る．さらに，ヨウ素の放射化により発生するβ線の寄与が著しくなる場合もある．

$$^3_6\text{Li} + ^1_0n \rightarrow ^4_2\alpha + ^3_1t \qquad Q \text{ value} = 4.780 \text{ MeV} \tag{11.8}$$

$$\sigma_{th} = 940 \text{ barn}$$

1.2.4　^{157}Gdの中性子捕獲反応

^{157}Gdの熱中性子捕獲断面積は約255,000 barnでありきわめて大きい．残念ながら，これまで述べてきた他の熱中性子捕獲反応と異なり，中性子吸収による反応生成物は重荷電粒子ではなくγ線と内部転換電子である．イメージングプレートにガドリニウムを添加した熱中性子のイメージング用の検出器が開発されている[3]．また，ガドリニウムを添加した新型のシンチレータも作られており，熱中性子にも感度を持つ．このほか，ガドリニウムをコンバータとして使用し，さまざまな放射線検出器と組み合わせることにより，熱中性子の検出が可能となる．

1.2.5　核分裂反応

^{235}Uや^{239}Puの核分裂断面積は，熱中性子に対して数百barnのオーダなので，検出に利用することができる．反応生成物としてさまざまな元素が放出されるが，Q値が約200 MeVときわめて大きいので，競合する反応やγ線事象に比べて桁外れに大きい出力波高が得られ，弁別が容易であるという利点がある．しかし，このような核分裂性物質は，最近では核物質防護の観点から管理が厳しくなってきており，その使用が困難になってきている．

1.3　高速中性子の検出とエネルギー測定

核反応などで発生した直後の中性子は，高速中性子のエネルギー領域にあることがほとんどである．これを検出する場合には，減速させて低速中性子としてからこれまでに説明した方法により測定すると高い検出効率が得られる．しかし，高速中性子を測定するには，その中性子のエネルギー分布に興味がある場合も多い．単に減速をさせるだけでは，入射中性子のエネルギー情報が失われるので，検出効率は低くても，高エネルギー中性子の核反応を利用することになる．また，減速させた結果，熱中性子として検出される確率が高速中性子の

表11.2 中性子との弾性散乱による最大移行エネルギーの割合

標的核	質量数 A	$4A/(1+A)^2$
^{1}H	1	1
^{4}He	4	0.640
^{7}Li	7	0.438
^{12}C	12	0.284
^{16}O	16	0.221

エネルギーに依存することを利用してエネルギースペクトルを評価する場合もある

1.3.1 原子核との弾性散乱

　高速中性子がエネルギーを失う過程のなかで，最も興味があるものは，重い原子核との弾性散乱である．弾性散乱のQ値は0であり，標的核が水素の場合には質量数が中性子とほぼ等しいので，最大で中性子の運動エネルギーのすべてが，水素原子核，すなわち陽子に移行し得る．通常の水素と中性子の弾性散乱の結果生じる陽子は，反跳陽子（recoil proton）と呼ばれ，反跳陽子の生成過程は高速中性子の検出にとって最も重要である．水素以外の軽い核にも，弾性散乱の結果としてかなりの割合のエネルギーが移行するが，水素ほど大きくはない．

　質量数がAの標的核が運動エネルギーE_nの高速中性子と弾性散乱を起こした結果として発生する反跳核のエネルギーE_Rは，反跳核の放出角度（実験室系）θによって変化する．すなわち，次の式で与えられる．

$$E_R = \frac{4A}{(1+A)^2} \cdot \cos^2\theta \cdot E_n \tag{11.9}$$

この式から，反跳核の最大エネルギーは$\cos\theta=1$，すなわち$\theta=0$に得られることがわかる．表11.2に，いくつかの標的核に対する，中性子との1回の弾性散乱により移行する最大エネルギーの割合を示す．標的核が水素である場合は，1回の散乱によりすべての運動エネルギーが反跳陽子に移行することが可能であり，この場合，中性子は運動エネルギーをすべて失う．

　以上のことから，質量数の小さな原子核との弾性散乱は，2つの意味で高速中性子の検出や測定にとって重要であることがわかる．1つは，このような軽い核との弾性散乱により効率的に中性子のエネルギーを低下させて，反応確率が大きく検出が容易な低エネルギー中性子に変換するのに利用できること，もう1つは，反跳核に移行したエネルギーが入射した中性子のエネルギー情報を豊富に含んでおり，これを調べることにより入射した中性子のエネルギースペクトルを評価するのに役立つことである．

　弾性散乱の結果，反跳核が放出される実験室系の角度θは，式(11.9)に示すような関係で与えられるが，標的核が水素原子核で中性子エネルギーが10 MeVより小さい場合には，反跳陽子の放出角度は重心系でほぼ等方的であるという近似が成り立つ．このことは，各種の反跳陽子を利用した検出器について考察をするうえで，きわめて有用である．中性子の水素散乱断面積σ_sの近似式がMarion-Youngによって提案されている[4]．中性子エネルギーE_n

が $0.3\,\text{MeV} < E_n < 30\,\text{MeV}$ の範囲で約3％の以内の正確さで成り立つことが知られており，役に立つ．

$$\sigma_s(E_n)[\text{barn}] = \frac{4.83}{\sqrt{E_n}} - 0.578 \quad (E_n \text{ in MeV}) \tag{11.10}$$

1.3.2 中性子の減速に基づく検出

すでに述べたように，弾性散乱などの過程を利用して高速中性子のエネルギーを低下させると，断面積の大きな核反応により検出することが可能となり，低エネルギー中性子（熱中性子）測定器と組み合わせて検出効率の高い測定器とすることができる．この場合，入射中性子のエネルギーは失われてしまうが，減速過程における中性子の喪失も正確に考慮することにより，熱中性子の検出率からあるエネルギーの中性子の入射率を知ることができる．減速のための物質（減速材）には，ポリエチレンやパラフィンなどの水素を含む割合が大きい物質を利用する．通常，熱中性子検出器の周りをこのような減速材で取り囲むことにより，測定システムが構成される．この減速材（moderator）の厚さおよび最適幾何学的形状が，異なるエネルギーの中性子に対する検出効率を決めることになる．

水素との弾性散乱の結果，中性子が失うエネルギーは，その全エネルギーからゼロまで分布し，1回の散乱の結果，平均で散乱前の1/2になる．これを用いると，10回の引き続く弾性散乱の後，中性子のエネルギーは最初の $(1/2)^{10} = 9.76 \times 10^{-4} \approx 0.001$，すなわちおよそ 1/1000 となる．また，1 MeV の高速中性子を 0.025 eV の熱中性子までに減速させるためには，平均で約25回の水素との弾性散乱が必要であることがわかる．このような回数の散乱を減速材内で繰り返して熱中性子になった後に，さらに拡散してから検出されるパルスのタイミングは，最初の高速中性子が飛来した時間から数十から数百 μ秒以上遅くなることがしばしばある．このため，減速型の中性子検出器のタイミング特性は，通常とても悪い．

厚い減速材を用いれば，中性子のエネルギーを低下させる効果は増大するが，一方ではエネルギーが下がった中性子が，熱中性子の検出器に到達する前に減速材中で吸収されて失われる確率も増大する．すなわち，あるエネルギーに対して，検出効率が最大となる減速材の最適幾何学的条件（厚さ）が存在する．

減速材の厚さを一定の条件とした場合の減速の効果と中性子の喪失の情報が中性子エネルギーを反映することを利用して，減速材の中に配置された熱中性子検出器の計数率から入射中性子エネルギー情報を得ることが可能となる．これを利用した中性子エネルギースペクトル測定装置に，ボナー球スペクトロメータがある．さまざまな直径の球形ポリエチレン減速材の中心に熱中性子検出器を組み込んだもので得られる計数率の組は，異なるエネルギーの中性子がそれぞれの減速材で異なる効率で減速された結果を反映している．それぞれの減速材に対して，検出効率の曲線が中性子エネルギーの関数として与えられていれば，その情報をもとにしてアンフォールディングを行い，中性子エネルギースペクトルを求めることが原理的に可能である．検出効率のエネルギー依存性の評価は，通常，計算コード（モンテカルロ・シミュレーション）を用いて求められる．このスペクトロメータは，熱中性子の領域から十数 MeV の領域の中性子エネルギー評価に広く使用されてきた．これ以外にも，中性子

第11章　中性子の検出と測定

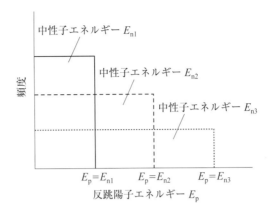

図11.4　異なるエネルギーの中性子入射に対する反跳陽子シンチレータ波高分布の概念図

の減速効果を含んだ計数率の情報から，中性子エネルギースペクトルを求める装置が研究されている．

　高速中性子の入射方向を限定し，減速体系の配置を工夫することにより，幅広いエネルギーの中性子に対してほぼ平坦な検出効率を示す中性子検出器が開発されており，ロングカウンタ（平坦応答中性子検出器）と呼ばれている．典型的な構造は，円筒形の減速材の中心にBF_3計数管などを配置したものであり，高速中性子は減速材の前面から円筒軸に平行に入射される．他の方向から入射する中性子は，ホウ素吸収材などを用いてBF_3計数管には到達しないように工夫されている．理想的には，入射した中性子はBF_3計数管の軸に沿って減速材中を直進し，中性子のエネルギーに応じたある深さまで到達して十分に熱化された後に，BF_3計数管によって検出される．この結果，ロングカウンタの計数効率は，中性子のエネルギーにあまり依存しないことになる．

1.3.3　反跳陽子シンチレータ・反跳陽子比例計数管

　中性子との弾性散乱の結果発生する反跳陽子は，入射中性子のエネルギー情報を豊富に含んでいる．水素を含有するシンチレータ（プラスチックシンチレータなど）や，計数ガスに水素やメタンなどの水素を含有する気体を加圧して充填した比例計数管などに高速の中性子が照射されると，生成された反跳陽子は検出器内に，0から入射中性子のエネルギーまでに対応するエネルギーを付与する．この結果，検出器のスペクトル上には，異なる中性子のエネルギーに対応する長方形の形状が重畳して現れる（図11.4）．原理的には，この重畳した反跳陽子のエネルギースペクトルを中性子の検出効率のエネルギー依存性を考慮に入れてアンフォールディングすれば，中性子のエネルギースペクトルが得られる．現実には，γ線や，検出器応答のエネルギーに対する非直線性，他の核反応（炭素の弾性散乱など）の寄与等に対する各種の補正を行わないと，十分な精度で中性子エネルギーを評価することはできない場合が多い．

1.3.4　陽子反跳カウンタテレスコープ

　通常の反跳陽子シンチレータや反跳陽子比例計数管では，弾性散乱の結果すべての方向に

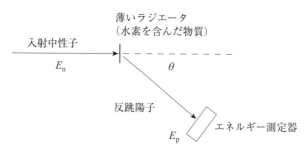

図11.5 反跳陽子カウンタテレスコープの概念図

発生する陽子に対応する事象を計測しているので，単色中性子の入射に対して得られる波高分布は0から中性子エネルギーに分布する長方形に近い形をしている．もし，中性子の入射方向に対する反跳陽子の実験室系における散乱角度θを限定することができれば，次の関係式により，反跳陽子のエネルギーE_pと入射中性子のエネルギーE_nは1対1に対応することになる（図11.5）．

$$E_p = E_n \cos^2 \theta \tag{11.11}$$

このような原理に基づき，中性子のエネルギーを測定する装置は反跳陽子カウンタテレスコープとして知られている．実際に用いられている検出器は，反跳陽子を発生させるための水素を含んだラジエータと，それから発生する反跳陽子をある限定した角度範囲で検出するためのエネルギー測定器から構成されている．反跳陽子がラジエータ中で失うエネルギーを小さくするために，できるだけ薄いラジエータが使われる．エネルギー測定器は，ラジエータから離れた位置に小型の検出器を配置するほうが放出角度を限定するのに有利である．しかし，ラジエータを薄くし，放出の立体角度を限定することは，そのまま中性子の検出効率を低くすることになる．実際に，典型的な反跳陽子テレスコープの検出効率は，10^{-5}程度かそれ以下である．このように低い検出効率は，この方式の大きな欠点のひとつである．中性子の入射方向が揃っており，あらかじめわかっている必要があることも不利な点である．

1.3.5 捕獲ゲート方式中性子スペクトロメータ

高速中性子の減速材として，水素を含んだシンチレータを使用することができる．この場合には，減速の過程で生じる反跳陽子がシンチレータ中にエネルギーを付与して，個々の陽子に対する発光のパルスを生じる．このパルスの総和は，原理的には減速の過程で中性子が失ったエネルギーの積分値に対応するはずである．これを観測するために，熱中性子検出器の周りを十分な体積の減速材兼反跳陽子検出器としてのシンチレータで取り囲み，そこに入射した中性子がその中でエネルギーを失った結果として熱中性子検出器に捕らえられて発生する信号で，その前の減速の時間に対応するゲートをかけてシンチレーションの発光信号を積分することが考えられる．こうして得られた信号は，入射中性子のエネルギーに対応することになる．残念ながら，低エネルギーの荷電粒子に対するシンチレーションの非線形応答のためにシンチレータへのエネルギー付与と発光は単純には比例しないので，エネルギー分解能はあまりよくならないことが報告されている[5]．

1.3.6 ^{6}Li (n, α), ^{3}He (n, p) 反応による中性子エネルギー測定

熱中性子の検出に利用した中性子吸収反応のなかで，高速中性子のエネルギー測定にも利用できるものがある．これらの反応の断面積は，熱中性子の場合に比べて非常に小さくなるが，反応の結果放出される荷電粒子のエネルギーは，反応のQ値に中性子の運動エネルギーが足されたものになるので，Q値に対応するエネルギーを差し引くことにより，中性子のエネルギーを知ることができる．中性子エネルギーが数百keV以上の領域では，実用上，このやり方が有効になってくる．

^{6}Li (n, α) については，^{6}Liを成分に含んだシンチレータ（LiIシンチレータ，リチウムガラスシンチレータなど）が，高速中性子エネルギーの測定に応用されている．このほかに，リチウムサンドイッチスペクトロメータが高速中性子のエネルギー測定に広く用いられてきた．これは，対向させて配置した2つの半導体検出器の表面の間にリチウムを含有した物質の薄い膜を挟んだものである．^{6}Li (n, α) の結果放出されるαとt（三重水素，トリトン）は反対方向に飛び出すので，2つの半導体検出器で同時計数することができる．これらの信号の和は，中性子エネルギーに^{6}Li (n, α) のQ値である4.78 MeVを足したものになっている．反応生成物を同時計数することにより，バックグランド事象を大幅に軽減することができることが利点である．しかしながら入射中性子のエネルギーが高くなると，反応生成物エネルギーに含まれる入射中性子方向の運動量成分が無視できなくなり，αとtが互いに正反対の方向を向かなくなる．このため，同時計数が成立しなくなる確率が増加する．このようにして，中性子の事象が失われる確率は，中性子のエネルギーが高くなるとともに増大する．

^{3}He (n, p) 反応による高速中性子エネルギースペクトルの測定には，^{3}He比例計数管を用いることが一般的である．この場合のスペクトルは^{6}Li (n, α) のように単純にはならない．^{3}Heの弾性散乱断面積は比較的大きく，また^{3}Heの質量数は小さいので，最大で中性子エネルギーの75%が反跳核に移行する場合があり，スペクトル上に現れる．さらに，高速中性子で反応を起こさずに熱化された中性子は，高い確率で^{3}Heに吸収されてQ値である0.764 MeVに対応するピーク（熱外中性子ピーク）を形成する．比例計数管から出力されるパルスの時間特性（波形）を解析することにより，短い立ち上り時間を持つ^{3}Heの弾性散乱事象を取り除くことができるので，波高分布の複雑さはかなり改善することができる．

1.3.7 飛行時間法

中性子のエネルギーが低く，非相対論的な取り扱いが可能な場合には，その運動エネルギーEは，中性子質量をm，速度をvとすると，

$$E = \frac{1}{2} mv^2 \tag{11.12}$$

で与えられる．固定距離Lを中性子が通過するのに要する時間tからその平均速度vを求めて中性子エネルギーを評価する方法が飛行時間（time of flight method: TOF）法である．中性子は荷電粒子と異なり，ある位置を通過した時刻の情報を，中性子の運動状況に大きな影響を与えることなしに取得することが困難である．したがって時間間隔測定のスタート信号を適切に得ることは一般的に非常に難しい．しかし，加速器で作られる時間的にパルス化

された荷電粒子との反応により発生する中性子を測定する場合には，加速器のトリガ信号を利用することができる．この場合有機シンチレータなどの時間特性の優れた検出器がストップ信号の検出に用いられる．TOFの測定結果に有機シンチレータの中性子検出効率を考慮することにより，精度のよい中性子エネルギースペクトルが得られる．

第2節 中性子の線量測定・評価

2.1 対電離箱法による組織吸収線量の評価

高速中性子が生体に与える物理的な吸収線量を測定する場合には，中性子に付随して存在するγ線の寄与を分離して評価することが必要である場合がほとんどである．この測定のための精度のよい方法として，対電離箱の使用が広く受け入れられてきた．対電離箱法では，異なる感度を持つ一対の電離箱が用いられる．組織等価ガスを充填した組織等価壁電離箱（TE-TE chamber）がType-T電離箱として用いられ，炭酸ガスを充填した炭素壁電離箱（C-CO_2 chamber）がType-U電離箱として用いられることがしばしばある[6]．Type-T電離箱が中性子とγ線に対して同程度の感度を持つのに対し，Type-U電離箱では，空洞や壁，周辺の構造物からすべての水素含有物を取り除くことにより中性子の検出感度を低く抑えている．中性子とγ線の混合場において，それぞれの電離箱の応答を，基準のγ線に対する相対感度で除した値であるR_TとR_Uは，次の連立方程式で与えられる．

$$\begin{cases} R_T = k_T D_N + h_T D_G \\ R_U = k_U D_N + h_U D_G \end{cases} \quad (11.13)$$

ここに，D_NとD_Gは混合場中の中性子とγ線の生体組織吸収線量である．k_Tとk_Uはそれぞれの電離箱の校正に使用した^{60}Coなどの基準γ線感度に対する，測定対象の中性子の相対感度である．またh_Tとh_Uはそれぞれの電離箱の校正に使用した^{60}Coなどの基準γ線感度に対する，測定対象のγ線の相対感度である．これらの値（k_T, k_U, h_T, h_U）は，単に"相対感度"と呼ばれることが多い．γ線相対感度（h_T, h_U）は一般的に十分によい精度で知られており，通常は1に近い値である．0.2〜10 MeVのγ線に対して組織等価電離箱のh_Tは0.97〜1.00の値をとり，炭素壁電離箱のh_Uは0.98〜1.00の値をとる．組織等価電離箱の中性子相対感度k_Tも比較的よい精度で計算することができて，その値は1に近い．事実上，最も問題となるのは炭素壁電離箱の中性子相対感度k_Uであり，この値は計算で精度よく求めることが容易でない．さらに，炭素壁電離箱のk_Uは中性子のエネルギーに著しく依存することが知られている．通常，10 MeV以下のエネルギー領域で，k_Uを0.08程度の一定値であると近似して評価がなされている．得られる線量値の信頼性は，使用する相対感度の精度によって大きく変化する．

2.2 レムカウンタによる防護量測定

防護量としてシーベルト単位で与えられる実効線量(あるいは線量当量)はレムカウンタを用いて評価されることが一般的に行われている．"レム"は以前用いられた単位で現在では"シーベルト"に置き換わっているがレムカウンタという呼称はいまだに使われている．レムカウンタは，BF_3比例計数管や^3He比例計数管などの熱中性子検出器の周りをポリエチレンなどの水素含有物質で取り囲んだ中性子減速に基づく検出器であるが，減速材の形状や大きさ，構成物質等を巧妙に選ぶことにより，中性子の検出感度のエネルギー依存性が，いわゆる"レムレスポンス"に近くなるように調整されている．もし，この中性子の感度曲線がレムレスポンスに完全に一致すれば，レムカウンタで検出された一個の熱中性子の線量当量に対する寄与は，中性子エネルギーに依存しない一定の値を持つことになる．この結果，熱中性子の計数値は，シーベルト単位の線量に単純に比例するので，計数値をシーベルト単位に変換して表示することが可能となる．

2.3 フルエンス測定による方法

何らかの適切な方法によって，中性子のエネルギースペクトルとフルエンスの両方を測定することにより線量を評価することができる．あるエネルギーの中性子フルエンスにそのエネルギーのカーマ因子(Kerma factor)をかけることにより，物質1 kg当たりに吸収されるエネルギー[J]が評価できる．また，中性子フルエンスを実効線量(あるいは線量当量)に直接対応させる換算係数が中性子エネルギーの関数として，放射線防護の目的で法令などにより与えられている．これを用いれば，シーベルト単位の実効線量を評価することができ，放射線管理業務に役に立つ．

第3節 放射化法による測定

中性子との相互作用の結果として物質中に生成される放射能を介して間接的に中性子を測定することが可能である．この場合，物質を一定時間中性子に照射してから取り出し，そこから放出される放射線を測定して，生成された放射能を評価する．放射能と照射された中性子の数やエネルギーの関係が既知であれば，それをもとに中性子についての情報を評価することができる．このような形式の検出器は受動的であり，放射化検出器と呼ばれる．放射化検出器には放射化の断面積が大きな物質が選ばれるが，測定対象の中性子の場を乱す影響を小さく抑えるために，小型の箔やワイヤとして用いられる場合が多い．反応の結果生じた放射能を妥当な時間内に測定することを考えると，半減期が適当な値であることも必要である．放射化法は積分型の検出方法であり，中性子照射中の時間変化に関する情報は何も与えられないことに注意する必要がある．

放射化箔が一定強度の中性子にさらされている間，放射化の結果として生じる反応対象物質の減少が無視できる条件下では，放射化は一定の時間率 $R\,[\mathrm{s}^{-1}]$ で発生しつづける．すなわち，中性子フルエンス率 $\phi\,[\mathrm{n\,s^{-1}\,cm^{-2}}]$，放射化反応断面積 $\sigma_\mathrm{act}\,[\mathrm{cm}^2]$，箔中の反応対象物質の数密度 $M\,[\mathrm{cm}^{-3}]$，箔の体積 $V\,[\mathrm{cm}^3]$ に対して

$$R = \phi M \sigma_\mathrm{act} V \tag{11.14}$$

となる．ただし，σ_act は，中性子エネルギースペクトルについて平均された値を用いる．一方，生成された放射能は，直ちに壊変を開始する．壊変定数を $\lambda\,[1/s]$ とすると，壊変に伴う減少率は $N\lambda$ で与えられる．ここに，N は放射性原子核の数である．したがって，N の変化率 dN/dt は，

$$\frac{dN}{dt} = R - \lambda N \tag{11.15}$$

で表され，$t=0$ で $N=0$ という初期条件で微分方程式を解くと，N の時間変化は

$$N(t) = \frac{R}{\lambda}(1 - e^{-\lambda t}) \tag{11.16}$$

箔の放射能 $A\,[\mathrm{s}^{-1}]$ は $N\lambda$ なので，

$$A(t) = R(1 - e^{-\lambda t}) \tag{11.17}$$

つまり，無限に長い時間照射すると，A の値は $A_\infty = R$ に漸近していく．

$$A_\infty = \phi M \sigma_\mathrm{act} V \tag{11.18}$$

この値 A_∞ を飽和放射能と呼ぶ．A_∞ が求まれば，中性子フルエンス率 ϕ を算出することができる．実際には，図11.6に示すように時間 t_0 だけ照射した後に箔を取り去るので，A_0 という放射能値から壊変定数 λ で減少を開始する．

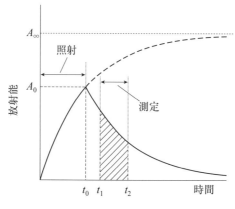

図11.6　放射化法の説明図

第11章 中性子の検出と測定

$$A(0) = A_0 = R(1-e^{-\lambda t_0}) \tag{11.19}$$

時刻 t_0 で照射終了後，t_1 から t_2 の間に計数を行うとする．その間の計数値 C は，

$$C = \varepsilon \frac{A_0}{\lambda}(e^{-\lambda t_1} - e^{-\lambda t_2}) + B \tag{11.20}$$

となる．ここで，ε は自己吸収効果を含む総合的な計数効率，B は計数を行っている時間に発生するバックグランドの計数値である．

以上の式を組み合わせることにより A_∞ は以下のようになる．

$$A_\infty = \frac{\lambda(C-B)}{\varepsilon(1-e^{-\lambda t_0})(e^{-\lambda t_1} - e^{-\lambda t_2})} \tag{11.21}$$

結局，中性子フルエンス率は ϕ は次のように求めることができる．

$$\phi = \frac{A_\infty}{M\sigma_{\mathrm{act}} V} \tag{11.22}$$

(n, γ) 反応，すなわち放射捕獲反応は，低速中性子に対して非常に大きな値を示すので高感度の放射化検出器に利用される．^{197}Au (n,γ) ^{198}Au は熱中性子に対して 98.5 barn の断面積を持っており，金箔は放射化検出器として有用である．誘導放射能の半減期は，長すぎても短すぎても適当でない．たとえ放射化断面積が大きくても半減期が長すぎると，飽和放射能に接近するのに時間がかかりすぎる．また，放射化生成物の比放射能が小さくなる．半減期が短すぎると，照射後の測定で十分な計数が得られなくなる．また，計測装置の不感時間の存在に伴う数え落としが顕著になり，適切な補正が難しくなる場合がある．

誘導放射能の測定には，γ線を測定する場合が多い．放射化試料として箔やワイヤを用いれば，γ線の自己吸収は最小限に抑えられる．エネルギー分解能のよいシンチレーション検出器や半導体検出器を利用することにより対象とするエネルギーのγ線を選択的に計数でき，バックグランド事象の除去も容易である．β線を測定する必要がある場合は，2πあるいは4πのガスフロー型の比例計数管がよく用いられる．この場合，気体媒質によるγ線の検出効率は低いので，計数への混入は通常無視できるほど小さい．

低速中性子に対する (n, γ) 反応を利用する場合，熱中性子領域でその放射化断面積は中性子の速度 v の逆数に比例して減少する（このため，$1/v$ 領域とも呼ばれる）．またこの熱中性子領域に加えて，中性子のエネルギーが 1～1000 eV の付近に，断面積の値が局所的に大きな値を示す領域（共鳴領域）が存在する場合がある．この結果，生成される放射能は熱中性子によるものに共鳴領域の中性子による成分が追加されたものになる．熱中性子と共鳴領域の中性子の寄与は，カドミウム差分法を用いて分離することができる．カドミウムの放射化断面積は，約 0.5 eV 以下のエネルギーできわめて大きいが，このエネルギーよりも大きくなると突然低下する．したがって，厚さ 0.5 mm のカドミウムは，0.5 eV 以下のエネルギーの中性子をほとんど完全に吸収してしまうのに対し，これよりエネルギーの高い中性子は，ほぼ減衰させることになしに通過させることができる．つまり，放射化箔を1組用意し，片方のみを適当な厚さのカドミウムで覆って照射を行った場合，そこに生じる誘導放射能は

0.5 eV以上のエネルギーの中性子によるものということができる．したがって，カドミウムで覆わなかった放射化箔の放射能との差分は，熱中性子領域の中性子の寄与となる．カドミウムで覆わなかった箔の放射能をカドミウムで覆った箔の放射能で除した値は，カドミウム比と呼ばれ，その中性子場の熱化の程度を示すものとしてしばしば用いられる．

放射化箔は，測定対象の中性子場を乱す影響を小さくするために，できるだけ小さな箔やワイヤとして作成される場合が多いが，微弱な中性子束を測定しなければならないときには，あまり小さな放射化試料では十分な感度が得られなくなる．大きな体積の放射化箔を使用すると，放射化箔近傍の領域で中性子束の局所的な落ち込みが無視できなくなることがある．また，自己遮蔽（self shielding）により，放射化箔表面に比べて内部の中性子束がいく分小さくなり，式（11.14）のような単純な関係が精度よく成立しなくなる場合がある．放射化法で中性子束の絶対測定を精度よく行う必要がある場合には，このような効果をきちんと補正しなければならない．

より高いエネルギーの中性子の反応断面積は，低エネルギー中性子に対するものに比べて小さいが，しきい反応を起こす物質は，中性子エネルギーの評価に有用である．この反応を起こすためには，ある最小値（しきい値）以上のエネルギーの中性子が必要なので，そのような反応が起こったということは，そのしきい値以上の中性子が存在していることの証拠となる．異なるしきい値を持つ物質で作成した放射化箔を複数枚使用することにより，アンフォールディングを行って中性子エネルギースペクトルを算出することが可能である．

第4節　医療現場における中性子の発生と計測

加速電圧が10 MVを超える電子加速器により発生する高いエネルギーのX線は，光核反応により中性子を発生する場合がある[7]．これに伴う即発の高速中性子はX線束に混入して患者被ばくの原因となる[8]．また，これが熱化した中性子は，加速器の構造物や治療室内の装置構成物と反応を起こして誘導放射能を生成する．

治療用X線発生装置で重要となる光核反応は，(γ, n)反応である．γという記号は，通常は核内から放出される光子線を表すのに用いられるが，この場合は高エネルギーの光子としてのX線に対応している．エネルギーの高い光子は，巨大共鳴のモードで原子核全体を励起させることにより，光子を吸収する．励起状態の原子核は，安定な基底状態に遷移する段階で，中性子や陽子を放出する．この反応のしきいエネルギーは，$^9\text{Be}(\gamma, n)^8\text{Be}$の1.67 MeVは例外として，比較的軽い原子核（Fe, Cu, Alなど）では10～15 MeV，重い原子核（W, Pb, Au）では，5～8 MeV程度である．その反応確率は，光電効果やコンプトン散乱などの光原子相互作用の確率に比べて低い．10～25 MVの電子加速電圧の治療用X線発生装置において，発生する中性子の平均エネルギーは0.5～0.8 MeV程度という測定例が報告されている．この中性子が入射する場合，実効線量やカーマ値の90％以上が，0.1 MeV以上の高速中性子の寄与によるものである．

治療用X線装置の照射場で中性子の寄与を測定する場合には，放射化検出器，トラック検出器，TLDなどの受動型の検出器を用いるのが通常である．かなりの量のX線の混入が避けられないので，能動型・パルス計数型の測定器は使用が困難であり，測定される信号の中にX線の寄与が混入しないように注意を払う必要がある．治療室内でも散乱X線の寄与が小さい場所での測定や，室外への漏洩中性子のサーベイにはレムカウンタの使用が有効となる．

また，中性子捕捉療法などの中性子を利用する放射線治療や，高エネルギーの陽子線や炭素イオン線を用いた荷電粒子線治療では，当然のことながら患者の中性子被ばくが問題となる．その影響を把握するために，適切な方法で中性子のサーベイを行うことが重要である．

（納冨昭弘）

第5節 中性子ラジオグラフィ

5.1 原理

被検体に幅広い中性子ビームを照射し，中性子の透過像を取得する技術を広く中性子ラジオグラフィ（neutron radiography）と呼ぶ．図11.7や図11.8からわかるように，X線は金属などの電子密度の高い材料の可視化に適している．一方，中性子は水素などの軽元素で構成される物質があると，散乱されて飛行経路からそれるため，結果としてこれらの材料を含む部位は影となって識別できる．ボロンやカドミウムなどの特別な元素は吸収効果が高いので同様に可視化できる．このように，中性子ラジオグラフィ（NR）とX線ラジオグラフィ（XR）はそれぞれの特徴があり，非破壊検査や不可視情報の可視化の分野において，相補的な役割を担っている．

入射する中性子強度を I_0 [n/cm^2/s]，被検体の厚さと巨視的断面積をそれぞれ T [cm]，Σ [cm^{-1}] とすると，透過した中性子強度 I [n/cm^2/s] は $I_0 \exp(-T \cdot \Sigma)$ で示され，これより厚さ T は $\ln(I_0/I)/\Sigma$ で導出できる．巨視的断面積は中性子のエネルギーにより異なり，また，同じエネルギーでも核種に応じて異なるため，測定対象に応じて適切なエネルギーが選定される．核分裂反応で得られる高速中性子（keV～MeVの範囲）は厚い被検体の場合，また減速材で運動エネルギーが下がった熱中性子（meV～eVの範囲）は一般的な中性子源として多くの実験で使用され，さらに液体ヘリウム中で運動エネルギーを下げられた冷中性子（meV程度）や極冷中性子（μeV～meVの範囲）は水分の可視化に利用されている．これまでは原子炉からの中性子を利用する撮像施設の利用がほとんどであったが，その後加速器を用いた中性子源を利用する施設の利用が多くなっている．また加速器でパルス的に発生した広範囲のエネルギーの中性子を利用するTOF法を併用した手法が注目されている．

透過像の取得方法は図11.9から図11.12に示すように，フィルムやイメージングプレート（imaging plate: IP）などの画像記憶媒体に実物大で直接画像を記録する①直接撮像法（図

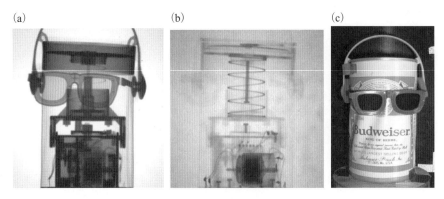

図 11.7 音がすると踊り出すおもちゃ
(a)中性子線透過像，(b)X線透過像，(c)写真

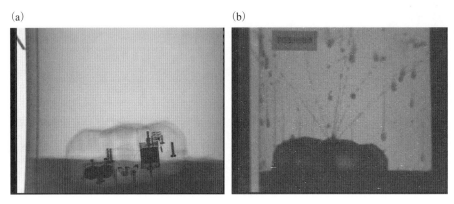

図 11.8 噴水のおもちゃ
(a)中性子線透過像，(b)X線

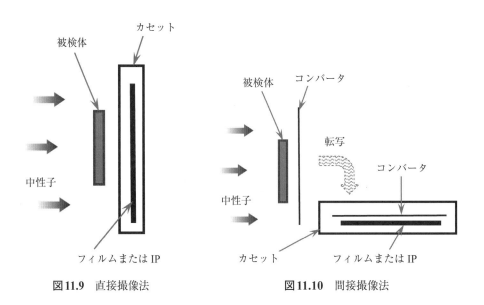

図 11.9　直接撮像法　　　　　　図 11.10　間接撮像法

11.9),コンバータ内で中性子との核反応で生じた放射性同位体が放出する放射線像をフィルムやIPに転写する②間接撮像法(図11.10),^{6}LiFやGdを含む蛍光コンバータ内で中性子との核反応で発せられる蛍光をCCDやCMOSイメージセンサで撮像する③電子撮像法(図11.11),および中性子イメージインテンシファイアと固体撮像素子からなる④透視法(図11.12)に大きく分類される.①と②の方法で,フィルムを使用する場合は空間解像度が優れている.IPを使用する場合には,通常は50〜100 μm程度の画素サイズでディジタル画像化される.③の場合でも,薄いコンバータを使用すれば50 μm程度の空間解像度は可能である.この方式では画素数の多い市販のディジタル一眼レフカメラ,暗い画像を長時間積分できる冷却型CCDカメラ,および増感機能を持つ超高感度なEM-CCDカメラなどが使用されている.また,マイクロチャネルプレート(MCP)を利用して高輝度化された画像を高速度カメラで撮像した例もある.④の方法で使用される中性子イメージインテンシファイアは空間分解能特性に優れ,出力画像の輝度がきわめて高いために,動画の撮像に適しており,通常のTVカメラ以外にも高速度カメラが使用される場合がある.

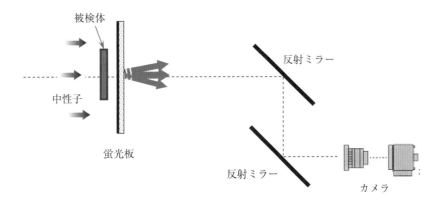

図11.11　電子撮像法

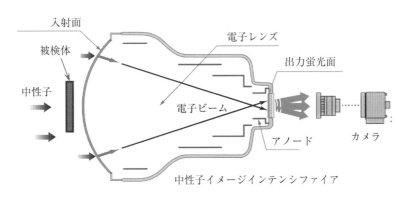

図11.12　透視法

5.2 中性子源と施設

NRに利用される中性子源には原子炉と加速器と放射性同位元素がある．国内の原子炉としては，日本原子力研究開発機構（JAEA）のJRR-3M（1.2×10^8 n/cm^2/s, 25.5 cm×30.5 cm），京都大学原子炉実験所のKUR-E2（4×10^5 n/cm^2/s, 15 cm×15 cm, ），KUR-B4（5×10^7 n/cm^2/s, 1 cm×7.5 cm），近畿大学のUTR-KINKI（1.2×10^4 n/cm^2/s, 直径20 cm）である．また，加速器による中性子を利用するNR施設としては，住重試験検査のサイクロトロン，北海道大学の電子線ライナック，理化学研究所の陽子線ライナック，およびJAEAの核破砕中性子源（物質・生命科学実験室）などがある．なお，後者の3施設はパルス中性子源である．

5.3 応用例

NRは理工学，農学，生物学などの幅広い分野で利用されている．その代表的な例を以下に示す．中性子の水分中の水素との反応断面積が大きいことを利用し，水の可視化に広く利用されている．図11.12に示されている中性子イメージインテンシファイアの入射面には中性子吸収体と蛍光体が内面に塗布されており，その表面にはさらに光電面が形成されている．蛍光により発生した光電子は加速されて出力蛍光面に衝突し，多数の蛍光光子が生じ，その十分な量の光子がレンズを介して撮像素子に集光されるので，中性子反応が確実に信号となって出力される．すなわち，撮像システムとしての感度がきわめて高いことが特徴的である．図11.13（a）は9インチ撮像モードで，（株）東芝製のVGA規格の3板式1/2インチCCDカメラの感度を最高にし，30 fpsでシャッター速度1/10000秒で撮像した画像の一コマである．被検体は左からステンレス，銅，アルミニウム，そしてテフロンの8 mm段差のステップウエッジである．非常に高感度であることが示されている．図11.13（b）は画素数1280×1024の高速度CMOSカメラBasler A504kを使用し，9インチ撮像モードで25 ccの4サイクルミニエンジンを100 fpsで動画撮像した一コマである．シリンダ部やオイルの動きが鮮明に可視化されている．図11.13（c）はパイオニア（株）で開発した自己増倍機能付きのHEED-HARPカメラを使用し，一辺が25.4 mmの中性子用解像度インジケータを水平方

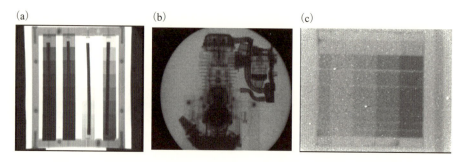

図11.13 中性子イメージインテンシファイアを用いて取得した動画像
（a）高感度3板式CCDカメラ（30 fps 露光時間0.1 ms），（b）高速度CMOSカメラ（100 fps），（c）狭視野動画像HEED-HARPカメラ（縦25 mm横33 mm）．

向に動かしながら30 fpsで動画撮像した一コマである．視野がおよそ25 mm×33 mm程度と狭くなると，画像は暗くなりSN比は悪くなるが，中性子I.I.と高感度カメラの組み合わせで，微小な領域での動画撮像が可能となった．

中性子3次元CT (computed tomography) は被検体の3次元的な検査や内部の可視化のために多くの分野で利用されている．これを拡張し，CT撮像を一定周期で繰り返し行い，内部の変化を3次元的に可視化して動的に観察する技術をダイナミックCTと呼ぶ．3次元CTでは180°にわたり少なくとも200枚程度の透過像を等角度間隔で撮像する必要がある．そこで，高検出効率・高感度・高空間分解能特性を有する中性子I.I.が威力を発揮し，10秒程度の間隔で10分以上にわたり測定を繰り返す中性子ダイナミックCTシステムが開発され，燃料電池内の水の発生分布の可視化に応用されている．このシステムでは高速度CMOSカ

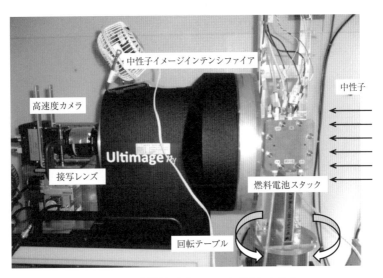

図11.14 中性子ダイナミックCTシステム
右から燃料電池，中性子I.I.，高速度カメラ．

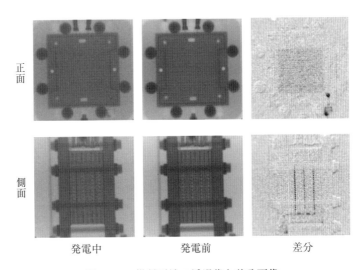

図11.15 燃料電池の透過像と差分画像

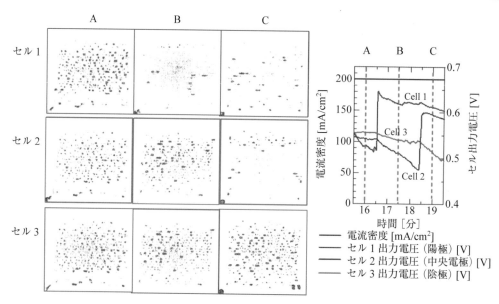

図11.16 3つのセルの出力電圧と水分分布の関係（口絵参照）

メラが使用され，カメラからのディジタル化された画像データがカメラリンク規格でパソコン内のデータ転送用ボードに高速で送られている．JRR-3Mでの実験体系を図11.14に示す．

図11.15にJARI（日本自動車研究所）標準セルが3層となった燃料電池の正面と側面からの透過像を示す．なお，発電中と発電前，および両者の差分画像が示されている．図11.16に得られた断層画像を示す．ここでは，測定時刻A, B, およびCにおけるセルごとの縦方向の断面を示している．A点は16分経過後であり，3つのすべてのセル内に水滴が停滞しており，各セルの出力電圧は減少傾向にあった．しかし，B点では，セル1の電圧は回復しているが，断層像より，流路から水滴がほぼ一掃されたためであることが容易に理解できる．同様に，C点ではセル2の電圧が回復しているが，断層像でも同様に，水滴がほぼ一掃されているのが明瞭に可視化されている．

NRの生体への応用は，生体の70%以上が水であるため，厚い試料では困難であり，マウスやラットのような小動物に対して行われており，熱中性子より透過性の高い速中性子が用いられている．速中性子を用いた場合にはIn箔に中性子の透過像を形成し，それをX線フィルムに転写する方法（転写法），およびニトロセルロースフイルムに直接撮像（トラックエッチ法）する方法が用いられている．熱中性子の場合にはGdコンバータにX線フィルムを密着させて撮像したり，In箔やDy箔に中性子の透過像を形成し，それをX線フィルムに転写したり，あるいはBaFBrとGd_2O_3の混合物を用いた中性子用イメージングプレート（NIP）での撮像が可能である．図11.17（a）はGdコンバータとX線フィルムとの組合せで，マウス大腿および尾の骨，骨髄，関節を観察した例である．実時間差分法とコントラスト増強等の画像処理を実施している．また，図11.17（b）はマウスに発がん剤を投与して実験的に発生した肺がんを，心臓，肺の脈管とともに可視化している．

次に歯科材料への応用例を示す．図11.18は歯を樹脂に埋め込み，2 mm厚にスライスした正常歯の画像である．XRでは，エナメル質，象牙質，固定用樹脂の順に黒化度が上がる

第11章　中性子の検出と測定

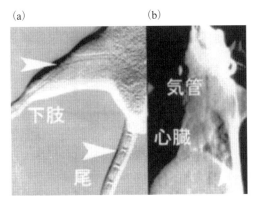

図11.17　ビジコンカメラによる透過像（画像処理）
(a) マウスの大腿部（JRR-3M, 3.0×10^9 n/cm^2）．(b) マウスの胸部（JRR-3M, 4.5×10^9 n/cm^2）．

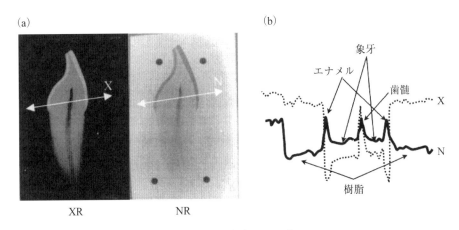

図11.18　正常歯のスライス
(a) ラジオグラフィとスキャンと方向，(b) その1次元濃度チャート．

のに対して，NRでは，黒化度が下がることが，画像および濃度スキャン結果からよくわかる．歯のエナメル質と象牙質ではHとCaの含有率の大小が逆転している．エナメル質部分はXRでは強い不透過像であるが，NRでは明らかな透過像となっており，エナメル質は樹脂も含めた試料全体の中で最も透過性の高い像となっている．すなわち，NRでは画像の濃度はH含有率には大きく左右されるがCa含有率にはあまり影響されない．これに対してXRの画像濃度はCa含有率に大きく影響されていることがわかる．X線フィルムによる骨疾患の診断は，ほとんどCa量の増減による像の変化から判断するが，化学組成の変化によるH含有量もかなり変化していることが考えられ，NRから新たな情報を得ることができる．

ホウ素中性子捕捉療法（boron neutron capture therapy: BNCT）とは，腫瘍部に^{10}B元素を人為的に注入し，熱中性子照射で生じる原子核反応（^{10}B + ^{1}n → ^{4}He + ^{7}Li + 2.31 MeV または 2.97 MeV）で放出されるα粒子や^{7}Li粒子が悪性細胞を破壊するがん治療法である．BNCTが腫瘍部以外の正常組織を傷つけることなく有効であるためには，生体内に注入された^{10}B元素が確実に患部に運ばれ，かつ固定されるような^{10}B-デリバリ薬剤の開発が必要であり，そのためには患部や周辺での^{10}Bの分布状況を知る必要がある．そのために，

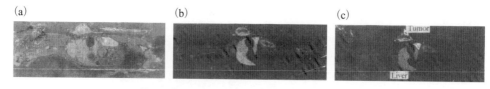

図11.19 ^{10}B溶液注入から60時間経過したマウスのNCAR像
(a) 熱中性子照射（立教大学炉TRIGA-II, 2×10^{12} n/cm^2），(b) 冷中性子照射（ポールシェラー研究所 SINQ, 2×10^{12} n/cm^2）．(a), (b) は70℃ NaOH溶液中2時間エッチング．(c) 熱中性子照射（立教大学炉TRIGA-II, 2×10^{12} n/cm^2）．50℃ PEW65溶液中8分間エッチング．

CR-39プラスチック飛跡検出器を用いた中性子オートラジオグラフィ（neutron capture auto-radiography: NCAR）がマウス標本に対して適用され，NCAR像を形成する飛跡（エッチピット）の解析から，生体中の^{10}Bの分布状況および^{10}B濃度の定量や腫瘍部内の線量計測が行われている．図11.19はマウスの背中にがん細胞を移植し成長させたあと，^{10}B化合物を静脈から注入し，適当な時間間隔をおいてマウスを冷凍固結させ，ミクロトーム切断により作成したマウス薄片（40 μm厚）をCR-39に密着させて得られたNCAR像である．熱中性子照射で得られた像には，陽子の飛跡が混在するため，図11.19 (a) のようにマウスの全体像を見ることができる反面，陽子の飛跡がバックグラウンドを形成し画質が悪くなっている．一方，冷中性子照射で取得したNCAR像（図11.19 (b)）は，陽子によるバックグラウンが少なく鮮明で，^{10}Bの分布状況がよく判別できる利点がある．また，熱中性子を照射してもエッチング溶液を工夫することで，α粒子やLi粒子の飛程のみによるNCAR像（図11.19 (c)）を得ることができる．また，腫瘍部に蓄積された^{10}Bの濃度の定量は，飛跡の大きさと数を解析して行うことができ，また，標本組織内の吸収線量は，NCAR像の飛跡解析から荷電粒子のスペクトルを求めて推定することができる．

（持木幸一）

第11章の文献

第1〜4節
- G. F. Knoll, Radiation Detection and Measurement : Fourth Edition, 2010, John Wiley & Sons, Inc. Chapter 14, Chapter 15, Chapter 19.X

引用文献
1) K. Shibata, et al.: J. Nucl. Sci. Technol. **39**: 1125, 2002
2) R. L. Bramblett, et al.: Nucl. Instrum. Meth. **9**: 1, 1960
3) N. Niimura, et al.: Nucl. Instrum. Meth. **A349**: 521, 1994
4) J. B. Marion and F. C. Young: Nuclear Reaction Analysis, 1968, North Holland Pub., Amsterdam
5) T. Aoyama, et al.: Nucl. Instrum. Meth. **A333**: 492, 1993
6) ICRU Report 26, Neutron Dosimetry for Biology and Medicine, 17 (1977)
   ただし，この文献のFig. 2.6 は誤りであると思われる．これについては，以下の文献を参照．
   A. Nohtomi, et al.: Nucl. Instrum. Meth. **A614**: 159, 2010
7) AAPM Report 19, Neutron Measurements around High Energy X-ray Radiotherapy Machines (1986)
8) E. Hall, et al.: Int. J. Radiation Oncology Biol. Phys. **33**:1, 225, 1995

第5節
参考文献
- 日本非破壊検査協会規格：デジタルラジオグラフィーシステムによる放射線透過試験方法，NDIS番

第11章　中性子の検出と測定

　号—1403: 1999, 1999
- P. von der Hardt eds.: Neutron Radiography Handbook, 1981, D. Reidel, Holland
- Domanus JC (ed.): Practical Neutron Radiography, 1992, Kluwer, Holland
- "Neutron Radiography"と題され，3年周期で開催されるWorld Conference on Neutron Radiographyの Proceedings, Barton, JP et al. eds.,（Proc. 1st WCNR）, 1983, D. Reidel, Holland; Barton, JP et al. eds.,（Proc. 2nd WCNR）, 1987 D. Reidel, Holland; Fujine, S et al. eds.（Proc. 3rd WCNR）, 1990, Kluwer, Holland; Barton JP ed.,（Proc. 4th WCNR）, 1994, Gordon and Breach, Switzerland; Fischer CO et al., eds., DGZfp, 1997, Germany; Fujine, S et al. eds.,（Proc. 6th WCNR）, 2001, Gordon and Breach, Switzerland
- Proc. 2nd Int. Topical Meeting on Neutron Radiography, Nucl. Instr. and Meth. in Phys. Res.; 2nd :A 377（1996）, 3rd : A424（1999）, 6th: A605（2008）.
- "連載講座　中性子イメージング技術の基礎と応用"；RADIOISOTOPES, 56, No. 4, 2007〜57, No. 5, 2008
- 持木幸一，他：応用物理　**75**: 1349, 2006
- 竹中伸幸，他：非破壊検査　**58**: 538, 2009
- 竹中信幸：非破壊検査　**59**: 68, 2010
- 加藤一夫，他：RADIOISOTOPES, **56**: 837, 2007

第12章
その他の測定方法と検出器

本章では，第1〜11章の内容に適切に区分することができなかった放射線測定方法と検出器について説明する．歴史的に大きな役割を果たした検出器，他の分野では以前から使われていたが最近の新たな技術開発に伴って応用の可能性が広がっている測定方法，医療分野への応用を念頭に置くことにより新たな展開が期待される計測技術などが含まれる．現在，医療現場で主流となっている検出器の問題点を克服するためには，異なる検出原理に基づく新しい計測技術に目を向けることもきわめて重要であることを認識してほしい．

飛跡検出器

1.1 霧箱

1895年レントゲンがX線を発見した当時，ウイルソンはケンブリッジ大学のキャベンディシュ研究所で雲を作る研究をしていた．ウイルソンは，すでに雲の水滴を作るためには微粒子が必要であることを見いだしていたが，X線発見の翌年の1896年，X線を照射してみると雲の成長が加速されることを発見した．彼は，X線が微粒子に電荷を持たせ，水滴の成長を促進させると考えたが，その後しばらくその研究から遠ざかっていた．1911年に至り，彼は霧箱（cloud chamber）中のα線とβ線の飛跡（track）の撮影に成功[1]，その功績により1927年ノーベル物理学賞を受賞した．霧箱は最初の飛跡検出器（track detector）である．

ウイルソンの霧箱は，その後放射線の経路を可視化できる唯一の検出器として多くの研究者たちに活用されることになる．ウイルソンの霧箱は，膨張霧箱（expansion cloud chamber）ともいわれる．膨張霧箱の一例を図12.1に示す．容器は薄いゴム板でA, B 2つの領域に隔てられている．測定前，領域Bの圧力は領域Aの圧力より高く保たれ，ゴム板はaの位置にある．c, d間には電圧がかけられ，発生する無用な霧を除去している．その電圧電源を遮断すると同時に，バルブVを開放して領域Bの圧力を急速に下げると，ゴム板はbの位置に移動，領域Aは断熱膨張，過飽和状態になる．そこを荷電粒子が通過すると，液滴の連なりとして飛跡が生成する．その飛跡を容器左側のガラス窓を通じて写真撮影することができるが，飛跡の持続時間は短い．次の瞬間，領域Aは霧で充満してしまうことになるので，膨張と撮影のタイミングの調節が重要である．

霧箱中の物質の密度は小さく，その中で放射線と物質が相互作用を起こす確率は低い．相互作用を促進するために内部に多数の金属板などを設置したマルチプレート霧箱が開発された．また，粒子の運動量を測定するために磁場の中に置く霧箱が考案された．霧箱中の気体と蒸気は，空気と水蒸気に限らない．気体にはヘリウム，アルゴンなどを，蒸気にはメチルアルコール，エチルアルコールなどを選択することが可能である．

1933年，キャベンディシュ研究所のブラケットは，膨張霧箱の上下にGM計数管を配置して，宇宙線が上下のGM計数管を通過したときにのみ霧箱を膨張させ，写真撮影する装置を開発，その装置を使って陽電子の存在を確認した[2]．これは複数の検出器を用いた同期計

第12章　その他の測定方法と検出器

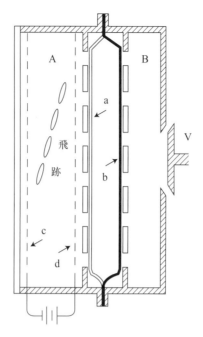

図 **12.1**　膨張型霧箱

数装置の先駆けであった．彼は，ウイルソンの霧箱の発展とそれによる原子核物理学と宇宙線分野での諸発見の功績により1948年にノーベル物理学賞を受賞した．このほか，コンプトン効果の確認（1923），電子対生成・対消滅の可視化（1933），μ粒子の発見（1937）など，ウイルソンの霧箱は，原子物理学の進歩に寄与する主要な発見の際に，観測装置として重要な役割を果たした．

　1939年，カリフォルニア大学のラングスドルフによって新しい原理の霧箱が開発された[3]．これは温度の高い蒸気を温度の低い部分に拡散させ，過飽和状態を作るもので，拡散霧箱（diffusion cloud chamber）と呼ばれる．図12.2に簡易型の拡散霧箱の一例を示す．アルコール蒸気槽のふたの部分を常温に，蒸気槽の底板の部分を低温に保つと，槽の上方に設けられたスポンジに浸潤させておいたアルコールが蒸発し，その蒸気が下方に流れ，底板の近くで

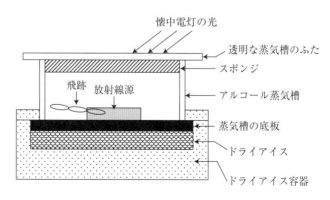

図 **12.2**　拡散型霧箱

過飽和状態を形成する．荷電粒子線の通過により生じた飛跡（液滴）は，間もなく再び蒸気となるので，蒸気の供給と温度勾配が持続している限り，槽の下部は長時間霧箱としての機能を保ち続ける．放射線源として空気中の塵を集めたろ紙を置けば，ラドンの娘核種の放出するα線の鮮明な飛跡を観察することができる．この簡易型の拡散霧箱は，構造が簡単で，手近の材料で短時間に組み立てることができるので，放射線教育の教材として広く活用されている．

1.2 泡箱

ミシガン大学で過熱液体による飛跡の検出を試みていたグレイサーは，1952年，圧力をかけたジエチルエーテルの温度を制御しておき，急に短時間圧力を低下させると，入射した粒子飛跡に沿って泡が作られ，液体が沸騰しないうちに高速度写真で泡の飛跡を記録することができることを発見した[4]．グレイサーの最初の泡箱（bubble chamber）の体積はわずか 3 cm^3 であったが，次第に大型のものが作られるようになる．グレイサーは泡箱発明の功績により1960年にノーベル物理学賞を受賞した．

一般に泡箱の中の液体には圧力をかけ，沸点よりわずかに低い温度に保っておく．加速器から送られてくる粒子が到達する直前に圧力を下げ，過熱状態になったところで泡箱の中で起きる核反応などの現象を荷電粒子の作る泡の連続（飛跡）の写真としてとらえる．その後，再度液体に圧力をかけて沸騰を防ぐ．

泡箱は霧箱より密度が高く，また，体積の大きいものを作れることから，霧箱よりも高エネルギーの粒子の検出が可能になる．また，霧箱よりも短い周期での運転が可能である．泡箱に満たす液体としては，プロパン，フレオン，キセノン，水素，ヘリウムなどの使用が可能である．泡箱は，高エネルギー実験における新粒子の発見に大きく寄与し，マルチワイヤ検出器や放電箱（スパークチェンバ）が実用化されるまでの間，世界各地の高エネルギー加速器実験施設で活用された．

1.3 固体飛跡検出器

固体飛跡検出器（solid state track detector: SSTD）の歴史は，1958年の英国ハウエル研究所のヤングの論文に始まる．彼は，フッ化リチウム表面に核分裂片が生成した飛跡を化学溶液で蝕刻：エッチング（etching）・拡大させて観察した[5]．その後，さまざまな物質中におけるさまざまな重荷電粒子線飛跡の観察，飛跡生成機構の解明，エッチング手法の開発，飛跡の自動計数法の開発，より感度の高い検出器の開発，そしてさまざまな応用分野の開拓が行われるようになった[6]．

飛跡を生成する物質は，①雲母，ジルコン，アパタイトなどの鉱物，②リン酸塩，ケイ酸塩などのガラス，そして，③ポリカーボネイト，硝酸セルロース，アリル・ジグリコール・カーボネイト（allyl diglycol carbonate: ADC: 商品名 CR-39），ジアリル・フタレート（diallyl phthalate: DAP）などの樹脂，すなわち絶縁性の物質に限られる．直接検出できる粒子線は陽子より重い重荷電粒子線に限られる．中性子線は核分裂，反跳，(n, α) などの核反応で生成した重荷電粒子線を検出することにより間接的に検出・測定することができる．SSTDは，γ線，X線といった電磁波および電子のような軽荷電粒子線の飛跡を作ることは

第12章　その他の測定方法と検出器

ない．SSTDは，高LET放射線にのみ有感で，低LET放射線には不感ということになる．したがって，きわめて大線量の場合を除き，低LET放射線のバックグラウンドの存在に影響されず，重荷電粒子線や中性子線の線量測定ができるという特徴を有している．

電子顕微鏡を使えば，重荷電粒子が絶縁性物質中に生成した針状の放射線損傷，すなわち飛跡を直接観察することができる．しかしながら，一般的には，その飛跡をエッチングし，エッチピット（etch-pit）と呼ばれる状態に拡大・成長させてから光学顕微鏡を用いて観察・計数または自動計測する．飛跡密度がきわめて高い場合，また，きわめて正確な位置決めを必要とする場合には原子間力顕微鏡が威力を発揮する．

図12.3は，さまざまな物質表面に核分裂片を入射させ，その飛跡がエッチング時間の経過とともにエッチピットとしてどのように成長してゆくかを光学顕微鏡を使って観察した結果である[7]．左の写真にみられるように，ガラス，樹脂など，非結晶性の物質の場合は，針状の飛跡が楕円から真円に近いエッチピットに成長する．それに対して，中央および右の写真にみられるように，結晶性の物質の場合はそれぞれの物質の結晶構造特有の形状のエッチピットに成長する．

飛跡は常温では非常に安定で，鉱物中の核分裂片飛跡は地質学的年代にわたって保存されている．その性質を利用してフィッション・トラック年代測定法が確立された．ウランの自発核分裂によって生じ，蓄積されていた鉱物表面の飛跡密度，原子炉照射の結果中性子誘発核分裂によって生じた鉱物表面または照射中鉱物に密着させておいた雲母，DAP樹脂など表面の飛跡密度，^{238}Uの自発核分裂壊変定数などから鉱物の年代が決定される．

マウスの組織切片を樹脂に密着させ，エッチング後，樹脂上の飛跡分布を読み取るα線オートラジオグラフィ法は，プルトニウムの沈着部位を決定するための研究に応用された[8]．自然放射線による年間実効線量は世界平均で2.4 mSv，その約半分は空気中のラドンの吸入によるといわれている．空気中のラドン濃度測定のためにSSTDを組み込んださまざまな形状の測定器が開発され，使用されている．

SSTDは，重荷電粒子線の入射位置をきわめて正確に決定できるという特長を持っている．生物試料と飛跡検出固体を組み合わせて重荷電粒子線照射し，粒子線の細胞，DNAなどへの影響研究が用われている．トリウムを添加したランタンマントルや溶接棒は簡便なα線源として利用することができる．これらの線源とADC樹脂を組み合わせて，α線の飛跡を観察する放射線教育実験を展開することができる[9]．

現在，わが国の放射線業務従事者が1月〜3月間装着する蓄積型の個人線量計（バッジ）には，X・γ線およびβ線の線量測定を目的として，蛍光ガラス素子または熱刺激ルミネッセンス素子が組み込まれている．測定対象に中性子線を加えたい場合，そのバッジにSSTDを追加して組み込む．バッジに組み込まれているSSTDの模式図を図12.4に示す．飛跡検出固体としては，ADC樹脂を用いる．ポリエチレン製のラジエータと密着させた樹脂表面には，ラジエータまたは樹脂中で起こる高速中性子反跳反応によって生じた重荷電粒子の飛跡が形成され，その飛跡密度から高速中性子による実効線量が求められる．窒化ホウ素製のコンバータと密着させた樹脂表面には，窒化ホウ素中で起こる^{10}B (n, α) ^{7}Li反応で生じたαおよび^{7}Li粒子の飛跡が記録され，その飛跡密度から低速（熱）中性子による実効線量が求められる．測定可能な中性子のエネルギー範囲は，0.025 eVから15 MeV，測定可能線量

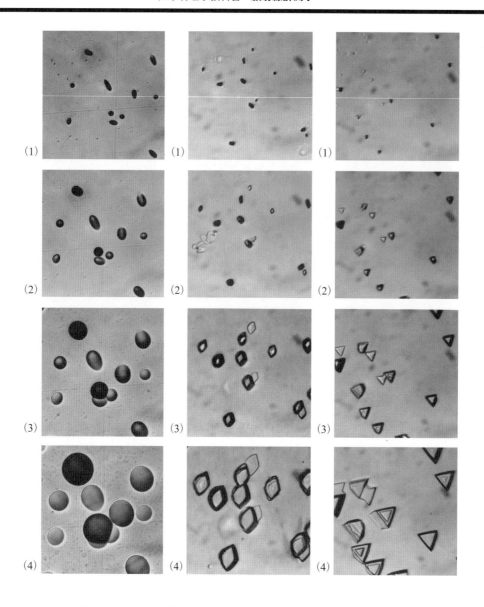

図12.3 種々の物質表面で成長する核分裂片飛跡
①物質名，②エッチング条件，③エッチング時間
（各写真の縦横の幅は 100 μm）

第12章 その他の測定方法と検出器

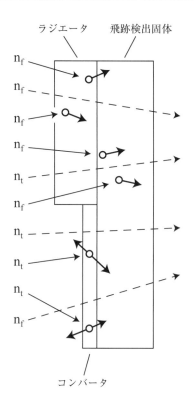

図12.4 中性子線量測定を目的とする固体飛跡検出器
(n_fは高速中性子を，n_tは低速中性子を示す)

範囲は，熱中性子に対してほぼ0.1〜6 mSv，高速中性子に対してほぼ0.1〜60 mSvである．この種の線量計は，個人線量計としてだけでなく，中性子の存在する場所における空間線量の測定にも使用することができる．

　宇宙線による線量測定を行うためには放射線加重係数（線質係数）を決定するためのLET分布の測定が必要であるが，SSTDを使うとその分布測定が可能である．宇宙における線量測定を目的として，熱蛍光線量計(TLD)とADC樹脂を組み合わせた測定法が開発された[10]．TLDの発光量からは，宇宙線中の光子，電子などの低LET成分の線量を，ADC樹脂に記録された飛跡からは宇宙線中の重荷電粒子などの高LET成分の線量を読み取る．この原理に基づく線量計(passive dosimeter for lifescience experiments in space: PADLES)が開発され，宇宙における生物影響実験のみならず，宇宙飛行士の被ばく管理にも使用されている．

〈鶴田隆雄〉

第 2 節　ポリマーゲル線量計

2.1　概要・原理

ポリマーゲル線量計（polymer gel dosimeter）とは，水溶液中でのビニルモノマー（C=Cを含む有機化合物）のラジカル重合（polymerization，ポリマーの生成）反応を利用した化学線量計（chemical dosimeter）の一種である[1]．ポリマーゲル線量計は，1992年にKennanらによって，N,N'-メチレンビスアクリルアミドを含むアガロースゲルのNMR緩和速度（$R_1=1/T_1$）が放射線照射によって増加することが報告されたのが最初である[2]．

放射線による溶液中でのラジカル重合反応は古くから知られており，基本的には次の4段階からなる[3)-5)]．

H_2O	→ $R^·$	(Radiolysis)
$R^· + M$	→ $M^·$	(Initiation)
$M^· + M$	→ $MM^·$	(Propagation)
$M^· + M^·$ or $R^·$	→ MM or MR	(Termination)

ここで$R^·$はOHラジカルなどの放射線水分解生成物，Mはビニルモノマーを表している．放射線分解で生じた$R^·$はMの二重結合と反応し，モノマーラジカル（$M^·$）を生成する．$M^·$が他のMとの反応を繰り返す（重合する）ことによりポリマーラジカル（$MM^·$）が生成される．最終的にポリマーラジカルは他のラジカル（$M^·$や$R^·$）と反応することにより重合が停止する．しかし，水溶液の場合，生成したポリマーは拡散・沈殿し，反応に使われたエネルギー（吸収線量）の空間的情報は消失してしまう．そこで，適当な水溶性ゲル化剤（ゼラチンやアガロースなど）で溶液をゲル化（固化）することにより空間情報を保持している．また，ポリマーゲル線量計は重合反応による化学的増幅を利用しているので，G値が10^{-2} mol/J 程度と比較的大きく[6]，放射線治療領域での計測に適している．

図12.5にポリマーゲル線量計のX線照射による視覚的変化を示す．このように照射された部分が重合・析出することにより白濁する．この白濁から目視でも線量分布が直感的にわかるので患者へのインフォームドコンセントや臨床教育にも有効であろう．

放射線照射により生成したポリマーはその近傍の水分子の環境（陽子のスピン緩和時間）や物理的密度（減弱係数），あるいは光学濃度（吸収係数）に変化を与えるので，それらの変化を磁気共鳴画像診断（MRI）装置やX線コンピュータ断層撮影（x-ray CT）装置，光学的CT（optical CT）装置によって3次元画像として読み出すことにより空間的吸収線量分布を直接求めることができる．これらは特にX線による原体照射，定位放射線照射，強度変調放射線治療の治療計画で計算された3次元吸収線量分布の検証に有効である．さらに電子線，陽子線，重粒子線治療，小線源療法，中性子捕捉療法における使用例も報告されている[1]．

第12章　その他の測定方法と検出器

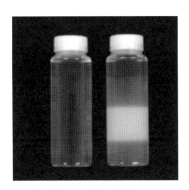

図12.5　X線照射前（左）と照射後（右）のポリマーゲル線量計

2.2　組成

ポリマーゲル線量計は主に水（80～90 wt%），ゲル化剤（5～10 wt%），ビニルモノマー（5～9 wt%）から構成される．その主成分が水であるため水等価（組織等価）とみなすことができ，任意の形状，容量の線量計を作製できるので，放射線治療計画の検証のためのファントムとして用いることができる．

ゲル化剤としてはその取り扱いやすさから主にゼラチン（Gelatin）が用いられる．これまでに最もよく調べられているポリマーゲルはビニルモノマーの種類によって2種類に大別される．1つはモノマーとしてメタクリル酸（methacrylic acid: MA）を含む系（MA and Gelatin: MAG），もう1つはアクリルアミド（acrylamide: AAm）と架橋剤（N,N'-methylene-bis-acrylamide: Bis）を用いる系（PolyAcrylamide and Gelatin: PAG）である．その他のモノマーとして，ビニルピロリドン（1-vinyl-2-pyrrolidone: VP）やイソプロピルアクリルアミド（N-iso-propylacrylamide: NIPAM）なども用いられている[7],[8]．

一方，ラジカル重合反応は溶存酸素による重合阻害を受けるために脱酸素処理が必要である．脱酸素処理はポリマーゲル線量計の開発が始まった当初は，グローブボックス内での作業と不活性ガス置換が必要であったが，その後，アスコルビン酸（AsA：ビタミンC）-硫酸銅（$CuSO_4$）錯体や，THPC（tetrakis-hydroxymethyl-phosphonium-chloride）[10]などの脱酸素剤が用いられるようになり，今日では室内（大気条件下）で作製することが可能となっている．ただし，作製後の酸素の侵入を防ぐため，容器の材質はガラスやアクリル，PET（ポリエチレンテレフタレート）など，酸素透過性の低いものを用いる必要がある．

例として表12.1に代表的なポリマーゲル線量計の組成を示す．

2.3　吸収線量の定量化

放射線を照射した後のポリマーゲル線量計内の吸収線量分布を定量化するための読取り装置としては，線量計構成物質との相互作用による変化の特性に応じて，MRI，X線CT，光学的CT，超音波など，さまざまな装置が使われている．

最も代表的なものは核磁気共鳴画像診断装置（MRI）である．ゲル中にポリマー粒子が形成されると水分子の回転相関時間が増加し，局所的な磁化率のゆらぎが大きくなる．MRI

表12.1 代表的なゲルの組成（M = mol/L）

	MAGIC[9]	MAGAT[10]	PAGAT[11]
Water	83 wt%	87 wt%	89 wt%
Gelatin	8 wt%	8 wt%	5 wt%
MA	9 wt%	5 wt%	—
AAm	—	—	3 wt%
Bis	—	—	3 wt%
AsA	2 mM	—	—
$CuSO_4$	80 μM	—	—
Hydroquinone	18 mM	—	—
THPC	—	2 mM	5 mM

による計測では，ゲル中のスピン-スピン緩和時間T_2から求まる緩和速度R_2（= $1/T_2$）が吸収線量と強い相関があることを用いて吸収線量分布を求めることができる．ただし，T_2緩和時間は温度に依存するため，撮像中のゲル線量計の温度管理が重要である．撮像法としては信号雑音比の観点からマルチスピンエコー（multiple spin echo）法が推奨されており，得られたエコー時間（TE）の異なる複数の画像の信号強度SをピクセルごとにT_2緩和曲線

$$S = S_0 e^{(-TE/T_2)} \tag{12.1}$$

にフィッティングして求められる．ここでS_0はTE = 0のときの信号強度である．また簡易法として通常のスピンエコー法を用い，TEの異なる（TE_1, TE_2）2つの画像の信号強度（S_1, S_2）から，次式によって求めることもできる．

$$R_2 = \frac{1}{TE_2 - TE_1} \ln\left(\frac{S_1}{S_2}\right) \tag{12.2}$$

後者の方法では，それぞれのポリマーゲル線量計の緩和時間に合わせて撮像パラメータ（繰返し時間：TR，エコー時間：TE）を最適化する必要がある．

MRIによる計測で求めた吸収線量の精度および空間分解能は，ゲルの感度と撮像時のボクセルサイズにより決定される．また誤差の要因としては，R_2-吸収線量特性の照射条件や照射環境に対する依存性，また粒子線照射に関しては，感度の線エネルギー付与（LET）依存性などが挙げられる．現在これらの問題点を改良しMRIゲルドジメトリを3次元線量計測のQAツールとして確立するために，組成および撮像法の最適化と標準化が進められている．

一方，X線CTによる計測では，照射によりゲル中にポリマー粒子が形成されると，それに伴い水分子が移動して内部の電子密度分布も変化するため，その変化をCT値として表したCT画像から吸収線量分布を求める．R_2と比較すると吸収線量に対するCT値の変化はコントラストが低いので，通常は16〜32回の加算撮影を行いその平均画像を解析に用いる必要がある．X線CT装置による読取りはMRIと比較すると撮像時間が短く，モダリティとしては臨床において利便性が高いが，そのコントラストが低いのが難点である[1]．

また，最近は吸収線量に応じて増加したポリマー粒子による吸収係数の変化を計測する方法として専用の光学的CT装置が開発され，レーザ光を用いて断層走査を行い，3次元線量

分布を求める方法も報告されている[1]．当初，計測に数時間を要することや，容器による光の反射，屈折散乱に起因するアーチファクトなどの問題点があったが，近年はより実用的に改善されつつある．

(富永孝宏，林慎一郎，笛吹修治)

第3節　バブル検出器・過熱液滴型検出器

　バブル検出器（bubble detector），過熱液滴型検出器（superheated drop detector）は，過熱状態（沸点を超えた状態で，蒸発せずに液相にとどまっている状態）にあるエネルギー的に不安定な液滴の沸騰現象を利用した放射線の検出器である．沸騰現象が生じるきっかけとして，ある密度以上の局所的なエネルギー付与が必要であり，荷電粒子が通過するときに与えるエネルギーによってこれがもたらされ，その領域を中心として沸騰が始まり液滴に成長して検出される．この検出の閾値は，主として検出液体の沸点に依存しており，高速中性子の場合には，検出器内での弾性散乱により生ずる反跳核が，気泡形成のための閾値以上のエネルギー付与を伴う場合に検出される．

　熱中性子や中速中性子は，十分なエネルギーを持った反跳を起こさないが，これらの中性子との核反応の結果，高いエネルギーの荷電粒子を発生するような元素を混入することにより，感度を持たせることができる．この検出器をもとに個人線量計が開発され，市販されている．

　この目的に適した物質にフレオンがある．常温よりも沸点が低いフレオン-12，フレオン-22，フレオン-115などを過熱状態にし，高分子化合物（アクリルアミド）に混合したものが，バブル検出器に用いられている[1]．通常は，周囲の圧力差によりフレオンの液滴が過熱状態にとどまっているが，中性子が入射すると，フレオンを構成する原子核が反跳され液滴中にエネルギーが付与される．このエネルギーが，臨界エネルギー（準安定状態にある液滴が安定な気体状態に移行するのに必要なエネルギー）以上の場合，過熱液滴は気化して周囲の高分子中にトラップされるという原理を用いている．発生した気泡（直径1～2 mm）の数を目で数えることにより中性子の線量を知ることができる[2]．

　過熱液滴型検出器は，バブル検出器と同様の原理を用いた中性子線量計である[3]．バブル検出器で用いられる装置との大きな違いは，高分子化合物ではなく，グリセリンなどの粘性の高い物質中にフレオン-12の加熱液滴を混合させる点にある．この場合には，発生した泡がその場にとどまることなく液体中を流動するので，気泡が生じる際の音を圧電素子で検出して計数するという手法が用いられる．目で数える場合に比べて数え落としが少なく，測定のダイナミックレンジは広くなるという利点がある．これ以外に，音響信号を使わずに液滴の気泡化による体積増加を測定するという手法もある．

　このタイプの線量計は，原理的にγ線に対して感度が低いという特徴を持つが，バブル形成のための閾値を低く設定して，γ線（すなわちγ線により発生する電子線）に感度を有する

ものも開発されている．気泡が検出器内の発生位置にとどまる場合，検出器内のエネルギー付与の空間分布を可視化することができる．γ線用のバブル検出器を，高エネルギー陽子線などの低いdE/dx粒子の空間分布の測定に応用した例があり，3次元イメージングが可能な測定器の研究も続けられている．また，温度による感度変化が大きいという欠点を克服するための改良も行われている．

(納冨昭弘)

第4節 自己消滅ストリーマモードの気体検出器

　自己消滅ストリーマ（self-quenching streamerまたはself-quenched streamer: SQS）の現象は，ガス計数管に高い印加電圧をかけたとき，通常の電子なだれによるガス増幅過程だけでなく，ストリーマが陽極から陰極に向かって成長し，それが持続放電に至らず，自然にその成長を停止する現象である．その結果，この自己消滅ストリーマの発生する動作領域は，ガイガーモードと同程度の高いガス増幅率に加えて，短い不感時間，出力パルスの速い立ち上がり時間，ストリーマの局所性などの特徴を持っている．自己消滅ストリーマに起因する動作モードは，電離箱モード，比例計数管モード，ガイガー（GM）モードなどと並んで，気体検出器の基本的な動作モードのひとつである．しかしながら，他の基本的な動作モードの理解が1940年代の終わりにはすでに確立されていたのに対し，自己消滅ストリーマモードは，Charpakらにより開発されたMWPC（多線式比例計数管）を安定に，かつ高ガス増幅率で動作させる試みの中で，1970年代の終わりになってようやく発見されたのである[1]．

　自己消滅ストリーマモードは，従来のガイガーモードと直交する位置づけにあるといえる．ガイガーモードの放電においては，電子なだれから放出されるエネルギーの高い真空紫外光子の作用により，放射線によって引き起こされた最初のなだれに続いて，付加的ななだれが陽極芯線にそってその全長まで広がる．そして，最終的には陽極芯線の周りに蓄積する空間電荷効果により，陽極芯線付近の電場が弱められもはや電子なだれを形成することができなくなり，放電が終結する．この場合の電子なだれは，通常の比例計数管と同様，陽極芯線の表面近傍の高い電界の領域のみに存在する．一方，自己消滅ストリーマモードでは，放電は陽極芯線から陰極に向かうストリーマとして発生するので，ガイガーモードのように陽極芯線方向に広がることはない．付加的な電子なだれの発生により，陽極芯線から離れた位置までストリーマが伸展するためには，ストリーマの先端で高い電界の領域が形成され，そこに何らかの機構により電子が供給されつづける必要がある．ストリーマの先端が陽極から離れすぎて高い電界の領域を維持できなくなることにより，あるいは適切な電子供給が途絶えることにより，ストリーマは成長を止めて自己消滅する．この結果，SQSモードの出力パルス波高は，ガイガーモードと同様に飽和しており，入射放射線の付与したエネルギーの情報を反映していない．ストリーマの発達に不可欠な電子の発生源とてしては，電子なだれ

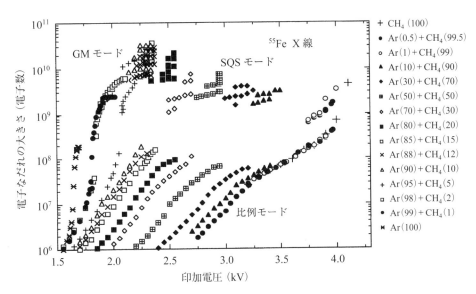

図 12.6 陰極内径 14 mm，陽極芯線径 50 μm の同軸円筒型の比例計数管に，Ar と CH_4 の混合ガスを 1 気圧詰めて測定したガス増幅特性[2]

から発生する平均自由行程の短い真空紫外光子の光電離による電子のほかに，α線などの重荷電粒子が入射した場合に生じる高密度の電離飛跡中の電子の寄与が知られている．

自己消滅ストリーマモードでガス計数管を動作させるためには，たとえば同軸円筒型の比例計数管に比例計数管用の Ar+CH_4 混合ガスを 1 気圧詰め，陽極と陰極の間に高電圧をかけて ^{55}Fe からの 5.9 keV X 線の入射によって生じる出力電荷量を電荷有感型の前置増幅器で測定すればよい．図 12.6 に，Ar と CH_4 の混合比を変えながら測定した，ガス増幅特性（印加電圧と出力される電子なだれサイズの関係）の例を示す[2]．それぞれの混合ガスにおいて，印加電圧が低い場合には，比例モードで動作しているが，印加電圧を高くしていくと，CH_4 の混合割合がおおむね 10% より高い場合は，波高が制限比例領域から不連続に変化して自己消滅ストリーマモードに遷移している．一方，CH_4 の混合割合が 10% より低い場合は，波高は連続的に変化して 10^9 程度の電子なだれサイズが得られており，この領域はガイガーモードで動作する．また，CH_4 のみを計数ガスとして用いると，印加電圧を上げても不連続な波高の変化がみられなくなり，自己消滅ストリーマモードの特性が失われる．このことは，希ガスである Ar から発生する高いエネルギーの光子が，ストリーマの発生に重要であることと関連している．印加電圧を上げたときに，自己消滅ストリーマモードとガイガーモードのどちらに遷移するかは，主に計数ガスによって決まり，計数ガスの種類，混合比，圧力に依存する．これ以外に，入射する放射線の種類やエネルギーおよび計数管の幾何学的構造にも依存しており，比較的太い直径の陽極芯線（25～100 μm）を使用することにより，自己消滅ストリーマは助長される．X 線の入射では SQS が観測されない計数ガスでも，α線を入射すれば SQS が発生することが知られている．

ストリーマの発生に基づくいくつかの SQS モードの特徴は，応用の面で他の動作モードとは異なる魅力的な点がある．まず，陽極芯線上で放電が局所的であるので，比例モードと同様に位置検出への適用が考えられる．信号の大きさはガイガーモードと同程度に得られる

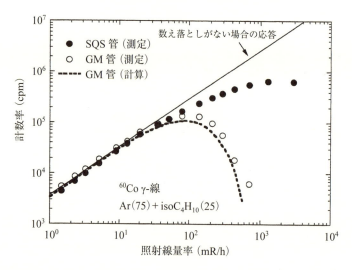

図12.7 同じ計数管を用いて計数ガスのガス圧を変化させて得られた，SQSモードとGMモードの計数率特性[3]

ので，信号対雑音比の点で比例モードに比べて優れている．比較的太い直径の陽極芯線を利用できるので，大型の検出器の製作も比較的容易である．また，通常の比例計数管と異なり，出力パルスの形成に主要な役割を演ずるのは，ドリフト速度の遅い陽イオンではなく，陽極芯線から離れた位置に作られた大量の電子である．これらの電子は，高速で陽極へ向かってドリフトして立ち上がり時間の速いパルスを誘起する（典型的な値として30～40 ns）．その結果，この方法は優れたタイミング特性を与えることができる．

次に，汎用の放射線モニタ機器に，SQSモードを応用することが考えられる．GM管をSQS管として動作させれば，やはり高いガス増幅率が得られるので読出しのエレクトロニクスは簡便なものを使用することができる．さらに，ストリーマの放電が陽極芯線上で局所的であるので，ガイガーモードのように放電が芯線全体に広がり，数百μsの不感時間の間放射線感受性が完全に失われるということがない．すなわち，ひとつのストリーマが発生しても，そのストリーマから離れた芯線上の位置では放射線感受性が保たれている．このため，SQS管の計数率特性はGM管に比べて，1～2桁程度優れている．図12.7にSQS管とGM管の計数率特性を比較して示す[3]．Arと$isoC_4H_{10}$を3：1の割合で混合したガスの圧力を1気圧とするとSQS管として動作し，0.2気圧まで下げるとGM管となる．計数回路の波高弁別レベルは，放射線の入射率が十分に低い場合の波高値の1/10に設定してある．100 mR/hを超えるとGM管の場合は数え落としが顕著になるが，SQS管の場合は正常に動作している．また，ガイガー放電が入射放射線の情報を全く反映しないのに対し，SQSモードへの遷移は，気体中に作られる電離飛跡密度の高い放射線により助長されることが知られている．このことを利用すれば，線エネルギー付与が顕著に異なる放射線がSQSモードに遷移するかしないかに応じて，波高情報により両者を弁別できる場合がある．

（納冨昭弘）

第 5 節 低温検出器

5.1 液体希ガス検出器

液体希ガス検出器（liquid rare gas detector）は，希ガスの中で，ラドンを除くヘリウム，ネオン，アルゴン，クリプトン，キセノンについて主にこれまで研究が行われている．中でも，アルゴンとキセノンについては特に研究開発が盛んで，その応用分野は多岐にわたる．放射線検出媒体として，電離後の電荷を収集するタイプの検出器においては，気体または半導体が利用されることが多いが，液体希ガス検出器はその特徴から気体と半導体中間に位置する検出媒体といえる．たとえば，気体の場合の電子増幅や電子増幅の前段階での比例蛍光（光子のみの増幅，proportional scintillation）の観測も可能で，W値，電離電子の移動度や拡散係数に関しては気体と半導体の中間の値をとる．

加えて，液体であることの大きな特徴は，形状を任意に選べ大型化が可能であること，さらに均質な検出器の製作が可能なことにある．また，電離信号だけでなく，シンチレーションによる発光信号も同時に使用できるという重要な特徴を持つ．中でも液体キセノンは原子番号が大きく（54），密度も大きい（約3 g/cm^3）ことからγ線の検出に有利である．

一方で，低温（-100℃以下）であることから，気体の状態から液化に際して液体窒素や冷凍機等の使用が必要で，液化後も低温を安定に保つ必要がある．さらに，電離箱で電離電子を収集する際に，電気陰性の不純物（electronegative impurity）の存在，シンチレーション光を吸収する不純物の存在により信号の劣化が起こることがあり，高純度を達成するために純化が必要である．また，シンチレーション光の波長は100〜200 nmの間の真空紫外（vacuum ultra-violet: VUV）の領域にあり，その観測には工夫が必要となる（液体希ガス検出器のレビューについては文献1〜4を参照）．

表12.2に液体希ガスの各特性についてまとめる．W値で生成される数が決まる電離電子をそのまま収集すると電離箱として使用することができる．このときの電離電子の移動速度は，アルゴン，クリプトン，キセノン共に，1 kV/cmの電場で約$2×10^5$ cm/sである[15]．細いワイヤ電極を使用し電場をさらに上げて1000 kV/cm以上にすると，電子増幅が起きはじめ，比例計数管として使用可能で，最大の利得は〜100である[16],[17]．また，電子増幅が起こる前の電場でドリフト電子が希ガスを励起させ光子を発生させる比例蛍光を積極的に利用することも可能で，利得は〜10である[18],[19]．

液体キセノンについては前述の原子番号の大きさと高密度と併せ，W値×ファノ因子（Fano factor）が小さいことからよいエネルギー分解能が期待でき，NaI等の無機シンチレータとゲルマニウム半導体検出器の中間に位置する可能性がある．実際に，液体キセノンを使った光電離（photoionization）検出器において，976 keVの電子に対して，4.3%（FWHM）のエネルギー分解能を得ている[20]．ここで光電離検出器とは，液体希ガス中にシンチレーション光のエネルギーよりもイオン化ポテンシャルの低い有機物を微量ドープすることによ

表12.2 検出媒体としての液体希ガスの特性

	液体Ar	液体Kr	液体Xe
原子番号	18	36	54
密度 (g/cm^3)[a]	1.40	2.42	2.95
沸点 (℃)[b]	−185.9	−152.9	−107.1
融点 (℃)[b]	−189.2	−156.6	−111.8
電離に対するW値 (eV)	23.6 +0.5−0.3[c]	18.4 ± 0.3[d]	15.6 ± 0.3[e]
ファノ因子[f]	0.107	0.057	0.041
放射長 X_0 (cm)[a]	14.0	4.7	2.87
dE/dx_{min} (MeV/cm)[a]	2.1	3.3	3.7
シンチレーション光の中心波長 (nm)[g, h]	128	147	178
シンチレーション光に対するW値の最大値 (eV)[i]	19.5 ± 1.0	15	13.8 ± 0.9
α線に対して	27.1		17.9
β線に対して	24.4		21.6
シンチレーション光の減衰時間 (ns)			
1 MeV 電子線に対して	6.3 ± 0.2/1020 ± 60[j]	2.0 ± 0.2 / 91 ± 2[j]	(2.2 ± 0.3)[j]/34 ± 2j (27 ± 1)[j]/45[k]
α線に対して[k]	7.1 ± 1.0/1660 ± 100		4.3 ± 0.6/22 ± 1.5

[a] 文献5, [b] 文献6, [c] 文献7, [d] 文献8, [e] 文献9, [f] 文献10, [g] 文献3, [h] 文献11, [i] 文献12, [j] 文献13, [k] 文献14

り，シンチレーション光による信号を電離信号に変換し収集電荷量を増やすことでエネルギー分解能を向上させようとする検出器である．一方でこの値は，電場の違いはあるものの，液体アルゴン検出器に対する976 keVの電子に対するエネルギー分解能 (2.7%)[21] より悪く，さらに，ファノ因子から予測される分解能よりも悪い．この点についてδ線再結合モデル（再結合のばらつきによる統計的ゆらぎ）が提唱されているが[22]〜[24]，実験結果を十分に説明するには至っていない[20]．

液体希ガスの純度として，ppb以下が実現されるとドリフト電子の減衰長は1 m以上になる．純化のための不純物を吸収させる装置として，オキシソーブ (Oxisorb)，モレキュラーシーブ (Molecular sieves)，ゲッター (getter) がよく使用される．この3種類を組み合わせ液体キセノン中，ならびに液体アルゴン中での減衰長で2 m以上を実現している[25], [26]．液体キセノンのシンチレーション光については，レイリー散乱を除いた吸収長について1 m以上を実現し，大型検出器の実用化へとつながっている[27]．

液体希ガスのシンチレーション光は，原子から直接出る光ではなく，励起原子とその周辺の基底状態にある原子との衝突によって生成される励起子（excited dimer）が解離しながら基底状態に戻るときの発光で[1]，単一波長の光ではなく±10 nm程度の広がりを持つ[11], [28]．

発光の時間応答については，数nsオーダの速い成分と遅い成分，さらに再結合による3種類があり，電場を加えて電離電子を収集すると再結合による成分を減らすことができ，この差が電荷収集量と発光量に現れる．図12.8に電荷収集量と発光量の電場依存性について示す[29]．表12.2より特に液体キセノンについては高速応答の検出器の製作が可能となる．発光量については他のシンチレータと同様LET (linear energy transfer，線エネルギー付与) 依存性があり，低LET領域（電子）と高LET領域（重イオン）で，発光量が落ちる[30]．発光量の最大値を比較すると，NaI(Tl) を1とした場合，液体キセノンで0.78，液体アルゴンで0.55となり，NaI(Tl) に匹敵するほどの発光量である[30]．

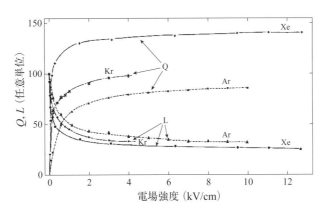

図12.8 液体アルゴン，クリプトン，キセノンの1 MeV電子対するシンチレーション発光量Lと電荷収集量Qの電場依存性[29]

シンチレーション光の検出には，従来はPOPOPやサリチル酸ナトリウムなどの波長変換剤（wavelength shifter）を用いて可視光に変換してから窓材・真空層を通して光電子増倍管等の光検出器で測定する方法がとられていたが，近年になって光電面材としてRb-Cs-SbやK-Cs-Sbを使用し，耐圧性を考慮した光電子増倍管の開発により，液体キセノン中に浸すことでシンチレーション光を直接検出することが可能となった[27],[31]．さらに，真空紫外光に対して量子効率が改善された光電子増倍管の利用と併せて，シンチーション光の検出性能は格段に向上した[32]．

検出器のモードとしては電離箱モードをベースとし，応答の速いシンチレーション光をトリガ信号としてエネルギーとともに3次元飛跡を観測するタイム・プロジェクション・チェンバー（time projection chamber: TPC）[33],[34]，多層平行平板型の均質型カロリーメータ（エネルギー全吸収型検出器）[35],[36]，シンチレーション光をエネルギー測定に使用しているシンチレーション・カロリーメータ[31],[37]，液体と気体を利用し，気体中で比例蛍光を利用した二相型検出器（double phase detector）などの応用例がある[32],[38]．また，シンチレーション光の高速応答性に注目したTOF-PET（time of flight, positron emission tomography）の可能性も示唆されている[39]．

液体に比べて固体に関する研究例は少なく，固体のアルゴン，クリプトン，キセノンについて文献40～43に報告がある．また，液体と固体のネオンについて文献44，液体ヘリウムについて文献45に報告されている．

（寺沢和洋）

5.2 超伝導トンネル接合に基づく検出器

5.2.1 超伝導トンネル接合

半導体検出器では，入射放射線のエネルギーを吸収することにより価電子帯の電子が伝導帯へ励起され，信号電荷である電子-正孔対が生成される．生成される信号電荷数の統計的ゆらぎが半導体検出器のエネルギー分解能に大きく寄与をする．電子-正孔対を1対生成す

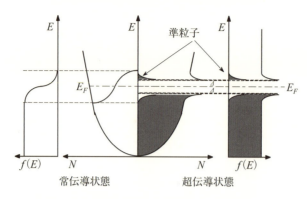

図12.9 常伝導状態と超伝導状態における金属中の電子のエネルギー分布の比較

るのに必要なエネルギーがεの半導体検出器で，エネルギーEの放射線を検出したときのエネルギー分解能は半値幅で$\varDelta E = 2.35\sqrt{\varepsilon E F}$となる．ここで，$F$はファノ因子で0.1程度の値をとる．エネルギー分解能が優れた半導体検出器を開発するためには，εの値を小さくする必要がある．しかしながら，εの値は半導体の価電子帯と伝導帯との間のエネルギーギャップの3倍程度であり，ほぼ理論限界に到達している．

　ある種の金属では，低温のある温度以下になると電気抵抗が急激に0になる超伝導現象が観測される．金属の常伝導状態（normal conducting state）と超伝導状態（superconducting state）それぞれにおける電子のエネルギー分布を図12.9に示す．超伝導状態の電子のエネルギー分布には，フェルミエネルギー（Fermi energy）を中心として$2\varDelta$のエネルギーギャップが発生する．通常の電子はフェルミ粒子であるので，スピンを考慮すると2個以上の電子が同じエネルギーをとることが禁止されるので，低いエネルギーから1個ずつ準位を詰めていくフェルミ分布となる．熱エネルギーの影響が十分に小さくなる低温では，電子が正電荷を持つ金属結晶格子を介して他の電子と相互作用することで，電子対を形成する．2個の電子による電子対が形成されると，フェルミ分布が不安定になりフェルミエネルギーを中心として$2\varDelta$のエネルギーギャップ（energy gap）が発生し，電子対がエネルギーE_Fのフェルミ準位を占めるようになる．この電子対をクーパー対（Cooper pair）と呼ぶ．クーパー対が励起されると対構造が壊れ準粒子（quasiparticle）となる．準粒子は$E_F+\varDelta$以上のエネルギー準位を占め電子と同様に振る舞うが，励起状態からクーパー対に戻るので，電子とは異なる．また，温度$T=0$では準粒子は存在しないが，有限の温度では熱エネルギーの励起により必ず存在する．代表的な超伝導体に転移する金属である，Sn，Pb，AlおよびNbのエネルギーギャップ$2\varDelta$の値は，それぞれ，1.15 meV，2.73 meV，0.34 meVおよび3.05 meVである．もし，エネルギーギャップが半導体の1/1000程度である超伝導体が放射線エネルギーを吸収したときに励起される準粒子を信号電荷とすれば，生成される信号電荷数が半導体検出器の場合の1,000倍程度となり，半値幅が1/30程度となる優れたエネルギー分解能が期待される．

　半導体検出器では，空乏層領域に印加された強い電界により信号電荷を収集することができるが，超伝導体の内部には電界が発生しない．そこで，図12.10に示すような超伝導体薄膜／絶縁層／超伝導体薄膜のサンドイッチ構造を有する超伝導トンネル接合（superconducting tunnel junction）を利用する．

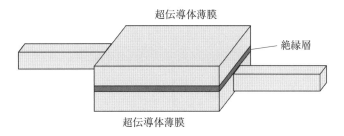

図12.10 超伝導トンネル接合の構造

　超伝導トンネル接合の絶縁層を介して流れる電流と両側の超伝導薄膜間の電位差との関係（電流-電圧特性）を図12.11に示す．図12.11aは電位差が0であるのに電流が流れることを示す．この電流はジョセフソン電流（Josephson current）と呼ばれ，図12.12aに示すようにクーパー対が片方の超伝導層から他方の超伝導層へ絶縁層を介してトンネル効果（tunnel effect）により移動する現象である．ジョセフソン電流の大きさは，絶縁層内に侵入する磁束に依存しており，磁束の大きさを変化することでジョセフソン電流を0にすることができる．図12.12bは電位差が $0<|V|<2\varDelta/e$ の間に流れる電流を示す．ここで，$2\varDelta/e$ の電位差は両方の超伝導層のポテンシャル差が $2\varDelta$ になった状態である．この電流は，片方の超伝導層において熱励起により生成された準粒子が，他方の超伝導層の準粒子準位へ絶縁層を介したトンネル効果により移動する現象（図12.12b）である．この電流をサブギャップ電流と呼ぶ．図12.11cは電位差が $2\varDelta/e<|V|$ の間に流れる電流を示す．この電流は，片方の超伝導層の電子が他方の超伝導層の準粒子準位へ，絶縁層を介したトンネル効果により移動する現象（図12.12c）である．

5.2.2　超伝導トンネル接合の検出動作条件

　一般的に，超伝導トンネル接合型検出器はX線のスペクトル計測用として開発されている．超伝導層において1個のクーパー対を破壊して2個の準粒子を励起するのに必要なエネルギーは $2\varDelta$ であり，meV程度と非常に小さいエネルギーである．一方，X線のエネルギーはkeVから10 keVの領域であり $2\varDelta$ より何桁も大きく，準粒子を直接励起できない．入射X線により超伝導体内に光電子やコンプトン電子が生成され，これらの高エネルギー電子が超伝導体内を移動することにより，カスケード的に多数の電子を励起する．それぞれの電子のエネルギーが $2\varDelta$ 程度の大きさになるまでカスケードは進む．エネルギーが $2\varDelta$ 程度の励起電子はフォノンを放出しながらエネルギーを緩和する．このとき放出されたフォノンのうちエネルギーが $2\varDelta$ より大きいものが，クーパー対を破壊し準粒子を生成する．また，励起された準粒子はフォノンを放出し，$E_F+2\varDelta$ まで緩和するが，このとき放出されたフォノンのエネルギーが $2\varDelta$ より大きいときは，このフォノンはさらにクーパー対を破壊する．励起されるフォノンのエネルギーが $2\varDelta$ より小さくなるまで，クーパー対の破壊，すなわち，準粒子の生成が継続し，多数の準粒子が生成される．

　このように超伝導体が放射線エネルギーを吸収し多数の準粒子が励起されたときの電流-電圧特性を図12.13に示す．まず，放射線のエネルギー吸収により多数のクーパー対が破壊

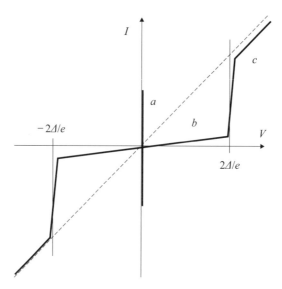

図12.11　超伝導トンネル接合の電流-電圧特性

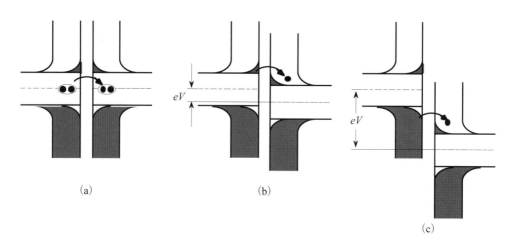

図12.12　トンネル電流の説明

されるので，電位差が0のときは，ジョセフソン電流が減少する．しかしながら，ジョセフソン電流の変化率はだいたい0.1％以下と非常に小さく検出信号として利用できない．一方，サブギャップ電流は顕著に増加するので，サブギャップ電流，すなわち，励起された多数の準粒子のトンネル電流を検出信号として利用する．このとき，熱励起された準粒子のトンネル電流は雑音となるので，相転移温度の1/10程度まで冷却して，熱励起準粒子のトンネル電流を除去する．準粒子数を励起された準粒子のトンネル電流を信号電荷として読み出すには，電位差が $0 < |V| < 2\Delta/e$ のサブギャップ領域にバイアス電圧を印加する必要がある．しかし，電位差0でジョセフソン電流が流れるとサブギャップ領域にバイアス電圧を印加することができない．そこで，ジョセフソン電流を抑制するために，接合面に平行に適当な強度の磁界をかけることで接合領域に磁束を侵入させる．このように，超伝導トンネル接合を

第12章　その他の測定方法と検出器

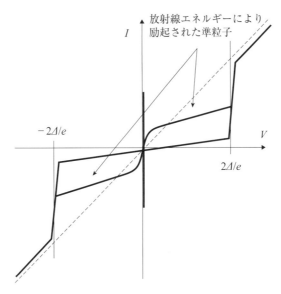

図12.13　放射線エネルギーを吸収し多数の準粒子が励起されたときの超伝導トンネル接合の電流-電圧特性

放射線検出器として動作するための条件は次のとおりである．1) 相転移温度の1/10程度まで冷却する．2) ジョセフソン電流を抑制するために，接合面に平行に適当な強度の磁界を印加する．3) 電位差が$0<|V|<2\Delta/e$のサブギャップ領域にバイアス電圧を印加する．

5.2.3　超伝導トンネル接合の検出信号

　放射線検出器としての動作条件に設定した超伝導トンネル接合に，放射線が入射したとき，片方の超伝導層において放射線のエネルギー吸収により励起した準粒子が，絶縁層を介して他方の超伝導層へトンネリングする．図12.14に示すように，放射線のエネルギー吸収により励起された準粒子は主に次の2つのトンネル過程を経て信号として読み出される．

［過程1］
　左側超伝導層で励起された準粒子が，右側超伝導層へトンネリングする．右側超伝導層へトンネリングした準粒子は，エネルギーギャップの上端へ緩和する．緩和の際に$h\omega=eV$のエネルギーのフォノンを放出する．この過程では，1個の準粒子が左側から右側へトンネリングすることに伴い，1個の電子の電荷$-e$が左側から右側へ移動する．

［過程2］
　右側超伝導層で励起された準粒子と左側超伝導層のクーパー対を構成する1個の電子が結合し，右側の超伝導層のクーパー対を新たに形成する．右側超伝導層の準粒子がフェルミレベルへ緩和する際にΔのエネルギーが解放されるとともに，左側超伝導層のクーパー対を構成する1個の電子がトンネル障壁を介して右側超伝導層のフェルミレベルへ移動する際にeVのエネルギーが生じる．その結果，左側超伝導層のクーパー対を構成するもう1個の電子を，エネルギーギャップ上端からeVのエネルギーを持つ準粒子へ励起するために$\Delta+eV$のエネルギーが消費される．左側超伝導層でクーパー対から励起された準粒子は，エネ

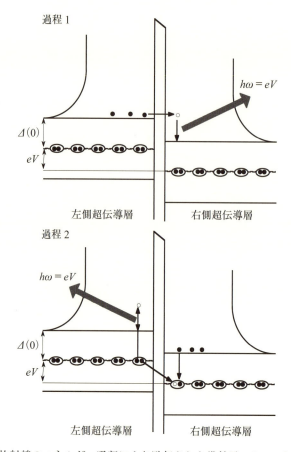

図12.14 放射線のエネルギー吸収により励起された準粒子の2つのトンネル過程

ギーギャップの上端へ緩和する．緩和の際に$h\omega = eV$のエネルギーのフォノンを放出する．この過程では，1個の電子の電荷$-e$が左側から右側へ移動するが，1個の準粒子は右側から左側へトンネリングする．

このように［過程1］と［過程2］では，信号電荷はともに左側から右側へ移動する．つまり，信号の極性は，準粒子がどちらの超伝導層で励起されたかによらない．左側と右側の超伝導層において励起された準粒子数を，それぞれ，N_LおよびN_Rとする．両方の超伝導層で吸収されたエネルギーが等しいときは$N_L = N_R$である．このとき，準粒子によるトンネル電流は

$$I = e(\gamma_{TLR} N_L + \gamma_{TRL} N_R) \qquad (12.3)$$

である．ここで，γ_{TLR}とγ_{TRL}は，それぞれ，左側の準粒子が右側へトンネリングする確率と右側の準粒子が左側へトンネリングする確率である．BCS理論から得られる状態密度と，常伝導電子の状態密度n_0がフェルミエネルギー近傍において一定であると仮定するとγ_{TLR}は次式で与えられる．

$$\gamma_{\text{TLR}} = \frac{1}{4e^2 n_0} \cdot \frac{1}{R_{NN} A d_L} \cdot \frac{\Delta+eV}{\sqrt{(\Delta+eV)^2 - \Delta^2}} \tag{12.4}$$

ここで，R_{NN}は図12.11の電流-電圧特性において，cの領域の傾きから求められる超伝導トンネル接合の常伝導抵抗値，Aはトンネル障壁（絶縁層）の厚さ，d_Lは左側超伝導層の厚さである．式（12.4）のLとRを入れ替えるとγ_{TRL}の式となる．したがって，準粒子によるトンネル電流は，エネルギーが吸収され準粒子が励起された超伝導層の厚さとともに減少する．また，通常で$\gamma_{\text{TLR}} \ne \gamma_{\text{TRL}}$であるので検出信号電流のパルス波高は，準粒子が励起された超伝導層に依存する．さらに，励起された準粒子がトンネリングする前に他の準粒子とクーパー対に再結合することで，信号電荷が減少する．

例として，ミュンヘン工科大学で開発されたAl/Al酸化膜/Alの構造を有するAl系超伝導トンネル接合X線検出器[1]について紹介する．図12.15に開発されたAl系超伝導トンネル接合X線検出器の構造を示す．通常，Siウエハなどの基板に超伝導トンネル接合を積層するが，基板においてX線励起により生成されたフォノンが雑音源となる．そこで，図12.15に示すように，数百nmの金属薄膜のバッファ層に覆われた厚さ0.3 μmのSi_3N_4膜上にポリイミド絶縁膜を介してAl系超伝導トンネル接合が積層されている．信号となる放射線励起によるトンネル電流を大きくするためには，超伝導層とトンネル障壁それぞれの厚さは可能な限り薄くする必要がある．図12.15では，放射線励起の準粒子が生成される上下2層のAl薄膜の厚さは，それぞれ，300 nm程度，トンネル障壁となるAl_xO_y絶縁層の厚さは2 nmである．また，上下2層のAl薄膜の面積は100 μm×100 μmである．このAl系超伝導トンネル接合を70 mKの極低温に冷却し，^{55}Fe線源から放射されるMn-KX線を照射した．厚さ300 nmのAl薄膜のエネルギーが5.9 keVのX線に対する吸収効率は0.9%と非常に低いが，図12.16に示すようなエネルギースペクトルを得た．$\gamma_{\text{TLR}} \ne \gamma_{\text{TRL}}$であるために，上部Al層と下部Al層で検出したMn-KαX線の全エネルギーピークが，それぞれ別のチャネルに観測さ

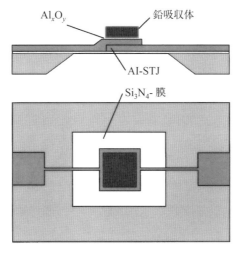

図12.15 ミュンヘン工科大学で開発されたAl系超伝導トンネル接合X線検出器
（引用文献1より転載）

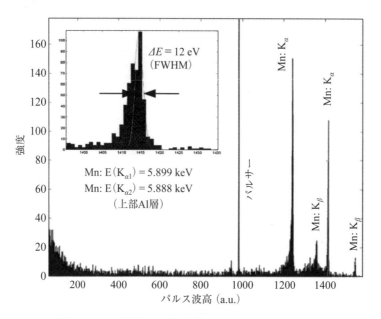

図12.16 Mn-KαX線とMn-KβX線をAl系超伝導トンネル接合X線検出器で検出したときのエネルギースペクトル
（引用文献1から転載）

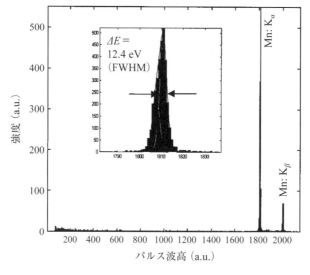

図12.17 Mn-KαX線とMn-KβX線をPb吸収体が積層されたAl系超伝導トンネル接合X線検出器で検出したときのエネルギースペクトル
（引用文献1から転載）

れた．Mn-KβX線についても同様である．1400チャネル付近のMn-KαX線全エネルギーピークは上部Al層で検出された事象であり，半値幅12 eVという優れたエネルギー分解能であった．次に，X線に対する吸収効率を高くするために，上部Al層の上面に厚さ1.3 μmのPb層を吸収体として積層した．吸収体のエネルギーが5.9 keVのX線に対する吸収効率

は51.8%である．入射X線は吸収体でエネルギーに比例した個数のフォノンを励起する．このようにして励起されたフォノンが上部Al層へ輸送され準粒子を生成し，その準粒子が下部Al層へトンネリングすることで信号が読み出され，図12.17に示すようなエネルギースペクトルが得られた．入射X線をPb吸収体でフォノンに変換することにより，エネルギー分解能が劣化することなく，Mn-KαX線とMn-Kβ線の全エネルギーピークは，それぞれ1本ずつ観測された．

現在では，さまざまな構造の超伝導トンネル接合X線検出器が開発されており，文献2に詳しく紹介されている．

(前畑京介)

第6節 チェレンコフ検出器

6.1 チェレンコフ放射

チェレンコフは透明な媒質中で光より高速で運動する荷電粒子が放つチェレンコフ光について発表している[1]．一般の蛍光はあらゆる方向に均等に放射されるのに対して，チェレンコフ光の放出は方向性を持ち，電子やγ線の進行方向に関して特定の角度で前方に放出される．γ線によるチェレンコフ光は，発生したコンプトン電子の媒質への影響により発光し，荷電粒子であるβ線も当然発光に寄与する．チェレンコフ光の発生機構はフランクとタムにより示され，チェレンコフとともに3人でノーベル賞を受けている．660 MeVの陽子のチェレンコフ光も紹介している．荷電粒子が次式を満たすときにチェレンコフ光が放射される．

$$v > c/n \tag{12.5}$$

vは荷電粒子の速さ，cは真空中での光速，nは媒質での光の屈折率である．純水のチェレンコフ光を発生する電子の閾エネルギーE_{th}は

$$E_{th} = m_e c^2 \left(\frac{n}{\sqrt{n^2-1}} - 1 \right) \tag{12.6}$$

で表される．m_eは電子の静止質量，純水の電子に対するチェレンコフ光放射の閾エネルギーは264 keVである．また，光子と媒質との相作用で生じる電子によってもチェレンコフ光が発生する．たとえば，屈折率1.33の水中において光子によるコンプトン電子で発生するチェレンコフ放射を起こすのに必要な光子の最小エネルギーは423 keVである．Sowerbyはγ線と電子の閾エネルギーと屈折率の関係を示した．チェレンコフ光は荷電粒子の進行方向に対して次式を満たすθの方向に放射される．

$$\cos\theta = c/(vn) \tag{12.7}$$

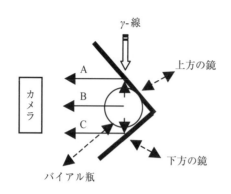

図12.18 撮影法
バイアル瓶には水あるいはシンチレータを満たす．

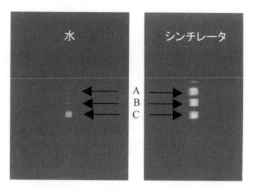

図12.19 チェレンコフ光と蛍光の比較
照射口に接近させ，300秒間照射した．撮影法は本文中の図12.18に示した．

細いビームで照射された薄い媒質からはリング像が観察され，Colingは種々の媒質の薄膜から放射されるチェレンコフ光を撮影している．水については0.1 cmと0.03 cm，ガラスは0.006 cm，雲母とセロファンは0.002 cmの薄膜を使用した[2]．高エネルギー粒子物理実験では環状像チェレンコフ検出器として応用されている．チェレンコフ検出器の欠点は，発生する光が非常に微弱なことである．普通のチェレンコフ媒質中で1電子当たりに発生する光子数はMeVについて数百個で，粒子エネルギーの10^{-3}程度しか可視光に変換されない．一般に放射線治療の線量測定ではチェレンコフ放射によるエネルギー損失は無視される．Sowerbyは電子エネルギーと電子当たりのチェレンコフ光の数を有機ガス，水，液体窒素，フリントガラスに対して示している．

6.2 チェレンコフ光と蛍光の比較[3], [4]

　治療に使用されていた^{60}Co照射装置によるγ線による二次電子の円錐状に放射するチェレンコフ光と等方的に放射する蛍光の差を図12.18に示した方法により，300秒間撮影した．実験時の線源強度は17.8 TBqであった．チェレンコフ光と蛍光の差をより明白にするために，シンチレータから発する蛍光とチェレンコフ光を同じ条件で発生させ，比較検討した．図12.18はバイアル瓶に水を入れてγ線を照射し，チェレンコフ光の異方性を撮影するための鏡とバイアル瓶を示している．次に水の代わりにシンチレータを入れてγ線を照射して蛍光を撮影した．図12.19はこれらの比較を示している．チェレンコフ光が顕著な異方性を示したのに対し，シンチレータによる蛍光の強度は図12.18のA，B，Cに相当するものはほぼ同じで等方性を示している．バイアル瓶や鏡からもチェレンコフ光は発生するが図12.19では水とシンチレータの差が顕著である．γ線による二次電子は前方に散乱されるものが多いが多重散乱されて横方向や後方にも散乱されたと思われる電子によるチェレンコフ光が撮像されている．ただし，水がX線で照射されたときに発する蛍光に相当するものも含まれていると思われる．

（田伏勝義）

第7節 音響波による検出

7.1 音響波の発生メカニズムと特徴

放射線が物質に照射された直後から数百μs後まで物質中で音響波が計測できる[1]．音響波発生のメカニズムは，放射線照射による熱付与により，微視的領域において断熱膨張が生じ圧力が伝播するためと考えられている．この現象は，物質に付与された熱量により引き起こされるために，カロリーメータ同様に線量の定義 [Gy] = [J/kg] に基づいた情報を計測している．照射線量と計測された音響強度は比例することが報告されている[2]．また線量分布中の各点で発生した音響波は3次元的に拡散し計測点に到達するため，音響波形に3次元の線量分布情報が含まれているという特徴がある．

音響波の発生が確認されている放射線源として，X線，電子線，陽子線，重粒子線，ニュートリノなどがある[1],[3]-[7]．媒質として，水，エタノールなどの液体，アルミニウム，銅などの金属で計測の報告がある[1],[2],[8],[9]．また，陽子線治療時に患者体内で発生した音響波の計測も報告もされている[10]．

7.2 計測方法

音響波の計測方法の一例を図12.20に示す．検出器として主にピエゾ素子などの圧電素子が使用され，特に水中での計測ではハイドロホンが使用される．検出器側に求められる周波数特性は，3次元線量分布の空間周波数と放射線強度の時間構造に依存する．たとえばモノエネルギーの陽子線により発生する音響波を水中で計測する場合には，検出器には数Hz～10 kHzで受波感度が必要である．しかし，一般に広帯域を必要とする検出器では受波感度が低下するため，その後に受波信号を10,000倍程度増幅する必要がある．また，低周波数で感度が必要であり圧電素子が比較的大きくなる．これらは計測精度および位置分解能を低

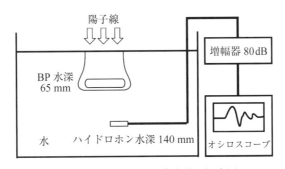

図12.20 音響波測定方法の概念図

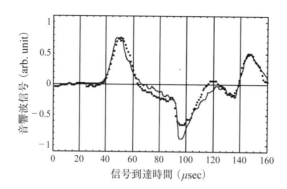

図12.21 実測波形と計算波形の比較

下させる要因となっている.

7.3 線量分布と音響波形の関係

音響波形の計算は，次式の熱付与による圧力変化の物質中での伝播の式を解くことで与えられる.

$$\nabla^2 p(\boldsymbol{r},t) - \frac{1}{v^2}\frac{\partial^2 p(\boldsymbol{r},t)}{\partial t^2} = -\frac{\alpha}{C_p}\frac{\partial^2 q(\boldsymbol{r},t)}{\partial t^2}, \qquad (12.6)$$

$p(\boldsymbol{r},t)$ は音響波の圧力，v は媒質中の音速，α は熱膨張率，C_p は比熱，$q(\boldsymbol{r},t)$ は放射線による熱付与である.

図12.21に，陽子線照射により水中で発生した音響波の実測（点線）と3次元線量分布から計算した音響波形（実線）の比較例を示す[11]．両者がほぼ一致していることから，音響波形に線量分布情報が含まれていることが明らかである.

（照沼利之）

第12章の文献

第1節
引用文献
1) Wilson CTR: Proc. Roy. Soc. **A85**: 285, 1911
2) Blackett PMS, Occhialini GPS: Proc. Roy. Soc. Lond. **A139**: 699, 1933
3) Langsdorf A: Rev. Sci. Instr. **10**: 91, 1939
4) Glaser DA: Phys. Rev. **87**: 665, 1952
5) Young DA: Nature **182**: 375, 1958
6) 阪上正信：粒子トラックとその応用 1973，南江堂，東京
7) 鶴田隆雄：日本原子力学会誌 **14**: 462, 1972
8) Ishigure N: Radioisotopes **34**: 101, 1985
9) Tsuruta T, et al.: Radiat. Meas. **44**: 1036, 2009
10) Doke T, et al.: Radiat. Meas. **24**: 75, 1995

第2節
引用文献
1) Baldock C, et al.: Phys. Med. Biol. **55**: R1, 2010
2) Kennan R, et al.: Proc. Int. Soc. for Magnetic Resonance in Medicine（New York）, 1992
3) Alexander R, et al.: Proc. R. Soc. **A223**: 392, 1954
4) Hoecker FE, et al.: Int. J. Appl. Radiat. Isot. **3**: 31, 1958
5) Boni AL: Radiat. Res. **14**: 374, 1961
6) Lepage M, et al.: J. Appl. Polym. Sci. **79**: 1572, 2001
7) Senden RJ, et al.: Phys. Med. Biol. **51**: 3301, 2006
8) Pappas E, et al.: Phys. Med. Biol. **46**: 783, 2001
9) Fong P, et al.: Phys. Med. Biol. **46**: 3105, 2001
10) De Deene Y, et al.: Phys. Med. Biol. **47**: 3441, 2002
11) Venning AJ, et al.: Phys. Med. Biol. **50**: 3875, 2005

第3節
引用文献
1) Ing H and Birnboim HC: US Patent No. 4,613,758
2) d'Errico F, et al.: Rad. Protec. Dos. **65**(1-4): 397, 1996
3) Apfel RE: US Patent No. 4,143,274

第4節
引用文献
1) Charpak G, et al.: Nucl. Instrum. Meth. **62**: 262, 1968
2) Koori N, et al.: Nucl. Instrum. Meth. **A307**: 581, 1991
3) Nohtomi A, et al.: Nucl. Instrum. Meth. **A342**: 538, 1994

第5節
引用文献（第1項）
1) Doke T: Portugal Phys. **12**: 9, 1981
2) Doke T, et al.: Nucl. Instrum. Meth. **A327**: 113, 1993
3) Doke T, et al.: Nucl. Instrum. Meth. **A420**: 62, 1999
4) Aprile E, et al.: Noble Gas Detectors, WILEY-VCH: ISBN 3-527-40597-6, 2006
5) http://pdg.lbl.gov/2012/AtomicNuclearProperties（2012.7）
6) 化学大辞典．昭和52年．化学大辞典編集委員，共立出版
7) Miyajima M, et al.: Phys. Rev. **A9**: 1438, 1974
8) Aprile E, et al.: Phys. Rev. **A48**: 1313, 1993
9) Takahashi T, et al.: Phys. Rev. **A12**: 1771, 1975
10) Doke T, et al.: Nucl. Instrum. Meth. **134**: 353, 1976
11) Jortner J, et al.: J. Chem. Phys. **42**: 4250, 1965
12) Doke T, et al.: Jpn. J. Appl. Phys. **41**: 1538, 2002
13) Kubota S, et al.: J. Phys. **C11**: 2645, 1978
14) Hitachi A, et al.: Phys. Rev. **B27**: 5279, 1983
15) Miller LS, et al.: Phys. Rev. **166**: 871, 1968
16) Prunier J, et al.: Nucl. Instrum. Meth. **109**: 257, 1973
17) Miyajima M, et al.: Nucl. Instrum. Meth. **134**: 403, 1976
18) Masuda K, et al.: Nucl. Instrum. Meth. **160**: 247, 1979
19) Terasawa K, et al.: KEK Proc. **98-4**: 56, 1998
20) Ichinose H, et al.: Nucl. Instrum. Meth. **A322**: 216, 1992
21) Aprile E, et al.: Nucl. Instrum. Meth. **A261**: 519, 1987
22) Giboni KL: Nucl. Instrum. Meth. **A269**: 554, 1988
23) Aprile E, et al.: IEEE Trans. Nucl. Sci. NS-**35**: 37, 1988
24) Thomas J, et al.: Phys. Rev. **A38**: 5793, 1988
25) Ichige M, et al.: Nucl. Instrum. Meth. **A333**: 355, 1993
26) Satoh M, et al.: Nucl. Instrum. Meth. **A384**: 435, 1997

27) Baldini, et al.: Nucl. Instrum. Meth. **A545**: 753, 2005
28) Huffman RE, et al.: Appl. Opt. **4**: 1581, 1965
29) Kubota S, et al.: Phys. Rev. **B20**: 3486, 1979
30) Doke T, et al.: Nucl. Instrum. Meth. **B266**: 5063, 2008
31) Terasawa K, et al.: Tech. Rep., Adv. Res. Inst. For Sci. & Eng., Waseda Univ., No.98-12: 1, 1998
32) Yamashita M, et al.: Nucl. Instrum. Meth. **A535**: 692, 2004
33) Aprile E, et al.: Nucl. Instrum. Meth. **A593**: 414, 2008
34) Amoruso S, et al.: Nucl. Instrum. Meth. **A516**: 68, 2004
35) Okada H, et al.: Jpn. J. Appl. Phys. **37**: 6587, 1998
36) Okada H, et al.: Nucl. Instrum. Meth. **A451**: 427, 2000
37) Minamino A, et al.: Nucl. Instrum. Meth. **A623**: 448, 2010
38) Aprile E, et al.: Astrop. Phys. **35**: 573, 2012
39) Doke T, et al.: Nucl. Instrum. Meth. **A569**: 863, 2006
40) Kubota S, et al.: Nucl. Instrum. Meth. **196**: 101, 1982
41) Aprile E, et al: Nucl. Instrum. Meth. **A241**: 62, 1985
42) Baum W, et al.: IEEE NS 35 (1): 192, 1988
43) van Sonsbeck R, et al.: Nucl. Instrum. Meth. **A367**: 362, 1995
44) Michniak RA, et al.: Nucl. Instrum. Meth. **A482**: 387, 2002
45) Helaly A, et al.: Nucl. Instrum. Meth. **A241**: 169, 1985

引用文献（第2項）
1) Angloher G, et al.: J. Appl. Phys. **89**: 1425, 2001
2) Enss C ed.: Cryogenic particle detection, 2005, Springer-Verlag, Berlin Heidelberg

第6節
参考文献
- Jelly JV, ed: Cherenkov Radiation and its Application, 1958, Pergamon Press, London
- Sowerby BD: Nucl. Instrum. Meth. 97: 145, 1971
- Seguinot J, et al.: Nucl. Instrum. Meth. A343: 1, 1994
- Ypsilantis T, et al.: Nucl. Instrum. Meth. A343: 30, 1994
- Pestonik R: Nucl. Instrum. Meth. A595: 278, 2008
- Knoll GF, ed: Radiation Detection and Measurement 4th ed. 2010, John Wily & Sons,USA

引用文献
1) Cherenkov PA: Phys. Rev. **52**: 378, 1937
2) Coling GB, et al.: Phys. Rev. **54**: 499, 1938
3) Tabushi K, et al.: 医学物理 **23**: 215, 2003
4) Hiroyuki I, et al.: Jpn. J. Med. Sup. **2**, 232, 2003

第7節
引用文献
1) Baily NA, et al.: Med. Phys. **19**: 525,1992
2) Sulak L, et al.: Nucl. Instrum. Meth. **161**: 203, 1979
3) Bowen T, et al.: Phys. Med. Biol. **36**: 537, 1991
4) Bespal'ko AA, et al.: Sov. Phys. Tech. Phys. **25**: 130, 1980
5) Tada J, et al.: Med. Phys. **18**: 1100, 1991
6) Miyachi T, et al.: Jpn. J. Appl. Phys. **42**: 1456, 2003
7) Askariyan GA, et al.: Nucl. Instrum. Meth. **164**: 267, 1979
8) Sieger GE, et al.: Phys. Rev. A**31**: 3929, 1985
9) Dioszeghy T, et al.: J. Appl. Phys. **63**: 38, 1988
10) Hayakawa Y, et al.: Radiat. Oncol. Invest. **3**: 42, 1995
11) Terunuma T, et al.: Med. Phys. **34**: 3642, 2007

索　引

[欧文索引，ほか]

δ-ray（δ線）　19
$1/v$ 則　34, 244
2項分布　40
2線源法　62
^{3}He (n, p) 反応　249, 255
^{3}He比例計数管　194, 247, 255
三フッ化ホウ素　247
^{6}Li (n, α) 反応　249
^{10}B (n, α) 反応　245

A～C

absorbed dose　203
accidental coincidence　78
activation method　245
analogue pulse　64
analogue to digital converter　73
annihilation gamma-ray　173
Auger electron　12, 172
back scattering factor　19
back scattering　19
ballistic deficit　71
Bethe-Blochの式（Bethe-Bloch formula）　20
BF_3（三フッ化ホウ素）　247
BF_3比例計数管　247
binomial distribution　40
boron lined proportional counter　249
boron neutron capture therapy: BNCT　33, 267
bremsstrahlung　22, 189
bubble chamber　274
calorimeter　204
characteristic x-ray　12, 172
charge sensitive preamplifier　65
Cherenkov effect　25
Cherenkov light　25
cloud chamber　272
coincidence counting　77
collision kerma　35
Compton scattering　169
constant fraction discriminator　76
continuous slowing-down approximation: CSDA　28
cross over timing method　75
cross section　31
current mode　56, 168

D～G

dead layer　183
dead time　61, 199
density-effect correction　21
depletion layer　177
detection efficiency　60, 179
deviation　38
differential pulse height spectrum　57
differentiator　67
diffusion cloud chamber　273
direct ionizing radiation　169
discriminator　68
double escape peak　174
elastic recoil　19
elastic scattering　19, 32
electron pair production　169
energy resolution　59
epi-thermal neutron　31, 244
etching　274
etch-pit　275
expansion cloud chamber　272
extrapolated range　23
Fano factor　60
Fano因子　60
fast neutron　31, 244
fast neutron therapy: FNT　33
fission　34
fission products　34
frequency distribution function　38
frequency mean lineal energy: y_F　235
full width at half maximum: FWHM　58
full-width at half maximum: FWHM　48
Gauss dictribution　40, 58
general recombination　158
GM counter（GM計数管）　61

H～L

He比例計数管　249
hysteresis effect　64
image intensifier　228
indirect ionizing radiation　169
induced charge　177
inelastic scattering　33
initial recombination　158
integral linearity　74
integral pulse height spectrum　57
integrator　67
inverse v law　34
isothermal　206
kerma factor　35, 257
leading edge trigger　75
LET_∞　232
LET_{100}　232
lineal energy: y　233
linear amplifier　171
linear attenuation coefficient　174
linear collision stopping power　20
linear energy transfer: LET　232
logic pulse　64

M～R

mass stopping power　22
mass stopping-power ratio　153
Maxwell distribution　31
mean free path　169
moderation　32

索 引

moderator　252
multi channel analyzer: MCA　73
multi-channel pulse height analyzer　57
non paralyzable model　61
nuclear reaction　30
(n, γ) 反応　259
operational amplifier　65
paralyzable model　61
photoelectric effect　169
photo electric peak　172
photonuclear reacrion　31
PID制御　205
Poisson distribution　40, 175
Poisson process　59
polarization　183
preamplifier　171
proportional counter　59
pulse height analysis　71
pulse height distribution　57
pulse height spectrum　170
pulse mode　56, 168
quasi-adiabatic　206
radiative kerma　35
range　23
range straggling　29
rate meter　69
recoil　32
recoil nucleus　35
recoil proton　35, 251
residual　38
resonance　33
response function　170
restricted stopping-power ratio　153
Rutherford scattering　18

S〜W

sample variance　39
scaler circuit　69
Schmitt trigger circuit　68
scintillation detector　171
secondary ionization　19
self shielding　260
sensitivity　249
shell correction　21
single channel analyzer　72
single escsape peak　174
single event　233
single event spectrum　233

solid state track detector: SSTD　274
specific energy: z　232
spectrometer　168
spectrum stripping　79
spectrum unfolding　79
standard deviation　47, 59
stopping power　19
straggling　29
successive approximation　73
sumpeak effect　175
TEPC　232
thermal neutron　31, 244
time of flight method: TOF　255
track　272
track detector　272
two source method　62
Wilkinson type ADC　73
W value (W値)　59

[和文索引]

あ〜お

ADC（アナログディジタル変換器）　73
アナログパルス　64
泡箱　274
アンフォールディング　252
イメージインテンシファイヤ　228
ウイルキンソン型ADC　73
エッチピット　275
エッチング　274
エネルギー付与　235
エネルギー分解能　59
応答関数　170
オージェ電子　172
オペアンプ　65
重い原子核との弾性散乱　251

か〜こ

カーマ因子　257
カーマ係数　35
外挿飛程　23
ガウス分布　40, 45, 48, 58, 59
拡散霧箱　273
核物質防護　250
核分裂　34
核分裂生成物　34

加算ピーク効果　175
カドミウム差分法　259
カドミウム比　260
壁効果　247
殻補正　21
カロリメータ　204
間接撮像法　263
間接電離放射線　169
幾何学因子　240
器壁効果　240
吸収線量　203
共鳴　33
共鳴領域　259
巨視的吸収断面積　248
巨大共鳴　260
霧箱　272
偶発同時計数　78
空乏層　177
グラファイトカロリメータ　205
クロスオーバータイミング法　75
原子核反応　30
検出効率　60, 179
減衰　148
減速　32, 250
減速材　252
高速中性子　31, 244
光電効果　169
光電ピーク　172
後方散乱　19
後方散乱係数　19
固体飛跡検出器　274
コンスタントフラクションディスクリミネータ　76

さ〜そ

サーミスタ　205
残差　38
自己遮蔽　260
質量阻止能　22
質量阻止能比　153
シュミットトリガ回路　68
準断熱モード　206
定温モード　206
衝突カーマ　35
衝突阻止能　27
消滅γ線　173
初期再結合　158
シングルエスケープピーク　174
シングルチャンネルアナライザ　72

信号波高スペクトル　170
シンチレーション検出器　171
スケーラ回路　69
ストラグリング　29
スペクトルアンフォールディング　79
スペクトルストリッピング　79
スペクトロメータ　168
スペクトロメトリ　168
制限阻止能比　153
制動放射　22
積分回路　67
積分直線性　74
積分波高スペクトル　57
絶対検出効率　60
線エネルギー付与　232
線形増幅器　171
線減弱係数　174
線衝突阻止能　20
前置増幅器　171
線量分布　233, 235
線量平均リニアルエネルギー　235
速中性子線治療　33
即発γ線　245, 246
組織等価壁電離箱　256
阻止能　19, 232

た～ね

ダイナミックCT　265
タイミング特性　252
多重波高分析器　57
ダブルエスケープピーク　174
単一事象　233
弾性散乱　32
弾性散乱因子　19
弾性反跳因子　19
炭素壁電離箱　256
弾道欠損　71
断面積　31
チェレンコフ光　25
チェレンコフ効果　25
逐次比較近似　73
中性子イメージインテンシファイア　264
中性子のエネルギースペクトル　251
中性子捕獲反応　245
中性子ラジオグラフィ　261

直接撮像法　261
直接電離放射線　169
治療用X線装置　261
対電離箱法　256
ディスクリミネータ　68
電荷有感型前置増幅器　65
電子撮像法　263
電流モード　56, 168
同時計数　77
透視法　263
特性X線　172
二次電離　19
熱外中性子　31, 244
熱外中性子ピーク　255
熱中性子　31, 244
熱中性子に対する感度　249

は～ほ

波高分布　57
波高弁別回路　68
波高弁別レベル　248
パルス波高分析　71
パルスモード　56, 168
半値幅　48, 58
反跳　32
反跳原子核　35
反跳陽子　35, 251
反跳陽子カウンタテレスコープ　254
反跳陽子シンチレータ　253
反跳陽子比例計数管　253
比エネルギー　232
光核反応　31, 260
飛行時間法　255
ヒステリシス効果　64
飛跡　272
飛跡検出器　272
非弾性散乱　33
飛程　23
飛程ストラグリング　29
微分回路　67
微分波高スペクトル　57
微分パルス波高分布　57
非まひ型モデル　61
標準偏差　47, 59
標本分散　39
比例計数管　59, 232
頻度　38
頻度分布関数　38
頻度平均リニアルエネルギー　235
不感時間　61

不感層　183
分極効果　183
平均自由行程　169
平坦応答中性子検出器　253
偏差　38
ポアソン過程　59
ポアソン分布　40, 42, 175
放射カーマ　35
放射化検出器　257
放射化法　245, 257
放射捕獲　33
放射捕獲反応　259
ホウ素中性子捕捉療法　33, 267
ホウ素被覆比例計数管　249
膨張霧箱　272
飽和放射能　258
捕獲ゲート方式中性子スペクトロメータ　254
ボナー球スペクトロメータ　252

ま～ろ

マクスウェル分布　31
マックスウェル分布　244
まひ型モデル　61
マルチチャンネルアナライザ　73
水吸収線量　203, 207
密度効果補正　21
誘導電荷　177
誘導放射能　260
ラザフォード散乱　18
ラジエータ　254
リーディングエッジトリガ　75
リチウムサンドイッチスペクトロメータ　255
リニアルエネルギー　233
リニアルエネルギー頻度分布　235
臨界エネルギー　22
レートメータ　69
レムカウンタ　257
レムレスポンス　257
連続減速近似　28
ロジックパルス　64
ロングカウンタ（平坦応答中性子検出器）　253

医学物理学教科書シリーズ：放射線計測学

2015年3月20日　第1版第1刷発行
2016年9月30日　第2版第1刷発行
2017年4月30日　第2版第2刷発行

　　編著者　　納冨昭弘
　　監　修　　日本医学物理学会
　　発行者　　笠井　健
　　発行所　　株式会社国際文献社
　　　　〒162-0801　東京都新宿区山吹町358-5
　　　　Tel：03-3362-9741
　　　　Fax：03-3368-2869
　　　　URL：http://www.bunken.co.jp/
　　印刷製本　株式会社国際文献社

©NOHTOMI Akihiro, et al. 2015　　Printed in Japan
　　ISBN978-4-902590-41-8　　C3047
　　乱丁・落丁はお取り替えいたします